新编

特种

刮痧

运板技巧

主编　李湘授　齐丽珍

编委　董俊佐　吴庆明　姚疆华　陈雄文

第二版

上海科技教育出版社

I0047854

图书在版编目（CIP）数据

新编特种刮痧运板技巧/李湘授等主编. —上海：上海科技教育出版社,2016.3

ISBN 978-7-5428-5872-6

Ⅰ.①新…　Ⅱ.①李…　Ⅲ.①刮搓疗法—基本知识　Ⅳ.①R244.4

中国版本图书馆 CIP 数据核字（2016）第 033636 号

责任编辑　方　颖　吴培培　林慧梅　李　翔
封面设计　符　劼

新编特种刮痧运板技巧（第二版）
主编：李湘授　齐丽珍

出　　版　上海世纪出版股份有限公司
　　　　　上 海 科 技 教 育 出 版 社
发　　行　中国图书进出口上海公司
版　　次　2016 年 3 月第 1 版
书　　号　ISBN 978-7-5428-5872-6/R·437

序一

2005 年 11 月，在翻阅李湘授、齐丽珍医师赠送的《特种刮痧疗法》一书时，勾起我一段原已淡忘的童年记忆。我生长于福建闽东乡村，家母虽胸无点墨，但有一手刮痧扭痧的技艺，每有乡亲来邀她治疗痧症(当地称"着痧")，那些脘腹疼痛难忍的发痧者，经她在胁背部扭、撮、掐或刮(多取用调羹蘸油施刮)之后，多数人症情迅速缓解或消除。她主要是在胁背部寻摸硬结或条索样物或敏感处，然后在局部施术，被撮扭时患者虽躲闪呼痛，但很快就平静下来。这些技艺在缺医少药的农村是相当管用的，不少情况下能解患者燃眉之急。家母有时也叫我去试探一下患者胁背部起硬块的情况，给当时幼小的我留下深刻的印象，不识字的母亲在我童年脑海中的形象是相当高大的。

有时我还见家母给患者拔火罐治病，使用的工具不如今天的顺手，火罐是取量米的竹罐以代替，再用草纸包裹铜钱做成底座圆形的纸芯，然后蘸上煤油或豆油以供发火用。

从上述回忆片断中清楚看出，刮痧疗法深深植根于民间，一般人认为它很"土"。我以为，刮痧等民间疗法虽然"土"得掉渣，但也是中医发展的源头活水，有眼光的专家不应轻视、排斥它们，而应进行科学的消化、提炼和再创造。正确地对待民间经验，不管在治学上还是学术上，都是对中医药学术优秀传统的继承，关键是善于传承、勇于创新。

借助于李湘授医师等人的多年推广，刮痧疗法已被更多的人所接受。今后它会进一步在社会各层次发挥治病保健的作用。

现今社会正面对着庞大的休闲人群。我国每年法定假日已达114 天，加上通常每天 8 小时工作后的空闲时间，在职人员 1/3 以上的时光是在闲暇中度过的，社会各界正思考关于合理利用这么多闲暇时间的问题。今天的社会对休闲的观念也正发生着重要的转变，据悉，理论界认为，休闲是一门科学，不能再从消极的角度理解它，休闲将从少数人的消磨光阴转变为多数人的生活方式。所以，除教育、旅游、体育、文艺等之外，中医药针灸也应积极抢占休闲的空间。刮痧疗法因其固有的特点，很适合休闲人群(包括人数众多的亚健康者)在享受休闲时利用它保健养生。

刮痧疗法是运用特定的工具在选定的穴、区、带皮肤上施术,因此要对与皮肤有关的某些问题加强研究。从总体上考察,与刮痧疗法相关的基础研究仍很少,多学科联合研究的格局未见踪影,已有的研究未能阐明穴、区、带皮肤同躯体、内脏关系的基本规律,在临床选用穴、区、带皮肤实施刮痧手术时,还存在某种盲目性,仍着重以治疗效应为评判指标,以经验为临床思维的基础。这种局面应随着科技的进步而逐步改变,以增加刮痧疗法的科技含金量,推动该疗法的发展。

皮肤为人体与外界间的天然屏障,也是一个重要的免疫器官,具有独特的免疫(细胞和体液)功能。因此,通过刮痧刺激相关皮肤,对免疫功能有无调节作用或如何进行调节等问题,必然要开展观察分析。这些研究以及临床实践中积累的经验,均可贡献于刮痧疗法的改革或完善,以及传统经络学说的丰富和发展。

我乐见刮痧疗法在社会期盼回归自然的热潮中得到发展。在继《特种刮痧疗法》后,《特种刮痧运板技巧》出版之际,愿以上述的议论作为序言。

陈汉平

上海中医药大学教授

上海市针灸经络研究所原所长

2005 年 12 月 16 日

序二

传统刮痧疗法是用边缘光滑的竹板、瓷器片或瓷碗的边缘、小汤勺、麻线、铜钱、毛发或苎麻等不易损伤皮肤的器具，蘸取食用油、酒、清水或油脂，在人体皮肤表面不同部位进行由上而下、由内向外的反复刮摩，直到皮肤出现红色斑点或淤血斑块，以解除病痛和治疗疾病的民间自然简易治疗方法。大多数学者认为，针灸、推拿、拔罐、放血等疗法是由刮痧变化而来。

现代刮痧疗法是在中医基础理论指导下，遵循经脉运行和病变特点，从体表-经络-脏腑学说考虑，在体表涂以清热解毒、活血止痛的刮痧润滑剂，用特制的水牛角刮痧板进行刮拭，对治疗疼痛性疾病、骨关节退行性疾病和神经、肌肉、血管性疾病等均取得了较好的防治效果的中医外治法。刮痧以其简、便、廉、验、速和易学会、好操作、较安全、效果好的特点，为人类的健康事业作出了巨大贡献。

刮痧疗法起源于神农、黄帝，历史悠久，源远流长。可以追溯到两千多年前的《黄帝内经》时代，是砭石疗法或刺络疗法之一种，一直在民间流传应用。除刮法之外，尚有撮法、挑法、揪法、挤法、捏法、搓法。唐代文献始有用苎麻刮治痧症的记载。元、明两代已比较广泛地流传用汤匙、铜钱蘸水或油刮背部治疗腹痛等症的方法和经验。宋代王裴著《指述方瘴疟论》，元代医学家危亦林有《世医得效方》。迨至清代，刮痧疗法大为盛行，因而编撰刊行的刮痧专著甚多，如郭志邃的《痧胀玉衡》，王凯的《痧症全书》《痧症要法》，释普净的《痧症指微》，孙玑的《痧症汇要》，徐子默的《吊脚痧方论》，陆乐山的《养生镜》等十多部；记载刮痧方法的文献就更多了。

上个世纪90年代以来，在全球回归自然疗法的热潮中，刮痧法由经验刮痧发展成为以中医针灸经络理论为指导，循经走穴，内病外治的辨证刮痧；在实践中扩大了刮痧疗法的应用范围，由原来的治疗痧症发展到内外妇儿等科近400种病证，并涉及到消除疲劳、减肥、养颜美容等养生保健领域；在机制研究上从活血化瘀、免疫调节、改善新陈代谢等方面进行解释。国家为了保护和发展刮痧疗法，已将刮痧与针灸、按摩、拔罐等方法列为公费医疗、医疗保险的特色项目,如今又被国家劳动和社会保障部列为一种新型的职业劳动技能。

但是,受现代医学的冲击,如今人们对刮痧疗法缺乏了解,以至于很少人愿意接受刮痧理论和方法。加之刮痧的手法技巧需要通过口传言授和广泛实践,无论在民间还是医疗机构中均后继乏人,面临失传和走向消亡,也曾出现由于失传而发生误传误治的情况,所以需要进一步整理、继承、保护和推广利用。

1993年春,受上海市科协等单位的邀请,由中国中医科学院基础所中医学校组织,我和台湾学者吕季儒教授在上海传授"刮痧排毒健康法",有幸结识李湘授医师,他为人朴实,沉潜好学,热爱中医刮痧排毒健康法,多年来一直从事刮痧的理论研究和临床实践工作。在第四届北京康而福国际刮痧排毒健康法大会上,他交流的"刮痧手法的运用体会"一文,受到与会代表的高度评价和欢迎。此后,他曾多次来北京参加由我们中国中医科学院举办的各种刮痧培训班和高级讲师学习班,更加开阔了他从事刮痧研究的视野。在上海,他深入社区、工厂、企业和街道,普及推广刮痧排毒保健方法,深受中老年朋友和刮痧保健爱好者的欢迎。他紧密结合临床实践,用刮痧疗法为周围的老百姓解除颈肩腰腿骨关节疼痛和调治一些慢性疾病,总结了各种刮痧手法,积累了丰富的治疗经验,取得了显著的成绩。

鉴于"健康靠自己,疾病早预防"的养生保健认识和倡导"非药物绿色保健"的理念,中国刮痧疗法越来越多地受到人们的重视。他将自己长期临床观察、行之有效的刮痧技巧编著成《特种刮痧疗法》一书,于2002年6月由上海科技教育出版社出版。该书在上海十余家老年大学教学应用,颇受老年学员好评。此后,他查阅大量中医文献,结合个人的防治体会,历时三年,十易其稿,终于编成《特种刮痧运板技巧》一书,将刮痧运板技巧以9种基本刮痧疗法为母法,3种复合性运板法为范例,派生出更多的复合性手法,以提高和增强临床治疗效果。我作为该书的第一个读者,为一位70岁的老人仍然刻苦钻研刮痧所取得的成绩而感到由衷的敬佩和高兴。本书博采众长,内容丰富,语言简练,结合实际,通俗易懂,实乃刮痧大家族继国家劳动和社会保障部、中国就业培训技术指导中心组织专家编写的《保健刮痧师》国家职业资格培训教程后的又一部新作。该书不仅对中医临床工作者,特别是对在基层从事保健刮痧工作的人员,是一部颇有实际意义和学术价值的刮痧著作,必将为推动保健刮痧事业的发展带来深远的意义。

中国中医科学院　杨金生
2006年3月30日

序三

我于 2005 年 1 月 10 日在《中国中医药报》发表了一篇关于砭石的文章，提出"砭石疗法"是中国最古老的治病方法，大约在旧石器时代，中国的古人就已经会用砭石治病了。宋朝罗泌《路史》载原始社会酋长太昊伏羲氏"尝草制砭，以治民疾"。

但长期以来古今学者大都认为砭石疗法与针刺疗法相同，并认为砭石其后被金属针代替而不复存在。具有代表性的有东汉许慎《说文解字》的记载："砭，以石刺病也。"南北朝全元起注曰："砭石者，是古外治之法，有三名，一针石，二砭石，三镵石，其实一也。古来未能铸铁，故用石为针。"又有唐朝王冰注曰："古者以砭石为针，故不举九针，但言砭石尔"。唐代颜师古注《汉书·艺文志》云："医经者……用度箴石汤火所施。"又言："石，谓砭石，即石箴也。古者攻病则有砭，今其术绝矣。"以上是将砭石解释为石针的比较有代表性的观点，他们大多认为砭石即石针，其后被金属针代替而不复存在，这种"其术(砭石)已绝矣"的观点一直影响到近代社会。如中华民国中医名家谢利恒先生编撰近代中医药辞书《中国医学大辞典》将砭石解释为"石锋之可代针刺者"。本人认为此乃历史之误也。

砭石疗法其实是一种有别于针刺疗法的独特外治法，砭石与针刺本来就是两种疗法，且来源、适应证均不同。《素问·异法方宜论》说得非常清楚明白，"故东方之域……其民食鱼而嗜咸，皆安其处，美其食。鱼者使人热中，盐者胜血，故……其病皆为痈疡，其治宜砭石。故砭石者，亦从东方来。西方者……其民陵居而多风……其民华食而脂肥，故邪不能伤其形体，其病生于内，其治宜毒药。故毒药者，亦从西方来。北方者……其民乐野处而乳食，脏寒生满病，其治宜灸焫。故灸焫者，亦从北方来。南方者……其民嗜酸而食胕，故其民皆致理而赤色，其病挛痹，其治宜微针。故九针者，亦从南方来。中央者……其民食杂而不劳，故其病多痿厥寒热，其治宜导引按跷。故导引按跷者，亦从中央出也。故圣人杂合以治，各得其所宜。故治所以异而病皆愈者，得病之情，知治之大体也。"上述论述把砭石与微针(九针)及药、灸、导引的来源、功用、区分说得如此清楚，还进一步强调高明的医生(圣人)高明之处就在于能掌握以上不同的治疗方法，根据不同的病情而灵活运用(砭石、毒药、灸焫、微针与导引按跷)。而且《黄帝内经》还特意强调"毒药(指药物)"是内治法，砭石、灸焫、微针(九针)是外治法。正如《素问·汤液醪醴论》所说："毒药攻其中，镵石、针、艾治其外也。"

在西汉前后的古籍中常将微针与砭石疗法并列相提，这不仅说明当时微针与砭石是极其常用的治疗方法，还说明当时针刺与砭石疗法常配合使用。如《素问·移精变气论》曰："今世治病，毒药治其内，针石治其外"。《灵枢·九针论》曰："病生于脉，治之以灸刺。病生于肉，治之以针石"。《史记·扁鹊仓公列传》记载：扁鹊治虢国太子病时"扁鹊乃使弟子子阳厉针、砥石"。扁鹊在诊断齐恒侯病时说："在血脉，针石之所及也。"针石相提并论与现代针灸相提并论一样。但如果现今有人因为针灸相提并论就说"针即是灸，灸即是针"，那将是滑天下之大稽了。

砭石疗法其实并未失传，其术也未绝，而是以刮痧为主要存在形式流传至今，所以也可以这样说刮痧疗法是中国最古老的疗法之一，砭石疗法在中医经典《黄帝内经》中被列为五大疗法(砭石、毒药、灸焫、微针与导引按跷)之一，其他四种疗法经过沧海桑田流传至今，唯独砭石疗法到东汉以后就难以找到确切的发展轨迹，以致针石混淆，到了唐代甚至有人认为"其术绝矣"。砭石疗法未能像药、灸、针、导引那样得到历代医家的发展与完善是不争的事实，也颇令人感到遗憾。砭石形状各异，从文献记载和砭石的构造分析，砭石的功能涵盖刺血、放血、排脓、按摩、热熨、点穴、刮拭等诸多方面。其实从《黄帝内经》以后，砭石疗法并没有绝迹，而是以多种形态在民间流传，在中国民间，流传最广、群众最能接受的保健方法应该就要数从古代砭石疗法基础上发展起来的刮痧疗法了。长期以来，古代刮痧疗法在民间薪火相传，沿用不衰。我国古代，刮痧工具五花八门，有木制、竹制者，亦有用汤匙、碗边、铜钱、贝壳等替代品进行操作的。该法主要用于治疗痧病及中暑、感冒、腹泻等病证。发展到现代，刮痧疗法主要用水牛角和玉石为原材料制成形状各异的刮痧板，治疗病种也不再局限于传统的中暑、感冒等小毛病，刮痧的适用范围已经拓展到内科、外科、妇科、儿科、男科、伤科、皮肤科、眼科、耳鼻喉科、肿瘤科的四百余种疾病，疗效非常显著。笔者十余年来从事刮痧之研究与教学、治疗，深感源于《黄帝内经》砭石刮痧疗法的高深与奇效，《史记·扁鹊仓公列传》中记载扁鹊用针石治虢国太子，并使其"起死回生"的故事并非虚构。只有学习了砭石及刮痧疗法之精华才能体会其中神妙。

我与李湘授先生十余年前有幸在北京相识，湘授先生为人谦和、温文而雅、治学严谨,与我一见如故,尤其是对中国古老传统非药物疗法刮痧的热爱与执着给我留下深刻印象,更难能可贵的是十余年来湘授先生坚持在上海传授刮痧疗法,桃李众多,2002年我与湘授先生共同在上海举办国家级中医药继续教育项目——刮痧拔罐疗法高级培训班,学员二百余众,还有很多欲学者因场地限制未能如愿,湘授先生在上海之影响可见一斑。湘授先生著《特种刮痧疗法》(2002年6月由上海科技教育出版社出版)一书后,又以他十余年教学、临床、带教之心得为蓝本,博采众长,吸取其他著作之精华,十易其稿,新著《特种刮痧运板技巧》一书,该书以刮痧手法为重点,更以刮痧运板技巧为关键,手法与运板技巧的高低直接关系到保健与治疗效果,古往今来之医家对于按摩、刮痧之手法大都讲可意会而难言传,但学习刮痧者均感刮痧手法重要,但操作中又感无章可循,湘授先生知难而上著《特种刮痧运板技巧》,相信该书的出版一定会受到刮痧学员和中医人员及刮痧爱好者的欢迎。

湘授先生在其新著《特种刮痧运板技巧》一书即将出版之际邀我为该书写点东西,感其盛情特写此文代序。

王 敬

于《中国中医药报》社

2006年4月

前言

刮痧疗法是中医学"非药物疗法"之佼佼者,1999年3月1日被国家中医药管理局列为国家级继续教育项目。2002年6月14日国家主席胡锦涛同志指出:"刮痧是祖国传统文化,应该发扬和发展。"2003年8月8日国家劳动和社会保障部正式出台了保健刮痧师从业标准。2004年7月2日上海《新闻晨报》刊登了"全国刮痧、拔罐进社区"会议在上海召开的新闻报道,提出上海将以3年时间完成示范点的建设,并逐步在全市推广。2006年12月8日北京成立了中国针灸学会砭石与刮痧专业委员会。随着刮痧疗法的推广,刮痧疗法将以其巨大的生命力为人类的健康事业作出重大贡献,人人享有卫生保健的目标则不远矣!

拯救之法,妙者刮痧,刮痧治病,功在调节,效在运板,如鼓应桴。刮痧疗法发展到今天,是炎黄子孙不懈努力的结果。除工具改良外,适应证倍增,刮痧手法亦有了很大的提高,由单一的刮法发展到刮、点、按、推、挑、揉、敲、拍、摩、点揉、按揉、弹拨等手法和运板技巧。清代李守先《针灸易学》曰:"不知难不在穴,在手法耳;明于穴易,明手法难;明于穴而手法不明,终身不医。"刮痧运板之关键在于运腕,其腕之转、按、压、上扬之妙难以言表,大有"神存于心手之际,可得解而不可得言也。"运板之妙在板感,只能在术者自己的心手之间意会到。唯多临证,多实践,多悟,更要多修正不足之处,方为上医也。针灸以针为工具,刮痧以板为工具,如何运好这块板是取得刮痧优良临床疗效之关键所在。近年来,刮痧疗法相关著作如雨后春笋不断涌现,其中不乏真知灼见,且各有侧重,但刮痧运板技巧及刮痧手法少有提及,笔者在教学和临床带教中颇感困难,学员们均感刮痧手法重要,但临证应用中又无章可循,于是吾萌发编著本书的想法。运板技巧以9种基本刮痧运板法为母法,3种复合性运板法为范例,派生出更多的复合性手法。然而,9种刮痧基本运板法是刮痧临证时最常用的运板手法,是最基本的单一式运板手法,可单独应用于临床施刮中,是独立存在的单一式运板手法。这9种运板手法在临证中可单独应用,亦可与其他运板法结合应用,如点按法、按揉法等,称为复合性运板手法。经长期临床观察,复合性运板手法其疗效较单一式运板手法为好,更能弥补单一式运板手法之不足,能提高和增强临床治疗效果。该书具有针对性、借鉴性、适用性、通俗性、可读性、可重复性。现吾以10余年教学、临床、带教之心得为蓝本,博采众长,吸取其他著作之精华,1994年至今十易其稿,抛砖引玉,斗胆将本书率先面世,求得诸同仁及专家、学者鉴正。引得凤凰来,使祖国古老的岐黄之术能进一步弘扬海内外,斯亦吾生平之愿也!

本书分9章,即刮痧——非药物疗法之佼佼者;特种刮痧法;刮痧疗法基础理论;刮痧基本运板法;刮痧补泻手法;刮痧运板手法及技巧;刮痧与阳性反应物;刮痧临证备要;治疗各论。

余勤求古训,博采众方,承先哲锐意进取之精神,追求弘扬刮痧古法之真髓,师古而不泥古,学今而不离今。多年来,一直从事刮痧疗法的理论研究和临床实践,总结各种刮痧手法,积累了丰富的教学经验。在教学及带教上承师德,以身示教,让学员在吾身上演练运板技巧,不为古稀之年足迹遍及国内多个省市和韩国、印度尼西亚等国。在沪上10余家老年大学和有关企事业单位任教,普及推广特种刮痧疗法,一心只为弘扬刮痧术治病保健之优势,为民尽义务。

欲写好一本刮痧运板技巧手法书,实非易事,更限于本人水平、经验、学识之不足,挂一漏万,其中不足与谬误、欠妥之处在所难免。更因无章可循,此乃一管之见,渴求同道斧正,使之不断完善。愿本书能成为各级医护人员及广大刮痧爱好者有益的参考书,能为刮痧事业添砖加瓦,稍尽绵薄之力。

特别感谢陈汉平教授,感谢王敬教授,感谢中国中医科学院研究员、国家劳动和社会保障部、中国就业培训技术指导中心《保健刮痧师国家职业资格标准和培训教程》主编杨金生医学博士为本书作序。

八十叟 李湘授
壬辰年于沪上寓所

刺絡療病砭法之餘

治以疚部衛氣歸之

營通于中藏府背俞

經修和調解郁祛瘀

李昂題

中华一绝

造福苍生

吕松清

壹六·四·二三

民间魂宝

艺林一绝

张仃题字

二〇〇六年二月八日

李湘授教授

仁心仁術

闾炎兴

二〇一五年十月

于香港

目录

第一章
刮痧——非药物疗法之佼佼者

> 刮痧治病，功在调节，效在运板，其效迅捷，如鼓应桴。此乃穴、区、带之效应，本法以通为用，气血流通体自康。
>
> 刮痧——出痧——痧之消退，乃自家溶血之作用，是一优良的激潜疗法。它既可纠正异常功能状态，又不会干扰正常的生理功能，旨在重建人体内环境之稳定。

综观非药物疗法中，唯刮痧疗法最为简捷。试看非药物疗法之首的针灸疗法，要找准穴位，苦练手法，掌握深浅，绝非易事，非短期内所能掌握，更非人人可为；按摩、推拿，除熟悉经络、穴位，还要苦练功夫，才能施治获效；拔罐操作不当，亦可造成局部损伤；气功亦非人人可为；耳针耳贴其效虽佳，自我实施并非易事；足疗常受场合限制，更非人人肯做。唯刮痧一法，最易掌握，简单易学，尤其是特种刮痧法，不需记大量针灸穴位，按图索骥来学，不受时间、地点、条件所限制，一板在手，随时可刮，随地可刮，自己的健康自己管理，更可为亲友防治慢性病、常见病，无任何不良反应，既经济、安全又实惠。刮痧疗法是其他非药物疗法所不能取代的最佳自我保健方法，是一优良的激潜疗法。

特种刮痧疗法除上述优点外，更重要的是穴、区、带配合合理，在手法上强调运板技巧，充分发挥了按摩、推拿、点穴、针灸等手法优势(详见第六章)，使刮痧成为不直接用手的按摩、推拿、点穴疗法，且使术者减少疲劳，疗效又佳，是不用针刺入皮肉的针刺法，不用罐具的拔罐法，其疗效明显，将为刮痧进社区、实现全民健身作出贡献，更可节省医药费用开支。

特种刮痧疗法本着"继承传统不泥古，开拓创新不离源"的精神，充分体现了三性：科学性，实用性，可重复性。而且不需要记大量穴位，用"板块"式的组合刮法以提高辅助治疗的疗效，根据不同的病情，选择不同的区域，配以不同的刮拭手法，对预防心脏病、脑血管病、肿瘤三大疾病，有辅助治疗作用。刮痧是自我保健最好、最方便、最有效、最安全、最经济的群防群治法,自己的健康自己来管理,把自身的健康和幸福从依靠医院转向依靠家庭和自己,真正把健康和幸福掌握在自己手中。

特种刮痧疗法不完全局限于对疾病作分类学诊断,也不局限于对病因、病理、病位的对抗性治疗,而重在增强经络的整体调节功能,旨在重建人体"内环境"的稳定,提高机体的免疫力,既能治疗局部病痛,又能治疗多系统的多种疾病,在防治中尚能增强体质,提高抗病能力。特别是项丛刮防治感冒,根据上海市十余家老年大学及港、深、粤学员的反馈,以及笔者十余年来的临床经验,屡用屡效。

特种刮痧疗法集诊断、治疗、保健、康复于一体,对疼痛性疾病有立竿见影之效,对内脏功能失调引发的各种常见病也有显著疗效。

中医学认为,药石治病,中病即止,不可久服,久服则伤人正气。"是药三分毒",现代医学在临床实践中遇到越来越多的与治疗作用并存的毒副作用,世界卫生组织近年来不断呼吁慎用某些药物,特别是抗生素、激素类等药物,要求在保健治病时,追求"回归自然""顺应自然""返璞归真"。越来越多的人意识到了非药物疗法的重要性。刮痧融预防、治疗、康复、保健于一体,充分体现了中医学整体观念,防重于治。刮痧疗法能激发人体经气,纠正人体内阴阳失衡状态,使人体内正气得以充实,起到扶正祛邪、邪去正安、增强抗病能力的作用。针对目前逐渐增多的慢性病、疑难病有良好的防治作用。同时该法具有疗效明显、操作方便、易学易会、经济安全、无毒副作用等优点,很受患者和基层医护人员欢迎以及民众的认可,目前成为家喻户晓的大众医学、家庭医学。该法还适合自我保健和慢性病防治,更适合中老年人自我保健。目前已能防治近400种疾病,某些中、西医一时无法奏效的病证,刮痧疗法有其独特的治疗效果,能起到立竿见影之效,其优点可概括为以下4个字:

简:方法简单,人人可学,具有一看就明、一听就懂、一学就会、一用就灵的特点。

便:刮具易得,一板在手,随时可刮,把健康交给自己,自己的健康自己来管理,防患于未然,把疾病消灭在萌芽状态。

廉:所需刮痧用具,价廉物美且耐用,只需一块刮痧板、一瓶刮痧活血剂即可。

效:穴、区、带刮痧疗法,治疗保健双用,不仅可防治百余种常见病、慢性病,亦可治疗部分疑难杂症,且能收到立竿见影之效,如强直性脊柱炎、痛风、骨折经石膏固定后的关节功能障碍等。刮痧较其他疗法显效快,且无毒副作用,易于被患者所接受。

第一节　刮痧适应证广,疗效迅捷

穴、区、带刮痧疗法,适应证广泛,凡针灸、推拿、按摩、拔罐等适应证,均系刮痧疗法之适应证,对内、外、妇、儿、皮肤、五官等科常见病、慢性病均有很好的治疗效果,特别对有些病证有良好的治疗效果,如中暑、发热、颈椎病、肩周炎、腰腿痛、关节炎、强直性脊柱炎、骨折经石膏固定后的关节功能障碍、痛风、感冒、咳嗽、气管炎、哮喘、高血压病、冠心病、心绞痛、期前收缩(早搏)、溃疡病、腹泻、便秘、痛经、带下、小儿疳积、营养不良、头痛、偏头痛、失眠、多梦、神经衰弱、泌尿系统结石、前列腺炎、尿路感染、肠梗阻、围绝经期综合征、乳腺炎、产后缺乳、产后便秘、咽炎、睑腺炎、近视、视神经萎缩、鼻炎、扁桃体炎、牙痛等。刮痧疗法尚有养颜美容及腹部减肥等作用,尤以腹部减肥为之一绝,具安全、方便、无毒副作用、不反弹、舒适、随时可刮之优点;对预防中、老年人卒中及提高儿童视力有独特效果。据北京中国中医科学院王敬、杨金生两位教授所著的《中国刮痧健康法大全》载,此术可防治400余种疾病。对某些中、西医一时难以奏效的病证,特种刮痧疗法能收到良好的临床治疗效果,如肩周炎、颈椎病、腰腿痛、风湿性关节炎、强直性脊柱炎、神经性头痛、高血压病、哮喘、心绞痛、便秘,以及骨折经石膏固定后关节功能恢复,其效尤为卓著,对部分疾病能收到立竿见影之效果,是其他疗法无可比拟的。

第二节　刮痧疗疾,气血流通病自已

刮痧疗法集对某些疾病办诊、防病治疗、保健、康复于一体。对疼痛性疾病、功能恢复具"立竿见影"之效果,对内脏功能失调引发的各种常见病也有显著效果。

一个人生病,主要是气滞血瘀,由于经络受阻,气血运行不畅,刮痧能把阻经滞络的病原呈现于体表,通过出痧的形式,将体内的风、寒、湿、热邪毒排出体外,中医将此现象称为透痧托毒。刮痧可促进机体新陈代谢。通过刮痧,使毛细血管破裂→皮下出血→形成血痂,从而慢慢地自行消退,出痧、痧退,这就是自家溶血现象,促使机体气血循环改善,使体内产生抗体,提高免疫功能,增强抗病能力,使疾病不药而愈,刮痧疗法是较好的激潜疗法。

特种刮痧疗法以中医基础理论为指导,依据脏腑、经络、穴、区、带,运板技巧,结合拔罐法,由原来粗浅、直观、单一经验的刮法,发展到今天能有多系统中医理论为指导,有较为完整的运板手法、颇为实用的运板技巧和改良后的"特种刮痧板",经中外刮痧爱好者验之临床,一致赞誉;且易学、易会、简单、方便,不需记大量针灸穴位,具"新""奇""特"之优点,疗效独特,定能为全民健身、防治亚健康作出贡献。

刮痧疗法治病机制颇为复杂,从大量临床实践看,可归纳为"调""通"两字,简述于下。"调"者和也,护养也,即调养之谓也。以预防为主,调整阴与阳,精气乃充,合形于气,使神内藏。"和"者协调也,和谐平衡,融洽无争之谓也,调和存在于天地万物之中,刮痧术贵在一个"调"字,即调其阴阳。就疾病而言,外因是发病的条件,内因是发病的根据,邪气之所以能够进入人体引起疾病的发生,其根本原因在于人体的正气虚弱,故邪气入侵必有正气虚弱的内在因素存在。刮痧能调整内在抗病能力,使疾病不药而愈。如刮痧术强调"肩胛环",因五脏六腑皆藏于背,背部乃督脉、膀胱经之主要循行路线,是运行气血、联络脏腑、沟通上下内外、调节各脏腑器官的通路,一旦人体督脉阻塞,脏腑功能则会失调,便会引发一系列疾病。又如消化系统疾病刮足阳明胃经,同时加强足三里点、按、揉,辅以三脘刮、天元刮等,则能起到快捷调整胃肠道功能的作用。

综上所述,刮痧术对内脏功能有明显的调整阴阳平衡作用,可增强脏腑功能,使精神内守,故能祛邪除病。"通"者畅也,顺也,即没有阻碍,顺利畅通,四通八达,无瘀阻之义也。人体是一个复杂、微妙、精细、敏感、庞大的管道系统,贵在一个"通"字。"通则不痛,不通则痛",这是中医学十分朴实的辨证法。经络气血失调,是疾病产生的重要病理变化的依据,人体的经络"内属于脏腑,外络于肢节",是五脏六腑和体表肌肤、四肢百骸、五官九窍相互联系之通道,它具有运行气血、沟通机体表里上下和调节脏腑组织活动功能的作用,经络通畅,安然无恙,一旦经络瘀阻,其功能必将失调,破坏了人体正常的生理功能,"不通则痛",便会引发种种疾病。

特种刮痧疗法以经络学说为指导,辨证施刮为基础,以任、督二脉中轴疗法为核心,三焦定位为准则,背俞腹募为激发点,四肢为经络之根之论断,充分发挥四肢肘、膝关节以下穴位能治全身病之优势;注重整体调节,强调运板技巧。通过对相关经络之穴、区、带进行刮拭刺激,将阻经滞络的病原以出痧的形式呈现于体表,促进和调整经气之运行,通过自家溶血现象,迅速排除经络气血之瘀阻,在刮板的挤压、按摩、弹拨等手法作用下,松解局部组织粘连,缓解筋膜、肌肉痉挛,消除神经、血管的压迫症状,从而达到消炎、退肿、缓急镇痛等效果。

刮痧疗法,乃术者在辨证论刮基础上,施以娴熟的运板技巧,以刮、点、按、揉、敲、推、挑、拍、摩、点揉、按揉、弹拨等手法,使机体深层的滞气瘀血以出痧的形式,通达于外,从而激发人体内经气,通过经络的传导作用,加强了体表与体内的相互协调,使人体正气得以充实,起到扶正祛邪、促使经络畅通无阻的作用,进而使气血通畅,从而使经络脏腑的生理功能得以恢复常态。刮痧术能改善血液循环,促使周身气血流畅,加强了组织细胞营养和氧气的供给,活化细胞,气血流通病自已,使疾病告愈。

刮痧治病,功在调节,效在运板,以通为用,气血流通即是补。

当机体脏腑功能减退,发生疾病时,其代谢产物不能顺利、及时地排出体外,在体内不同部位出现不同程度的潴留,称之为"痧毒"。其危害机体健康,使人体内环境被污染,致使局部毛细血管通透性减弱。刮痧能激发增强机体自身潜在的抗病能力和免疫功能。通则不痛,经络疏通,营卫调和,诸症将随出痧→痧退而减退,乃至告愈。

刮痧疗法是根据中医学十二经络及奇经八脉施以调节,以经络学说为指导,以辨证施刮为核心,从整体调节观出发,施以补泻手法和术者娴熟的运板技巧,辅以刮痧活血剂,在人体特定部位、区域内,施以刮、按、点、挑、敲、推、揉、拍、点揉、按揉、弹拨等手法,进行机械性按摩、刺激,使皮肤局部出现红点如粟,细看是稍高出皮肤的痧点、痧块;出痧的过程,就是排除体内痧毒的过程,从而促进微血管的血液循环,以其自身溶血现象(通则不痛),进而调节细胞和组织之生理、生化过程,使之朝着有利于机体健康的方向转化,使阴阳气血平衡,全身血流通畅,行正本清源之道,顺乎自然之理,扶正祛邪而使疾病自愈。因而痧是渗出于经脉之外的,含有一定代谢废物的离经之血,刮之溢于体表,这正是刮痧疗法之优势:无毒副作用,有立竿见影之效。

通过娴熟的刮痧运板技巧,施以刮、点、按、揉、敲、推、挑、拍、点揉、弹拨等手法,可以改善机体深层的气滞血瘀,激发人体内经气,由于经络的传导作用,加强了体表与体内的相互协调,使人体正气得以充实,起到扶正祛邪,促使经络畅通无阻。气血通畅,脏腑的生理功能方能得以恢复常态,通则无积,通则不痛。

第三节 刮痧治病,功在调节,以通为用

刮痧疗法作为防病治病的有效手段,具有如下几方面的作用。

1. 调行气血,疏通经络,活血化瘀,内病外治

气为血之帅,气行血亦行,气滞则血瘀。经络是气血通行的道路,内溉脏腑,外濡腠理,以维持人体正常的生理功能。

自家溶血为一种新的刺激作用,乃一良性、延缓的弱刺激过程,能扩张毛细血管,增加汗液分泌,增强淋巴液循环。在刮痧板的挤压、按摩、刮拭下,造成人为的组织损伤,其破损产物溢于腠理,中医称之为离经之血,它能刺激机体,激发机体的整体防御生理功能,增强免疫能力,从而达到防病治病的目的。

2. 清除营养吸收障碍,调整胃肠功能,改善营养吸收功能

胃者,水谷气血之海,五脏六腑之大源也。人以胃气为本,胃气即脾胃之气,人赖水谷精气以生存,胃气是供给人体营养物质的源泉,五脏六腑、四肢百骸由此而滋养,"胃气一败,百药难施",故有"有胃气则生,无胃气则死"之说。

刮痧疗法,刺激特定之穴、区、带,而激发主持消化、吸收功能,加强生理的摄取功能和助长消化功能的器官,在神经、体液、经络调控下健脾开胃,激发消化、吸收功能旺盛,加强其摄取能力,故对消化不良、消瘦、胃病等病证,若非器质性之病变,刮痧均有良效。

3. 排毒解毒,促进新陈代谢

人体是一个庞大的管道系统,机体的代谢产物(内毒素)通过各种"管道"系统以呼吸、出汗、大小便等形式排出体外。当这些代谢产物不能通过正常渠道顺利排出体外,内毒素(细菌、病毒以及它们的代谢产物、自由基等)就会污染体内环境,使经络气血瘀滞,细胞缺氧老化,除自身病变外,尚可致疾病发展而难治;而刮痧能使皮肤出现充血现象及毛细血管扩张、破裂,痧毒溢出,腠理得以开泄,以出痧之形式,有效地将体内毒素排除。

此外,在刮板挤压、按摩、刮拭作用下,使皮肤出现充血现象及毛细血管扩张破裂而出痧,使腠理得以开泄,改善皮肤呼吸,使皮温升高,软化瘢痕,增强皮肤光泽及弹性,增强机体防御功能,从而将充斥体表的病灶,经络乃至深层组织器官的风、寒、痰、湿、瘀血、火热致病物质等邪气从皮毛透达体外,以出汗、自家溶血现象等形式逐出,从而达到祛除病邪,消灭致病物质,补气祛痰,激活细胞,加强新陈代谢,充分发挥补气活血作用,使细胞达到最佳状态,使诸器官功能趋于正常,邪祛正安,气血流通即是补,其病不药而愈。

4. 提高人体免疫力和自愈力

刮痧是一种激潜疗法,能增强机体免疫功能,提高疾病自愈率,从出痧到痧的消退来看,其理便寓于其中。

刮出来的痧其颜色逐日变浅以至最后消失。"痧"乃离经之血,是人体代谢产物,一般认为是"毒素",那么刮出来的痧消退了,是不是这些"毒素"又被身体其他组织吸收去了呢? 这样不是又造成人体内环境二次污染吗? 非也,因为人体的血液、淋巴液和组织间液中有许多防御因素,能对体内异物即非正常组织、外来组织(如刮出来的痧)有识别能力和清除能力,免疫系统中的淋巴细胞及血液中的吞噬细胞就有这种功能,它们能将识别出来的异物分解、中和、吞噬,通过复杂的生化过程将"毒素"排出体外,有净化人体内外环境的作用,被称之为人体内的"清道夫"。刮拭各穴、区、带所出现的痧,是渗出血管之外,存在于皮下组织之间的离经之血,称之为"痧"。"痧"成为身体的异物,它们被机体具有免疫功能的淋巴细胞和血液中的吞噬细胞识别出来,将其化解,再通过呼吸、汗腺、尿液等途径排出体外。痧消退的过程称"自家溶血"现象,这一过程可以提高人体的免疫功能。

"痧"消退的快慢又如何解释呢? 原来体内的淋巴细胞及血液中的吞噬细

胞活力正常,脏腑功能正常,体内的痧就消退快;反之,则慢。保健刮能使体内
"清道夫"的排异功能增强,可以有效、快速地清除病理产物——毒素。保健刮
可以激发免疫系统功能,提高机体的应激能力和组织创伤的修复能力。所以,
刮痧可称为"激潜"疗法。

刮痧能迅速改善微循环,疏通经络,"通则不痛",痧之消退过程乃自家溶
血现象,可提高自身清除异物的能力,提高人体免疫功能,这是刮痧后的另一
巨大功效——刮痧后效应,是其他物理疗法所不具备,也不可比拟的。

5. 呈现病原,协助诊断,治疗与保健两用

刮痧疗法延用数千年,经久不衰,对疼痛性疾病有立竿见影之效,项丛刮、
项三带、肩胛环、骶丛刮、膻中刮等刮法尚能有效地预防某些疾病,通过痧象还
能协助诊断某些疾病。痧者,疹也,指皮肤出现红点如粟粒的痧象,它是疾病在
发生、发展变化过程中反映在体表皮肤的一种表现,又称"痧胀""痧气"。它不
是一种独立的疾病,而是一种毒性反映的临床综合征,故有"百病皆可发痧"之
说。

临床观察,当机体脏腑功能减退,发生疾病时,代谢产物不能尽快而及时
地排出体外,在体内出现了不同程度的潴留,污染机体内环境,成为危害机体
健康的"痧毒",使经络气血瘀滞,细胞缺氧老化,不通则痛。在"有诸内必形之
于外",经络内联脏腑,外络四肢百骸的理论指导下,首先根据出痧的部位,是
哪些经络循行辖区的穴、区、带领域,如背俞穴中厥阴俞、心俞,膻中刮左部及
内关等穴、区出痧明显,可协助诊断为心脏疾患;若在心俞穴周围有阳性反应
或明显压痛,结合临床,可作进一步检查治疗;又如项三带、项五带对颈椎病之
协诊亦较准确。"病之于内,必形之于外",五脏六腑有疾,可以通过脏腑经络联
系反映在体表的背俞穴上,而出现阳性物或阳性反应,这是某些疾病的重要体
征,若能熟练掌握经络诊法,痧象协诊,刮痧前仔细而认真地望、触、循摸,就能
查找出疾病的蛛丝马迹而辨证施刮,定能将疾病消除在萌芽状态。

6. 有病祛病,无病强身

人之生病,是一种自然现象,疾病随着年龄的增长而不断发展,它的发展
有其阶段性和连续性,它的发展过程不是通过一次发病而得到完成,而是贯穿
于人之一生,即从生到死的整个生命过程中,致病因素主要有二,其一为内因,
其二为外因。《素问·评热病论》中记载:"邪之所凑,其气必虚"。人之所以病,是

人正气虚、邪气盛,邪气乘虚而入。刮痧能使腠理固、气血通畅,改善脏腑功能,同时在出痧的过程中,使病邪随痧的消退而消除,使气血得以畅通,使虚衰的脏腑功能得以鼓舞,加强了驱除病邪之力,使邪祛而正安。

所谓保健,就是中医学的"治未病"思想的具体实践,因而保健刮之主旨并非在于治疗已病,而是防患于未然也,即在于预防未患之先,在于养生益寿。同时保健刮亦有治疗作用,是辅助治疗的理想方法。凡人小有不适,必当即时调治,断不可忽视小病,以至渐深,更不可勉强支撑,使病更增,以贻无穷之害。此时最佳方法,就是保健刮,正符合中医学"未病先防,既病防变"的思想,就是在未病之前用保健刮来摄生、保健,通过保健刮使正气内存,邪不可干,其理在于刮痧使卫气得固,而卫外之力得以加强,病邪则无门而入,可大大减少疾病发生的机会。

7. 养颜美容,腹部减肥效果特佳

谈到美容,一般人只注意面部美容,其实这是一个误区,不调理好脏腑功能,是很难获得佳效的。要使面部红润光泽,美容刮能做到这一点。盖头面为人之首,凡周身阴阳经络无所不聚,头面乃全身脏腑肢节经络的反应中心,通过特种运板技巧施于面部,刮拭特殊穴、区、带,可加强头面与全身之联系,使经络气血畅通,而达到通经脉、调气血的作用,集治疗、保健、美容三用,坚持面部美容刮,可以延缓面部皮肤细胞老化,进而使面部皮肤润泽细腻,消斑除皱,还可防治青春痘等面部皮肤病(详见第二章第二节)。2005 年 4 月、2006 年 4 月韩国毛发协会率员两度来沪交流、学习,头部刮痧、面部美容刮甚受其赞誉。

爱美之心,人皆有之。随着社会的进步,中老年人生活安定,收入增多,自身素质的提高,寿命延长,中老年妇女尤在心理、体貌上追求年轻,除面部美容外,视线进而转向瘦身、减肥,而腹部减肥为减肥之难题。特种刮痧整体调节法加腹部五带刮,为减肥之一绝,特别是腹部减肥效果明显,安全、无毒副作用,且不用节食(详见有关章节)。

8. 调整人体平衡,增寿益神

刮痧疗法是中医学的一个组成部分,广泛地流传于民间,是中国民众长期同疾病作斗争的经验总结。改革开放后,对刮痧疗法重新认识,发现刮痧疗法有丰富的内涵,不少学者、刮痧爱好者积累了丰富的临床实践经验和知识,发现了不少规律性现象,现今在中国中医科学院率领下,形成了一套独特的、较

为完整的刮痧体系。刮痧疗法有着广泛的群众基础,为广大民众乐于接受的一种非药物自然疗法,因其是建立在行之有效,能解决现代医学所不能解决的部分疾病的基础上。

刮痧疗法对治病、保健、预防、康复确有一定的疗效,疗效产生自经络、气血、神经体液、免疫等,这个共同点就是刮痧对机体有调节作用。我们从事刮痧临床教学、带教工作迄今,通过大量临床实践和国内外弟子们的总结,一致体会到刮痧疗法适应证广,疗效确切,具有可重复性,它的物质基础很大一部分是通过机体内调作用,而这种调节作用是建立在神经体液系统功能之中。如刮痧可增强免疫功能,有消炎镇痛功能,改善营养吸收,利尿通便,发汗解表,调和气血,防治关节病及有强壮作用,促进新陈代谢,改善脏腑功能活动,恢复机体相对平衡,提高机体的整体素质和抗病能力,延年益寿,均无任何物质介入人体。这些作用的基本点就是调整人体平衡,即"阴平阳秘,精神乃治"。

病随刮痧去,寿从刮痧来。

第四节 特种刮痧歌诀

1. 特种刮痧取穴歌

一

拯救之法,妙者刮痧。

君欲治病,莫如刮痧。

头为诸阳之会,脑为元神之府。

刮痧先刮头,刮头要致密。

刮头必刮项丛刮,整体疗法它为先。

二

百会平肝灸升阳,四神延刮效更显。

印堂宁神通鼻窍,加刮迎香气通畅。

睛明承泣均明目,清热祛风泻太阳。

头痛眩晕风池主,项丛一刮治本强。

三

天突利咽平气逆,调气通乳取膻中,

二穴若能按吾刮,其效如神见"特刮"。

中脘和中调胃气,更兼祛痰有神功,

若能按吾三脘刮,上、中、下脘一起通。

天枢理肠疗泻痢,关元益肾理胞宫,

三脘、天元共八带,减肥一绝传中外。

若问此法如何用,请向"特刮"问其详。

四

五脏六腑皆系背,督脉能督一身阳。

佗脊、太阳一二线,都在"肩胛环"中觅。

祖宗刮痧始于此,刮痧电影见一斑。

五

大椎通阳能退热,更兼大杼与风门,

若能按吾项三带,解热镇痛有奇功。

身柱理气止咳喘,至阳肝病祛黄疸,

调益肾气灸命门,长强善治肛肠疾,

骶丛主穴为八髎,善治妇泌下肢疾。

六

背俞各依脏腑取,几与内脏等高位。

三焦、五掌三指法,辨证刮痧取穴捷。

七

肘膝关节以下穴,命名"五输"特定穴,

内脏五宫均能治,临床千古效独奇。

尺泽利咽清肺热,列缺项强喘咳验,

鱼际平喘兼清热,少商泄热醒昏蒙,

间使疗疟宁神志,内关和胃并宽胸。
宁神和胃大陵穴,清心泄热取劳宫,
臂麻手抖少海挑,神门最能安神志,
少府心悸与怔忡,舌强不语通里容。
若能按吾灵神刮,何惧心疾不缓解。

八

肩穴均治肩部症,项三、肩前、后带效更奇。
曲池退热及疏风,合谷头面口喉咙。
支沟利胁疗便秘,配以阳陵腹五刮,
通便减肥有奇功,外关头胁助曲池,
中渚肩背能聪耳,养老明目项强从,
后溪舒筋通督脉,少泽产后乳汁通。

九

环跳下肢各种症,尤以坐骨神经痛。
利腰健腿取殷门,足三里穴调肠胃。
上巨虚治肠病灵,丰隆降厥消痰浊。
胃热、牙痛泻内庭,阳陵利胁调肝胆,
眼疾光明配项丛,悬钟舒筋疗项强,
昆仑舒筋又催产,胎位不正灸至阴,
委中穴治腰背痛,太溪补肾化黏痰,
承山疗痔主肛门,委中三带效如神,
膝病八步赶蟾刮,统治膝病有奇功,
活血调经血海灵,利水消肿阴陵泉,
三阴交理脾调肝肾,公孙胃肠绞痛平,
平肝息风太冲刮,昏迷头痛涌泉挑。

十

三百六十穴,不出十五绝。

项丛项三肩胛环,培元刮连骶丛刮,

天突膻中连三脘,天元腹五减肥妙,

肘窝刮拍解高热,膝病委三赶蟾刮,

面部美容焕青春,肋隙宽胸平喘息。

尚有玄机在板中,特种刮痧妙无穷。

2. 六总穴歌

肚腹三里留,腰背委中求,头项寻列缺,面口合谷收,妇泌三阴交,心胸内关谋。

3. 十四经治疗诀

(1)手太阴肺经　手太阴肺经十一穴,十四经络首当先,鼻喉气管与肺疾,刮治得法方可全。

(2)手厥阴心包经　九穴心包经手厥阴,主治心胸循环系,兼治胃炎胃溃疡,神经精神均相宜,急救内关劳宫穴。

(3)手少阴心经　九穴心经手少阴,精神心脏循环系,兼治消化系统疾,刮拭拉长是关键。

(4)手阳明大肠经　手阳明经属大肠,经穴二十起手上,刮治五官颜面疾,胃肠食管与胸腔。

(5)手少阳三焦经　手少阳三焦经穴二十三,头面耳目咽喉疾,病起肩背与胁肋,兼治心肺部分疾。

(6)手太阳小肠经　手太阳小肠经穴十九,主治头项肩背手,亦治消化神经疾,头面五官效亦奇。

(7)足太阴脾经　足太阴脾经二十一穴,擅疗肠胃和肝脾,亦治泌尿生殖系,虚证浴足效更奇。

(8)足厥阴肝经　足厥阴肝经十四穴,胁肋肝胆脾胰涉,泌尿生殖神经系,目疾刮之便得安。

(9)足少阴肾经　足少阴肾经穴二十七,泌尿生殖赖其力,神经呼吸消化疾,若配骶丛效更奇。

(10)足阳明胃经　四十五穴足阳明,胃肠不适刮治灵,颈面眼鼻牙喉咙,脏腑诸患配佗脊,免疫低下效亦神,随证加减必有应。

（11）足少阳胆经　足少阳胆经四十四穴,半表半里寒热疟,主治胸胁肝胆病,头面五官腿膝痛,神经消化亦相宜,刮治本经效必奇。

（12）足太阳膀胱经　足太阳膀胱经穴六十七,头眼项背腰腿疾,神经泌尿生殖系,呼吸循环消化疾,脏腑诸疾背俞取,刮治安泰度百年。

（13）任脉　任脉二十四走腹胸,头面眼鼻牙喉咙,神经呼吸消化统,泌尿生殖乳房疾,总任诸阴阴脉海,调节脏腑虚弱证。

（14）督脉　督脉二十八行脊梁,总督诸阳为阳海,止痛退热头晕胀,神经呼吸消化系,泌尿生殖腰脊宜,休克晕厥起沉疴。

第五节　特种刮痧板

工欲善其事,必先利其器。器利而后工乃精。

刮痧工具之优劣,必然影响刮痧效果。针灸以针、艾为工具,刮痧则以板为工具,刮痧者若无一块优质刮板为得心应手之精良工具,何以为疗疾之本?刮痧疗法与砭石同源,历经数千年,何以湮没在农村,为婆婆们所掌握而登不了医学殿堂?其主因乃工具之落后,民间多沿用汤匙、硬币、麻、发,更甚者以破碗边而刮之,上述工具除不卫生外,极容易损伤肌肤,引起疼痛,造成人们对刮痧疗法的误解,进而产生怕痛等恐惧心理。一块设计合理、工艺精良、按人体表面生理特点和刮痧运板手法之需要设计而成的"特种"刮痧板,将取代上述简陋的刮板。该板经笔者十余年临床、带教及国内外弟子应用,经数次更改而成,其特点是表面光洁无瑕,最大限度地满足人体各部刮痧运板需求,能获得满意的接触面,适宜于作刮、揉、推、点、按、挑、敲、拍、摩、弹拨等刮痧运板手法之需要,且可作手指、足趾、鼻部、佗脊刮、关节部位刮拭。本板厚薄相宜,棱角突出,板面光滑无瑕,有一定之弧度,厚角明显上翘且长于薄角,呈圆弧状,便于在人体特殊部位及要穴作特种刮痧运板技巧施术;薄角圆阔,向另一端逐渐缩小而似刀状,其意有二:①在治疗刮中能获得满意的接触面,特别适合项丛刮;②便于握持省力,术者可减少疲劳。

1. 取材

以水牛角或牦牛角为原材料。

刮痧板是刮痧保健与治疗常见病的主要工具,选用天然水牛角,无毒副作用,且为宝贵中药材。水牛角味辛、咸,性寒,有清热解毒、凉血定惊、活血化瘀之功,古时民间用为避邪祛灾之吉祥物。辛味具有发散行气、活血润养作用;咸味能软坚泻下;寒性能清热解毒。

综观牛角刮板,具有三大优点:

(1) 水牛角是一味宝贵的中药材。

(2) 牛角刮板除造型美观实用外,其质光滑无瑕,经久耐用,便于保藏,不伤肌肤。

(3) 一物多用,可刮痧,可点穴,更适合足部按摩。

2. 造型设计

(1) 厚角　厚角上翘,为本板最大特色之一,是专为特种刮痧运板手法而设计;上翘之厚角,又致使刮板厚面弧度适中,而被广泛地应用于人体各部位之保健刮。

圆钝之厚角,可作点、按、挑、敲、弹拨等法及施于肋隙刮之必用部位。因其圆钝角之设计,使板与肌肤接触面合理,运板施压时其压强合适,能获得满意的"得气"感,且不伤肌肤。

在如下部位使用弹拨法:脊柱两侧(理筋),足三里,阳陵泉,丰隆,悬钟,金门;挑肩髃,挑犊鼻,挑鹤顶;刮内关、太冲,灵神刮等。因其厚角圆钝除能获得满意的"得气"感,提高保健治疗效果外,还不伤肌肤,使患者有一种舒适之感。

(2) 薄角　薄角圆阔,向另一端逐渐缩小似刀状,广泛地用于治疗刮,可获得非常满意的接触面,正确握板刮拭既省力,又可获得满意的临床疗效,特别适于项丛刮。

(3) 凹槽　为人体某些凸出部位及手指、足趾运板而设计,因其槽边圆滑,三面可受力于患部,可获得满意的接触效果。

凹槽部可用于鼻梁、颔带刮,灵神刮,手指、掌侧(小鱼际)、脊柱(督脉经)、髋周刮,昆仑、太溪、足趾、足弓刮及跟腱刮,除接触面理想外,对初学运板者尚可起到运板固定作用。

(4) 厚面　因厚角上翘,形成厚面弧度适中,为面部美容刮、保健刮之必需。尤其适用于四肢部保健刮。

(5) 无槽端(板尾)　书写式握板法持板,用于背部刮拭,取其接触面积大,省时省力。

(6) 薄面　薄面广泛用于治疗刮,薄面板之厚度设计合理,且边缘稍呈圆弧状,对肌肤无损伤,适用于人体诸多部位刮拭,一般采用板的三分之一处刮拭。根据本板构造及特殊运板法(拇指法),圆阔端为最常用部位,因其省力,出痧快,治疗效果好。

3. 刮板的保养

本刮板为天然牛角所压制,必须精心保管与爱护,保持完好,方能持久使用,不伤及肌肤,充分发挥板的作用;并要防止刮板变形、出现裂口以及人为污染。

本板用毕及时以药皂擦洗,流水冲净、擦干,涂抹薄薄一层刮痧油,再用清洁纸包好,平放于阴凉处保管备用,切勿用热水烫洗、乙醇擦洗或长期浸于水中。

第六节　刮痧刺激量

刮痧刺激量受诸多因素的影响,但主要由下列两方面来体现。一是"板压"手法轻重,二是施刮时间与次数长短,这两方面必须综合起来,才能体现施术刺激的强弱。运板手法虽重,但时间短,次数少,其刺激强度亦不大;同理,运板手法虽弱,但随着运板施刮时间延长和刮拭次数增多,刺激强度亦可增加,其标准是施刮的时间、次数,板压强度以患者能够耐受且感到舒适,症状明显减轻为度,难的是这个度。

在疾病发展过程中,不仅只有质的规定性,而且还具有量的规定性。

疾病的规律表现为两种状态:

量变状态,即从人体内部"正""邪"矛盾的双方处于相对统一的状态;质变状态,即统一分解,一过程向另一过程转化的状态。

刮痧治病,注重运板技巧和手法。当刮板在人体特定部位进行不同质的刺激时(刮、揉、点、挑、按、摩、弹拨等),无不包含着一定的刺激量,当机体内由于这种刺激冲动和穴位对人体的特异性和共同性关联,会产生一些变化,当刺激量积累到能促使支配矛盾的一方起了变化,即处于相对统一矛盾发生变化时,即统一分解,这就是疾病由量变到质变的过程。

刮痧刺激量的大小要使疾病发生由量变到质变的转化,需有一定的条件,绝非死压硬刮、越重越好。由于病因病机不同,病程长短及患者体质、耐受程度的个体差异关系,一般规律为:病程越长,病因越复杂,治疗不当,则对相应的脏腑功能损害越大,此时用刮痧治疗见效则慢;而病因简单,病程短,患者正气未衰,刮治则显效快,易治愈。这就是说,慢性病病程长,需要坚持治疗。坚持治疗就是治疗量(刺激量)的积累,而保健刮对巩固疗效又十分重要。

治疗量的积累又与刮痧运板手法,运板技巧,取穴、区、带是否恰当,刮治时间长短、间隔时间、辅助方法(拔罐、艾灸、浴足)应用有密切的关系。当机体内由于这种刺激量的冲动和穴位对人体的特异性和共同性关联, 就会产生某些变化。在一定的条件下这些变化与下列因素有关,如板压轻重(运板压力决定刺激量轻重),选穴、区、带数量,刮治次数,板感等的总和之积累。这与疾病的性质(包括发病部位、病情轻重、病程长短)及穴位的特性,机体中内在因素与差异等都有千丝万缕的联系。就一般情况而言,若发病部位次要、病程短、病情轻、内在因素比较好,选穴、区、带及刮痧运板手法正确,刺激量恰到好处,就能促使疾病由量变到质变方向转化较为快速;反之则缓慢而少效。

刮痧、出痧这一刺激量对人体是一种良性刺激,能对机体有调节作用,而人体本身具有防御和调节功能,所以绝大多数患者通过刮痧治疗,是向有利于机体的量变到质变方向转化的。但事物总是一分为二的,倘若刺激量施用不当(死压硬刮、刮治时间特长),也可向有害的方向发展(如晕刮)而产生新的矛盾,所以掌握刮痧刺激量有一个根本的原则:即做到对人体有利,对疾病转化有利。在这个原则的指导下, 要充分调动人体内部各种积极性 (注重调理脾胃),在最小、最少损伤的前提下(不强求大面积出痧),获得较好的疗效,是我们刮痧工作者需奋斗的目标。

在我们临证治疗疾病的过程中, 掌握了上述刺激量的原则, 促使人体内"正""邪"矛盾双方处于相对统一状态中,力求加强"正"的力量,协助其取得支配地位,向健康统一分解方向转化。

急则治其标,缓则治其本。对急性病(如高热、晕厥、疼痛)、局部病(如扭挫伤、肩周炎)无需应用整体调节功能来解决矛盾,可以直奔病位,选取穴、区、带少些,刺激量强些,出痧可多些。对慢性病的治疗,则需从整体调节着手,选取穴、区、带可多些,分两组交替刮治,刺激量可以适当轻些,疗程设置长些。

学员常问:"如何掌握刮痧刺激量?"

答曰有三。其一,刮痧手法、运板技巧在治疗、保健过程中对临床疗效起关键作用,其"板压"为重中之重。因为病变部位不在皮肤表面,更因经络穴位有一定深度,辨证施刮,轻则疏皮通筋固卫气而防御外邪侵入;中则震肉活血化瘀,松解僵硬肌肉及粘连;重则弹拨剔筋回纳脱位之小关节。临证灵活运用板压,方可将刺激量通过经络之效应传导到失衡之病所(包括内脏),起到调节脏腑相对平衡之作用。其二,治疗刮、保健刮应有严格区分,治疗刮强调刺激量、掌握出痧程度,而保健刮则将所刮部位的皮肤刮至潮红即可。其三,不强求出痧。

以上论述,是我们不成熟的一些看法,归根结底要认识和理解刮痧刺激量与疾病过程中量变到质变的转化,还必须多临证,在临床实践中不断总结、提高,更进一步地发挥刮痧术之优势,安全、有效,以最小的损伤来获取最大的疗效。

第二章
特种刮痧法

> 特种刮痧就是以经络学说为指导,辨证施刮为核心,注重整体调节,强调运板技巧,取任、督二脉为轴心,三焦定位为准则,充分发挥背俞穴、腹募穴之潜能,把握四肢为经络之根的要素。"继承传统不泥古,开拓创新不离源"。在不断的探索、研究和提炼中,创造出有效且易学的特种刮痧法。

第一节 头部刮痧法

头部刮痧法是以头部有发部位取定穴、区、带为主,两乳突间无发部位为辅的一种刮拭方法。

1. 四神延

(1) 概述 头者,精明之府,清阳之府,诸阳之会;脑为髓之海,脑者元神之府,有统率阳经和调节一身阳气的作用,乃五脏六腑之精汇聚之所,系神明之府。脑部气血通畅,功能正常,可调节全身脏腑之功能;头部经络集中、腧穴密布,手三阳从手走头,足三阳从头走足;督脉为阳脉之海,也循行于头,且与手、足之阳经相交会,入络于脑。头部乃脏腑、气血、经络汇集之重要场所,凡五脏精华之血,六腑清阳之气,皆上注于头部。刮痧先刮头,不仅能疏通气血,调整阴阳,若配以项丛刮、项三带、肩胛环、膻中刮、三脘刮、骶丛刮、天元刮,则可系统地调节各脏腑功能,从而达到治疗全身各系统疾病之功效。四神延系自《太平圣惠方》四神聪之延长刮而来。四神聪以百会穴为中心,向前后左右旁开各1寸(此处系采用同身寸,下同——编注)。百会一穴,位居巅顶,乃人身最高穴,是督脉经与足太阳膀胱经、足少阳胆经、手少阳三焦经、足厥阴肝经之交会穴,其主治范围很广,具有行气化痰、醒脑升阳、镇静安神、疏风平肝之作用,对于情志郁结、痰湿停滞、头晕目眩、心神恍惚及防治脑血管病变有很好的疗效。

(2)位置　在头顶部,为四神聪之延伸,即以百会穴为中心,向前、后、左、右四个方向刮拭。向前刮至前发际,向后刮至枕骨粗隆下,向左、右各刮至两耳尖(角孙穴)。(图2-1)

(3)主治　刮拭该部有疏通经络、醒脑开窍、镇静安神、疏风平肝、回阳救逆之功。可治失眠、头痛、健忘、脑积水、大脑发育不全(配项丛刮)、高血压病、卒中后遗症、眩晕、癫痫、脏躁、精神分裂症早期、视神经萎缩、目赤肿痛、多泪、感冒鼻塞、鼻流清涕、夜尿症等。

(4)体位　坐位,术者立于患者一侧或后方。

(5)运板技巧　一般用平补平泻手法刮拭,宜轻柔、快捷、流畅。如遇局部酸胀疼痛或麻木,可采取先轻后重,定点刮拭,坚持刮拭可使局部胀痛逐渐消失,症情亦随之缓解。术者立于患者身后,辅手扶持患者前额或头两侧,术手握板,轻柔、迅捷地运板,朝一个方向反复进行刮拭,每个部位各刮30次,共计120次。要求向前不击打前额,向后刮至枕骨粗隆下,向左、右则各刮至两耳尖以上稍许处,以不击打双耳为宜。

四神延为练习运腕、转腕、翻腕的重要部位之一。

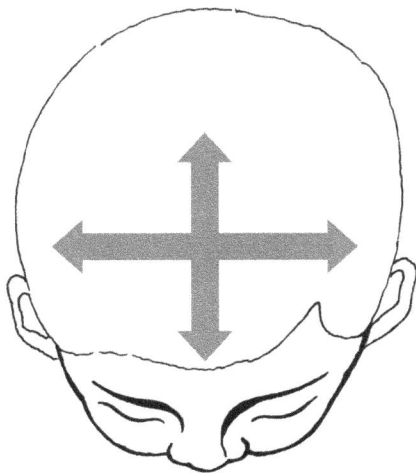

图2-1　四神延

（6）配伍　治脑部疾病，可加项丛刮、项三带，效果明显；治痔疮、脱肛、子宫下垂者，加骶丛刮、足三里、承山、二白。

（7）注意事项　刮头宜双手配合。针灸有"知其针者，信其左，不知其针者，信其右"之说。刮痧亦然，辅手亦相当重要。刮拭头部，术者应双手配合刮拭，以保证头部稳定和安全。术者应练好基本功，即双手运板，既可避免在患者面前转来转去，观之不雅，又可免去多次令患者变换体位之苦。刮拭头部不用活血剂，头部刮拭的运板力度，视头发之厚薄及病之虚实而定。

2. 颞三片

（1）概述　颞三片为治疗偏头痛、三叉神经痛、高血压性头痛的必刮部位，其缓解头痛作用明显，尚可用于治疗耳病。

（2）位置　一侧颞部分 3 片进行刮拭，两侧共 6 片。以左侧为例，第 1 片，板置耳尖前，向下刮至颧弓上，30 次，宜轻刮之，不可击打颧骨；第 2 片，耳尖上至百会穴连线之 1/2 处起板向下刮拭至颧弓处，30 次，此时第 1 片处已刮拭 60 次；第 3 片，从百会穴处起板向下刮至颧弓处，30 次，此时第 2 片刮拭了 60 次，第 1 片则共刮拭 90 次，所以第 1 片应轻刮之。（图 2-2）

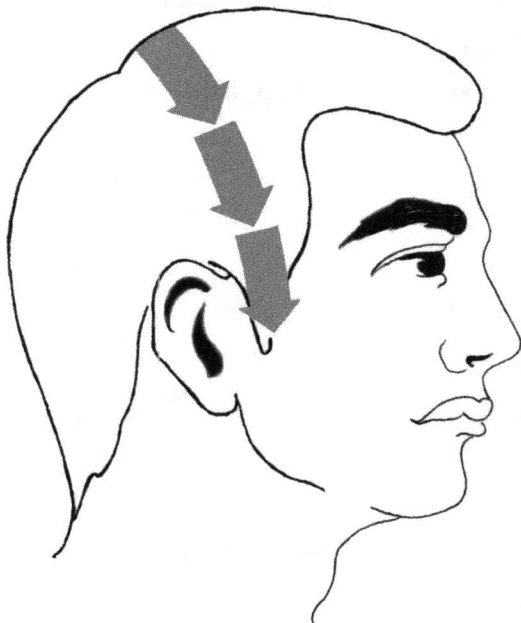

图 2-2　颞三片

（3）主治　高血压病、失眠、头痛、三叉神经痛、偏头痛、面瘫、视力减退、鼻炎、牙痛、耳鸣等。

（4）体位　坐位，术者立于患者身后。

（5）运板技巧　平补平泻手法，第1片宜轻灵手法刮拭，运板刮至颧弓时，腕部一摆，有一个上扬动作（转腕），可避免击打颧骨；第2、第3片板压稍增，3片一气呵成，以腕部摇摆法沿颞侧呈圆弧状刮之。刮板紧贴头皮，视发之厚薄而增、减板压。

（6）配伍　治五官科疾病，即眼、鼻、咽喉部疾病效佳，可配项丛刮、项三带、曲池、合谷、足三里、光明、太冲。

（7）注意事项　不需用活血剂，第1片宜轻刮之，不可击打颧部及耳尖部。

3. 维风双带

（1）概述　刮痧先刮头，刮头要致密，维风双带是为弥补颞三片之不足而设计，对上呼吸道感染、头痛、耳鸣疗效颇佳。

（2）位置　在头部两侧，以督脉为界，从前额角至后项部呈弧线状刮拭，分为两带，即从百会至耳尖连线中点一分为二，第1带近耳端，第2带近督脉，左右对称。刮拭时，起板于一侧头维穴，向后刮至风池穴。（图2-3）

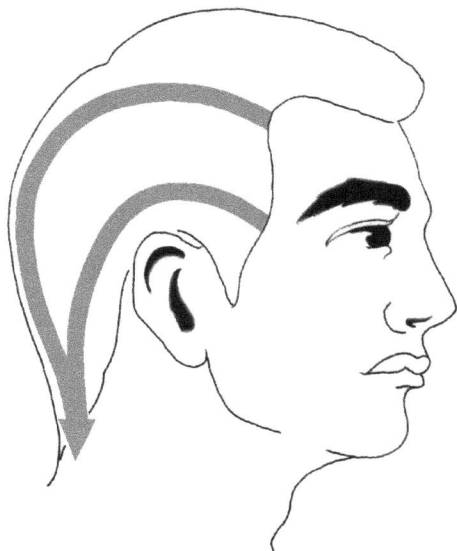

图2-3　维风双带

（3）主治　偏头痛、后项痛、三叉神经痛、遗传性共济失调、帕金森病、眩晕、卒中后遗症、面瘫、耳鸣、耳聋、目痛、多泪、视力模糊、近视。

（4）体位　坐位,术者立于患者之前或之后,以术者舒适、顺手为佳。

（5）运板技巧　患者靠坐座椅上,术者立于其后,辅手扶持一侧头部,术手运板刮之。先刮第1带,从头维穴起板向后沿耳根部刮至风池穴25~30次;次刮第2带,由头维穴起板,与督脉平行,由前向后刮至风池穴25~30次。每板至风池穴附近均需作点、按手法。

（6）配伍　治目疾、耳鸣、耳聋、面瘫,可配项丛刮、项三带、面部美容刮,穴位配刮肝俞、肾俞、合谷、外关、光明、太冲;治卒中后遗症可加项丛刮、项三带、肩胛下环、曲池、外关、合谷、环跳、阳陵泉、足三里、悬钟、三阴交、太冲。

（7）注意事项　刮拭第1带不可击打耳部。视头发厚薄而增减板压。第1、第2带刮至风池穴均需有一个点、按运板法。

4. 项丛刮

（1）概述　为整体疗法之灵魂刮。刮痧先刮头,刮头要致密,刮头必刮项丛刮。项丛刮是在后项部沿颅骨切迹向下密集刮13个刺激带,每带刮30次,于后项部共刮390次,故名项丛刮,其功能为改善椎动脉血液运行,使人体内调节功能趋于正常而达到治疗保健之目的,尤以预防感冒效果最佳。

（2）位置　以后项部督脉经三穴即下脑户(华师命名的穴位)、风府、哑门为主要刺激点。该三穴位于后项部正中线上,上属于脑,下系脊髓,为脑与脏腑器官、肢体联络之驿站,故取此三穴为第1带,为主穴施治。辅以枕外隆凸下(即下脑户)至乳突根部,沿颅骨下肌层左右各分成6个等分,以每一个等分为1个刮拭带,左右两侧计12个刮拭带,项丛刮共计有13个刮拭带。众所周知,颅内是大脑皮质、下视丘、垂体等最高级中枢所在地,为全身脏腑、器官、肢体及各系统的指挥中心,其联系通路是借神经、体液、血管等上下传导,而后项部为两者之间必经驿站。深层为脑桥(生命中枢)、交感神经节、网状组织等,是掌握整体生命活动功能的主要环节。头为诸阳之会 (头为人体所有阳经的交会处),是人体的指挥中心。现代医学认为,头部为中枢神经所在,刮拭头部具有改善头部血液循环,疏通全身阳气等作用,能增强人体免疫力,恢复体力,消除疲劳,健脑安神,醒脑安志,若坚持保健刮,则可以改善头皮发根良好的血液循环,进而增加头发的营养元素,气血旺盛,延缓衰老,则毛发润泽。项丛刮正是

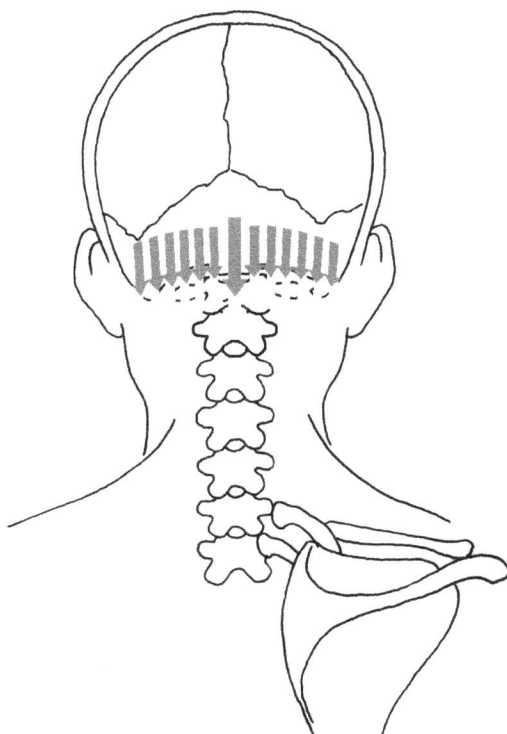

图 2-4　项丛刮

通过对这一特定部位的广泛刺激而发挥其良性调节作用，从而收到应有的效果。(图 2-4)

(3) 主治　项丛刮是从整体调节观出发，故适应证较为广泛。可治高血压病、卒中、卒中后遗症、面瘫、脑震荡后遗症、非白血病性白细胞减少、血小板减少、视神经萎缩、视网膜病变、近视、白内障(起稳定作用)、慢性咽炎、声带麻痹、鼻炎、神经性耳聋、癔症、神经衰弱、神经性呕吐、尿失禁、遗尿、脱发、皮肤病(如荨麻疹、瘙痒症、皮炎)。项丛刮具有醒脑开窍、明目聪耳、利咽祛痰、平肝息风功效，对治疗伤风感冒、偏正头痛、头面五官诸症均有良效，是防治感冒、提高免疫力、防治阿尔茨海默病的重要施治部位。

(4) 体位　坐位或俯坐位均可，要求体位舒适，放松入静，闭目养神，呼吸自然。术者立于患者一侧。

(5) 运板技巧　以板前或板后 1/3 处刮拭均可，着力于穴、区、带之上，沉肩垂肘,肘关节作屈伸摆动状,从而带动腕、掌、指关节朝一个方向呈直线状刮拭。

(6) 配伍 为临床各科疾病必刮之部位。配肩胛环、膻中刮、三脘刮、天元刮、培元刮、骶丛刮、曲池、内关、足三里、三阴交、太冲,为整体疗法。治高血压及卒中后遗症加项三带、肩胛环、骶丛刮、风市、委中三带、悬钟、三阴交、昆仑、太冲、曲池、外关、合谷;五官科疾病加项三带、肩胛环、曲池、外关、合谷、鱼际、足三里、光明、太冲。

(7) 注意事项 刮头应双手配合,保持头部稳定及项部安全,刮拭头部不用活血剂。项丛刮必须沿颅骨切迹部刮拭,要求每板均于该部起板,向下刮拭后项部时,应有明显感应,即酸胀感,偶有放射感。

第二节 面部刮痧法

1. 面部美容刮

(1) 概述 面部美容刮,可使面部气血流畅,微循环改善,使老化细胞脱落加快,新细胞再生加强,面部气血供应改善,增加面部肌肉纤维细胞之弹性,改善面部皮肤松弛与老化,致皮脂腺功能协调,使面部皮肤光洁红润,达养颜祛斑之功效。

头面为人之首,其华在面,十二经脉,三百六十五络,其气血皆上注于面而走空窍,凡周身阴阳经络无所不聚。头面是全身脏腑、肢节经络的反应中心,通过刮拭面部特定穴、区、带,加强了头面与全身内外的联系,通过一定的运板技巧,使经络、气血运行通畅,达到通经脉、调气血,而达调节脏腑精气之目的。面部美容刮集治疗、保健、美容三用,经常刮拭可消除病态,加强机体抗病能力,且有润肤、美容、祛斑、除皱之效果。

(2) 位置

① 印太三步刮:自印堂穴起板,由内向外分三步刮拭。第一步自印堂穴向上刮至前发际(神庭穴下),向左右沿发际下至耳前之耳门穴;第二步自印堂穴至前发际 1/2 处向左右方向经阳白穴刮至太阳穴;第三步自印堂穴向左右沿眉上刮至太阳穴。(图 2-5)

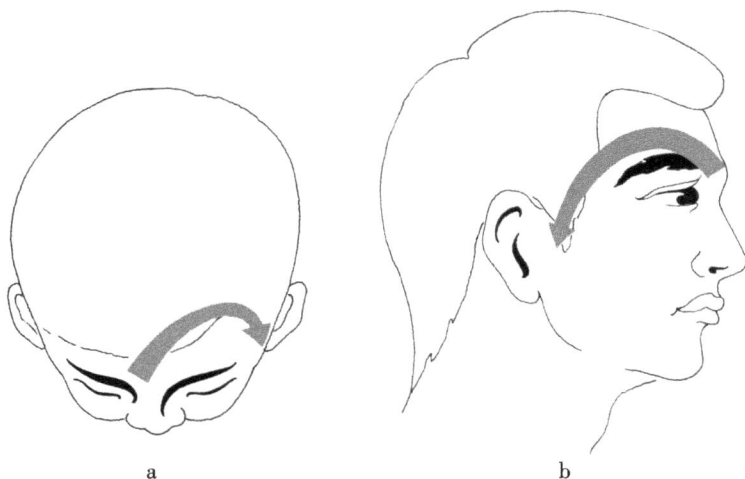

图 2-5 a 印太三步刮第一步
　　　 b 印太三步刮第二、第三步

　　② 目周刮：由内向外刮，先起板于睛明穴，向上刮至攒竹穴，沿眼上眶向左(右)刮至瞳子髎；再起板于睛明穴，向下沿下眼眶经承泣(或四白)刮至听宫穴。(图 2-6)

　　五脏六腑之精气，皆上注于目而为之精。眼与经脉关系十分密切，"目者，宗脉之所聚也，上液之道也"；十二经脉中就有心、肝、胃、胆、三焦、膀胱、小肠等 7 条经脉循行眼部，目周刮除治目疾外，尚可消除眼袋及调治相关脏腑疾患，古有面针法，可参考之。

　　③ 鼻旁刮：起板于鼻翼旁(迎香穴)，向左(右)经颧髎、下关刮至对耳轮处。(图 2-7)

　　④ 承风刮：起板于承浆穴，斜向上方经地仓→颧髎→曲鬓→角孙刮至风池穴。(图 2-8)

　　⑤ 颈前刮：由下颌两侧至两锁骨上区域。以环状软骨为中心，左右两侧从上至下各刮两行，手法宜轻柔，不可太重。(图 2-9)

　　刮拭该部可治咽痒、咳嗽、咽痛、哮喘等症，治疗刮从上向下刮；美容刮则需从下向上刮。

　　(3) 主治　面部刮亦能治部分内脏疾病，但用于美容功效较佳，能祛斑除皱，消除眼袋，可治痤疮、眼病、鼻病、耳病、面瘫、头痛、三叉神经痛、感冒、鼻

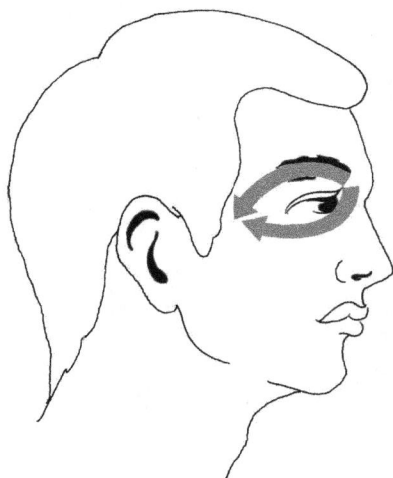

图 2-6　目周刮

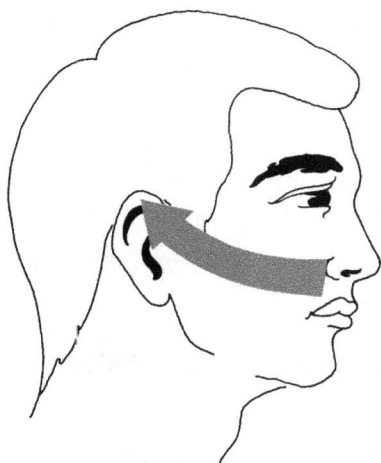

图 2-7　鼻旁刮

塞、咳嗽、牙痛、咽炎、扁桃体炎等。

（4）体位　仰靠坐位或仰卧位。

（5）运板技巧　坐位时,术者辅手扶持患者头部一侧以固定,术手持板进行刮拭。目周刮宜用刮板厚角进行刮拭,其余亦可用刮板薄面进行轻刮。手法宜轻柔,时间宜短,以腕部旋转、指部发力进行刮拭。

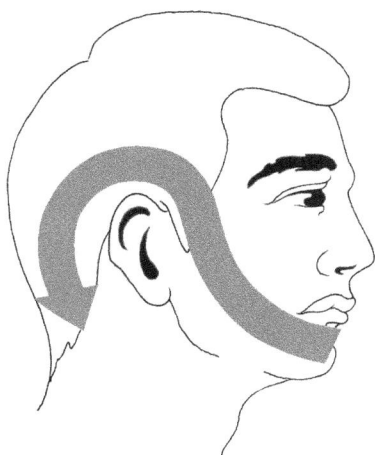

图 2-8　承风刮

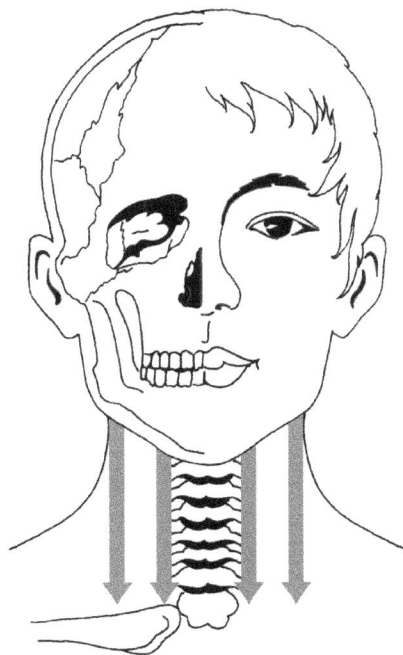

图 2-9　颈前刮

(6) 配伍 用于美容时无需配伍。治头痛时须配项丛刮、颞三片、合谷、神门;治目疾须配项丛刮、合谷、光明、太冲。

(7) 注意事项 用力由轻逐渐加重,以轻柔缓和手法为主,目的在于疏通经络,促进血液循环。严禁出痧,防止破皮。面部皮肤娇嫩,尤其对女士切不可过重刮拭,应以轻柔手法为主。面部刮拭不用活血剂,可用正规润肤剂配合。刮前需先清洁面部后进行刮拭。面部已患有湿疹、溃疡、皮下血肿、有出血倾向者不宜刮拭,或避开患处刮之。实行一人一板制,同时术者应注意双手及板具卫生。面部美容刮宜用刮板厚面 1/3 处轻轻刮拭之,宜时间短,手法轻,每天 2 次为好。面部血管相当丰富,严禁出痧,更不可施以重手法而破皮,切记。

2. 颌带刮

(1) 概述 刮拭该部可缓解牙痛,协助治疗部分呼吸系统的疾病。

(2) 位置 在面部两侧下颌角(或从耳垂下方)处起板,沿下颌骨向下颌部刮拭;其次从颈部环状软骨两侧向下刮至锁骨上缘。(图 2-10)

(3) 主治 感冒、咳嗽、哮喘、咽痛、扁桃体炎、腮腺炎、颈部淋巴结核、牙痛、面瘫、流涎、失音、声带麻痹、卒中舌强不语、口疮。

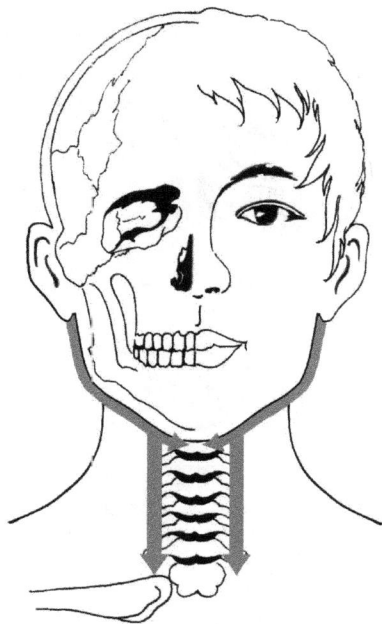

图 2-10 颌带刮

（4）体位　仰靠坐位或仰卧位。

（5）运板技巧　从面部两侧下颌角分别向下颌部刮拭,用平补平泻手法,然后沿颈部环状软骨向锁骨上缘刮拭,并向天突穴内下方行点、按、刮手法,手法宜轻柔,不可压得太深、太重。

（6）配伍　治急、慢性咽炎可配膻中刮、项丛刮、项三带、曲池、鱼际、少商。

（7）注意事项　该部刮痧手法运用要恰当,不可伤及环状软骨;向天突穴内下方施行刮治时,手法要轻柔、短暂,并密切注意患者反应。起板于耳垂下至下颌角时宜用轻手法刮拭,余可略重,因该处板感较强,重则患者难以忍受。

第三节　胸腹部刮痧法

1. 天突刮

（1）概述　咽喉为肺、胃所属,全身经脉之要冲,除手厥阴心包经和足太阳膀胱经外,其余经脉均直接到达咽喉。咽喉肿痛是五官科的常见病症,如急、慢性扁桃体炎和急、慢性咽炎为临床常见。天突刮治疗咳嗽、气管炎、咽喉疾病疗效颇佳,退热快,且无毒副作用,易为患者所接受。

（2）位置　在颈前部正中线上,胸骨上窝中央凹陷处。仰头取之,分两部刮拭,一部为天突穴处,另一部为锁骨上窝部。（图 2-11）

（3）主治　感冒,急、慢性咽喉炎,扁桃体炎,支气管哮喘,支气管炎,咽痒,咳嗽,甲状腺肿大,膈肌痉挛,神经性呕吐,声带疾病,嗓音嘶哑等。

（4）体位　仰靠坐位或仰卧位。

（5）运板技巧　用刮板厚角向天突穴内下方行点、按刮拭,手法宜轻柔、短暂为好,切不可施以暴力而伤及气管等。从两侧锁骨头起板,用平补平泻手法由内向外沿锁骨上、下边缘向肩部刮拭。

（6）配伍　急、慢性扁桃体炎,咽炎,声带疾病加项丛刮、项三带、曲池、外关、合谷、鱼际、足三里、颊车等;治慢性支气管炎、哮喘、肺气肿加膻中刮、肋隙刮、肩胛环、尺泽、曲池、内关、足三里、丰隆、太溪等。

（7）注意事项　该部刮拭手法运用要恰当,切不可伤及气管。向天突穴内

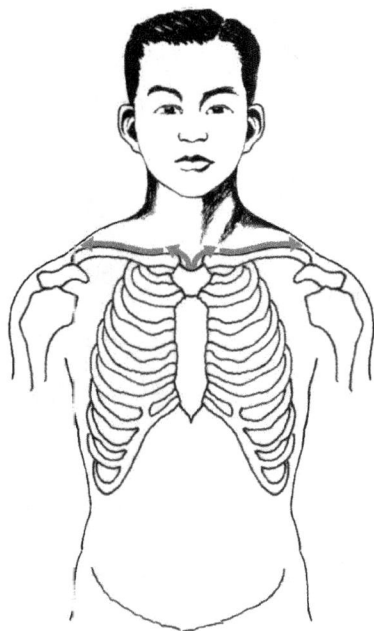

图 2-11　天突刮

下方施行手法时须谨慎,应密切观察患者反应,手法宜轻柔、短暂为好,切忌蛮力。

2. 膻中刮

(1) 概述　膻中刮为整体疗法重要组成部分之一,为刮痧术必刮之处。膻中一穴,系心包之募穴,为八会穴中气会之所。胸廓内藏心肺,为宗气之所,许多经脉与胸部有密切关系,足太阴、足少阴、手太阳、手少阳、任脉为之会。胸腔前正中的胸骨后有一个中枢淋巴器官——胸腺,其分泌的胸腺激素是人体免疫系统的重要组成物质,若常施行膻中刮,使胸骨区受一个良性、持久的物理刺激,可使其局部血液循环加快,以期达到延缓衰退过程的目的,亦可重新激发其部分生理功能,使之增强人体抗病力。总之,膻中刮可调气降逆,清肺化痰,宽胸利膈,防治心绞痛,延缓衰老。

(2) 位置　胸部正中两乳间,上至胸骨柄,下至胸骨剑突结合部。分两步刮拭,一步为纵向,即前正中线(任脉)及左右各 1 行,共 3 行,每行间距 0.8寸;另一步为横向,即从正中线由内向外,沿肋间隙刮拭。(图 2-12)

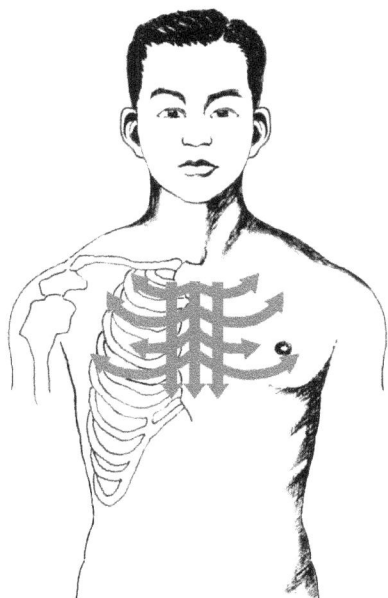

图 2-12 膻中刮

(3) 主治 以心肺疾病为重点,并可提高抗病能力,增强免疫功能。治疗感冒、咳嗽、支气管炎、哮喘、肋间神经痛、胸膜炎、肺气肿、胸闷、胸痛、冠心病、心绞痛、心律失常、病毒性心肌炎后遗症、乳少、乳腺增生、围绝经期综合征等,对食管癌患者稍有帮助,可改善进食情况。

(4) 体位 仰靠坐位或仰卧位。

(5) 运板技巧 保健刮用刮板厚面,不拘泥于穴位;治疗刮用刮板薄面前1/3处刮拭,先由上而下刮 3 行,或成片状亦可,再由内而外沿肋间隙生理弧度进行刮拭,临床用平补平泻手法刮拭为多。

(6) 配伍 增强免疫功能、提高抗病能力配项丛刮、肩胛环、三脘刮、天元刮、曲池、内关、足三里、三阴交、太冲;治咳喘痰多配三脘刮、肩胛环、尺泽、丰隆;治胸部疾患、气短心痛配肩胛环、天井、内关、灵神刮;治更年期综合征配项丛刮、三脘刮、内关、足三里、三阴交、太冲;防治冠心病、心绞痛配肩胛环、至阳、天井、内关、灵神刮、足三里;治乳少配肩胛环、少泽、足三里、三阴交。

(7) 注意事项 手法宜先轻后重,胸部宜轻刮,背部可重刮,切忌施蛮力及用力过猛,以免伤及骨膜。对于年老体弱者、小儿宜补法刮之为佳。如遇黑痣、皮肤溃破、不明原因肿块,则远避之,患处禁刮;乳头乳晕部禁刮;乳部不明原因肿块禁刮。

膻中刮一般宜行平补平泻手法为主,不强求出痧;胸壁处肌肉不丰,刮拭宜以轻柔手法为主,必要时行点、按、揉等手法刮治;肋隙部宜用刮板厚角沿肋间隙生理弧度刮拭。

3. 肋隙刮

(1) 概述　肋隙刮系以刮板厚面前 1/3 处沿各肋间隙生理弧度进行刮拭治病的一种方法。分前胸部、侧胸部及背部 3 部分。《灵枢·胀论》曰:"胸腹,脏腑之廓也。"胸廓内藏心肺,为宗气之所,许多经脉与胸部均有密切联系。依据"经络内联脏腑,外络支节"的相关论述,于胸部肋间隙进行刮拭,可防治心胸部疾病。

(2) 位置　前胸部从锁骨下缘起,直至第 11 肋(除乳头、乳晕区禁刮外)均可进行刮治;背部诸肋间隙均可进行刮治;侧胸部沿肋间隙生理弧度进行刮拭,该处目前很少应用,对心胸疾患有很好疗效。(图 2-13、图 2-14)

(3) 主治　感冒、咳嗽、支气管炎、慢性支气管炎、哮喘、肺气肿、冠心病、

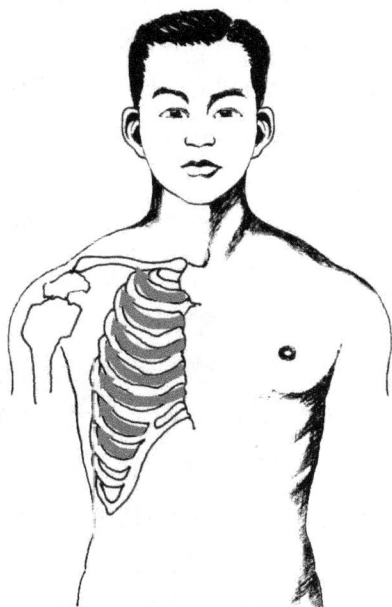

图 2-13　肋隙刮(前胸部)

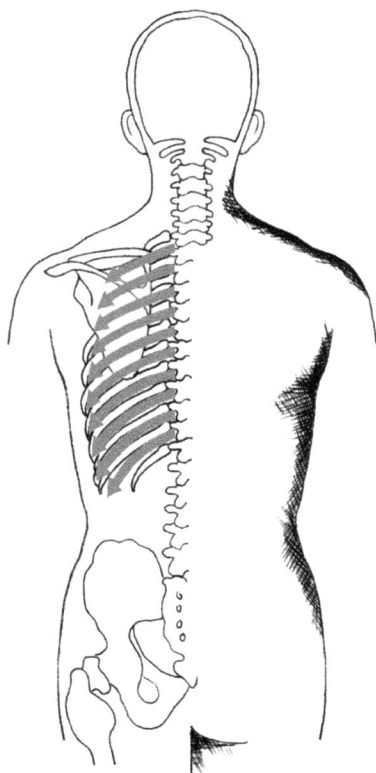

图 2-14　肋隙刮(背部)

心绞痛、心律失常、胸闷、胸痛、胃脘痛、腹胀、消化不良、肝胆疾病、肩背痛、肋间神经痛等。尚有提高免疫功能、增强抗病能力等功效。

（4）体位　刮前胸部时取仰靠坐位或仰卧位，要求放松、自然；刮背部及侧胸部时取俯坐位或俯卧位、侧卧位。

（5）运板技巧

① 肋隙刮不同于体表其他部位的刮拭方式，一定要沿肋间隙自然生理弧度进行刮拭，最好能先找压痛点进行刮拭，则疗效更佳。

② 一般由内而外进行刮拭，遇结节处则需重点进行刮拭，可采用弹拨法刮之。手法宜先轻后重。

③ 肋隙刮宜以轻柔手法刮拭，禁用重手法，以免伤及肌肤及骨膜。刮拭背部一般以出痧为好。

（6）配伍　治心血管系统疾病刮前胸部,配膻中刮、肩胛环、内关、灵神刮、足三里、三阴交等;治肺部疾患配膻中刮、肩胛环、曲池、尺泽、内关、足三里、丰隆、解溪等。

（7）注意事项　手法宜先轻后重,前胸部宜轻刮,背部可重刮,切忌施蛮力,以免伤及骨膜。对于年老体弱者及幼儿宜用补法进行刮拭。如遇黑痣、皮肤溃破及不明原因肿块,应远避之,其局部禁刮。

4. 三脘刮

（1）概述　胃乃六腑之本,脾为五脏之源,胃者,十二经之源,水谷之海,平则万化安(泛指人体各种氧化功能),病则万物危(泛指人体脏腑身形),胃者,水谷气血之海也。人以胃气为本,胃气者乃脾胃之气也,胃主纳谷,脾主运化,人赖水谷精气以生存,故有"有胃气则生,无胃气则死"之说。胃气充盛,水谷精微化生精血、津液等皆有保障,使五脏六腑、四肢百骸得以滋养。三脘刮为治疗脾胃疾患最常用的一组刮法,和胃宽中消食而壮五脏六腑,常刮三脘刮可健胃气。胸腹部有疗效甚佳之募穴。中脘一穴为手太阳、手少阳、足阳明、任脉之会,胃之募穴,腑之会穴,均为脏腑的经气输注和聚集之处。胸腹腔内为五脏六腑之所在,为一身阴经及任脉之所络属,胃气是气血、津液化生之源泉,人若病中胃气再衰败,维持生命的物质基础告竭,则百药难施。常行保健刮则可以加强胃肠之蠕动,进而加快新陈代谢,促进营养吸收。三脘刮通过经络的传导和调节作用,进而发挥调整人体脏腑阴阳之平衡。

（2）位置　三脘刮以任脉经上、中、下三脘为主带,辅以足阳明胃经在腹部脐旁2寸之循行路线进行刮拭。上起剑突下,下至脐上,正中及左右两侧共计3带。(图2-15)

（3）主治　以消化系统疾病为主,如消化性溃疡、胃炎、肠炎、胃痉挛、慢性肠炎、呕吐、泄泻、消化不良、胃脘痛、便秘、围绝经期综合征、高血压病、胆囊炎、慢性肝炎、虚劳等病证。

（4）体位　仰靠坐位或仰卧位。

（5）运板技巧　起板于剑突下至脐上,由上而下刮拭;再于腹部正中线旁开2寸处由不容穴起板,向下刮至天枢穴,左右共2行。用刮板前1/3处,以刮为主,辅以按、揉手法,由上而下,刮拭面尽量拉长。

（6）配伍　治肠炎、痢疾配天元刮、足三里、三阴交、肩胛下环、骶丛刮;治

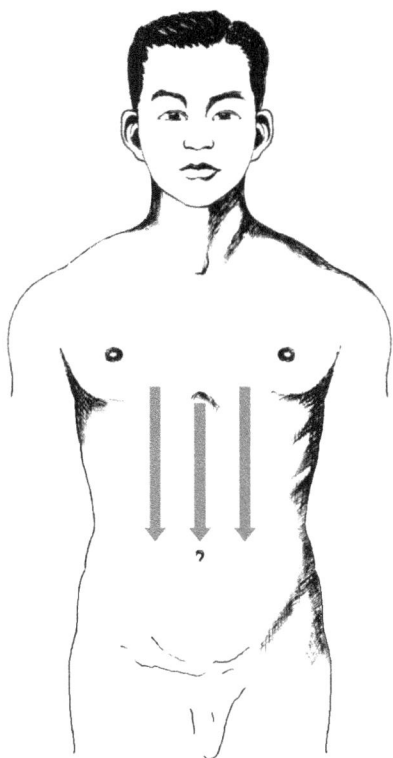

图 2-15 三脘刮

呃逆、呕吐配膻中刮、内关、神门、足三里、气海,灸中魁效佳;治哮喘配项三带、肩胛环、膻中刮、肋隙刮、内关、神门、鱼际、足三里、丰隆、太溪;治胃脘痛配肩胛下环、内关、神门、梁丘、足三里、太冲、公孙。

(7) 注意事项

① 有溃疡病出血史、近期大便潜血阳性者禁刮;大便潜血痊愈半年内慎刮,可取背俞穴代之。

② 肝硬化、腹水、腹部不明原因肿块者禁刮。

③ 急腹症宜急送医院治疗。刮痧应持慎重态度,可取四肢肘、膝以下穴位,以防阑尾炎、肠穿孔等症。

④ 空腹及进餐后 1 小时内禁刮脘腹部。

⑤ 胃下垂者慎刮该部。

⑥ 手法以轻柔、不强求出痧为原则。

5. 天元刮

(1) 概述　脾胃乃后天之本。脾主运化，吸收水谷精微，是气血生化之源，胃为五脏六腑之大海。若脾胃虚损，则水谷精微不得运化，致使脏腑、组织、器官、经脉、四肢百骸无以为养，气血生化无源，则百病丛生。常施天元刮，则脾胃虚弱得以改善，气血充盛而五脏六腑安然无恙，脾胃强则五脏俱盛。本法是治疗消化系统、妇科病的重要刮拭部位。天元刮除有调经止带壮阳之功效外，尚可减少腹部脂肪堆积，防治腹部皮肤松弛(如妊娠纹)，保持身材健美。

(2) 位置　天枢穴在中腹部脐旁 2 寸处。天元刮起板于滑肉门，经天枢至大巨穴斜向关元穴，左右两侧同。该区由两大要穴组成，一为天枢，一为关元。再从关元向下刮至曲骨穴。(图 2-16)

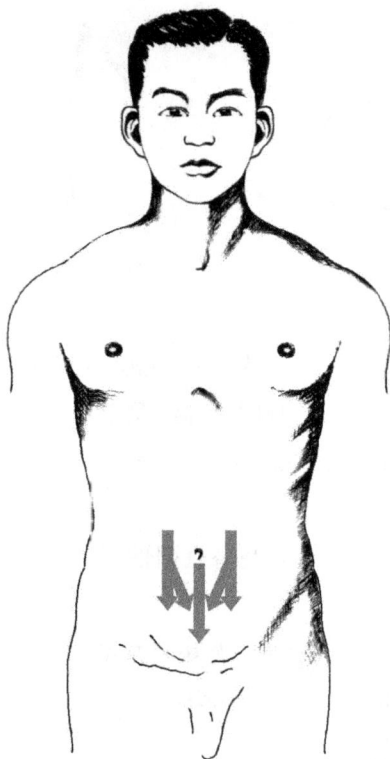

图 2-16　天元刮

(3) 主治 胃肠疾患如胃炎、胃脘痛、消化不良、小儿单纯性消化不良、营养吸收障碍、消瘦、腹痛、呕吐、便秘、肠鸣、腹胀、水肿;妇科疾病如月经不调、痛经、闭经、不孕、带下;男性疾病如阳痿、遗精、气短、虚冷、小便频数等;此外,尚有腹部减肥作用。

(4) 体位 仰卧位,全身放松。

(5) 运板技巧 起板于天枢穴上 2 寸许,向下至大巨穴斜向关元穴(左右相同),然后由关元穴向下刮至曲骨穴。多以平补平泻手法刮之。如遇肥胖患者,术者辅手舒展五指置于腹部向上轻推,术手持板向下刮之。

(6) 配伍 防治老年病及阿尔茨海默病配项丛刮、肩胛环、膻中刮、内关、神门、足三里、三阴交、太冲;健脾和胃、防病治病、延缓衰老配肩胛环,施天元刮后配合灸肾俞、关元、足三里效更佳;治急、慢性胃炎,急、慢性肠炎,痢疾,肠麻痹,肠梗阻配三脘刮、肩胛环、骶丛刮、内关、合谷、足三里、公孙;治月经不调、带下、不孕症,配足三里、三阴交、内关、神门、骶丛刮。

(7) 注意事项 溃疡病出血期及出血后 3 个月内禁刮;肝硬化腹水、便血、血尿、腹部手术后半年内禁刮;有胃肠穿孔史者禁刮;空腹及饭后 1 小时内禁刮;急腹症慎刮。脐中禁涂一切润滑剂。手法柔和,严禁重手法刮拭。

6. 腹部五带刮

(1) 概述 集三脘刮、天元刮于一体,除具有上述两种刮法之适应证外,主治范围广。临床观察对减肥有良好效果,尤其对腹部减肥见效迅速,十多年来用于教学和临床其效卓著。分上三带、下五带,统称腹部八带刮,也可称腹部五带刮。亦可上、下带分开刮治,具体根据病情及保健需要,加减临时再变通。上三带相当于三脘刮(上脘、中脘、下脘及左右旁开 2 寸处);下五带,即腹部正中线(气海、关元、曲骨)为第 1 带,腹部正中线左右旁开 2 寸处为第 2 带、第 3 带,腹部正中线左右旁开 4 寸处为第 4、第 5 带。腹部五带刮是治疗全身性疾病的一种方法,对消化、泌尿、生殖系统疾病及妇科疾病疗效颇佳。特别用于腹部减肥为之一绝,因腹部与全身脏腑经络均有密切联系。刮腹部可以通调脏腑气血,增强胃肠蠕动功能,消除便秘,增强排毒功能,俗话说:"若要长生,肠中长清;若要不死,肠中无屎。"本法无需内服药物,可达清肠排毒之功,无毒副作用。

(2) 位置 上三带起板于剑突下,刮至脐上为第 1 带,两侧起板于肋弓下

(前正中线各旁开 2 寸),向下刮至平脐处,左右相同,即三脘刮。下五带,第 1 带起板于脐下,刮至曲骨穴(耻骨上);第 2、第 3 带起板于两侧天枢穴上 10 厘米处,向下刮至归来穴处(左右相同);第 4、第 5 带起板于大横穴,刮至冲门穴(左右相同)。简易分带法,以脐下正中线为一带,左右各等分成 4 带亦可,无须以腹部穴位为准。(图 2-17)

(3) 主治 胃及十二指肠球部溃疡,急、慢性胃炎,消化不良,肠炎,痢疾,腹泻,便秘,妇科病,泌尿系统疾病等。以腹部减肥及增强消化吸收功能和通调二便为主。常和肩胛下环、培元刮相配合,其效更佳。

(4) 体位 仰卧位,自然放松。

(5) 运板技巧 上三带、下五带均起板于腹部正中线(任脉经为始),左右各等分,均从上向下刮拭。手法柔和,配以点、按、揉手法为好(此手法用于主要

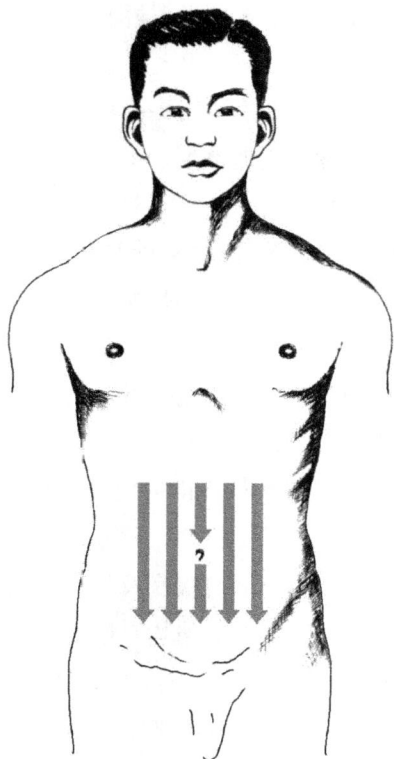

图 2-17 腹部五带刮

穴位上)。其他如天元刮所述。

(6) 配伍　同三脘刮、天元刮。

(7) 注意事项　同三脘刮、天元刮,唯肾下垂、胃下垂者慎用。

第四节　项背部刮痧法

1. 项三带、项五带

(1) 概述　脊髓各节段与内脏器官之间有着密切联系,以脊髓为枢纽,形成内脏器官的体表皮肤区域之间的神经传导联系,后项部为上通、下达之间必经之驿站。刮拭后项部可改善头部血液供应,防治脑、耳、鼻、咽喉、颈椎及上肢等部位疾病。颈项部汇集了手足三阳经、任脉、督脉的部分腧穴,其中精髓直接通过督脉灌输于后脑是必经之路,除可用于治疗局部疾病外,特别是项丛刮、项三带、项五带,其位置十分重要,是治疗心脑血管病、五官科疾病、神经系统疾病、难治性疾病、脑源性疾病之重要刮拭部位。

(2) 位置　从后发际项正中线至第 3 胸椎棘突下(身柱穴)为第 1 带;第 2 带起于风池穴,经肩上(肩井)至肩髃穴;第 3 带同第 2 带(对侧);第 4、第 5 带为第 3 颈椎至第 3 胸椎两侧夹脊。(图 2-18、图 2-19)

(3) 主治　项三带可治过敏性鼻炎、过敏性支气管炎、慢性支气管炎、哮喘、感冒、发热、头痛、尿频、遗尿、小便失禁、耳鸣、近视、白内障(起稳定作用),对内脏功能能起调节作用。

项五带可用于治疗颈椎病、肩周炎、风湿热、风湿性关节炎、上肢及肩背部疾病、感冒、气管炎、慢性支气管炎、哮喘、肺气肿、荨麻疹、强直性脊柱炎、后头痛、颈项强痛、目疾、鼻炎、咽喉炎、癔症、神经衰弱、卒中后遗症等。

(4) 体位　俯坐位。术者立于其一侧。

(5) 运板技巧　第 2、第 3 带必须加强肩井穴刮拭;第 4、第 5 带需以刮板厚角作点、按、揉等复合性手法施治。必要时加拔罐(风门、肩井、肩髃)。

(6) 配伍　治颈椎病可加曲池、列缺、养老、悬钟、昆仑;治目疾加项丛刮、曲池、合谷、光明、太冲;治慢性支气管炎、哮喘、肺气肿可加项丛刮、膻中刮、肩胛环、肋隙刮、内关、神门、足三里、三阴交;防治冠心病、心绞痛加膻中刮、内

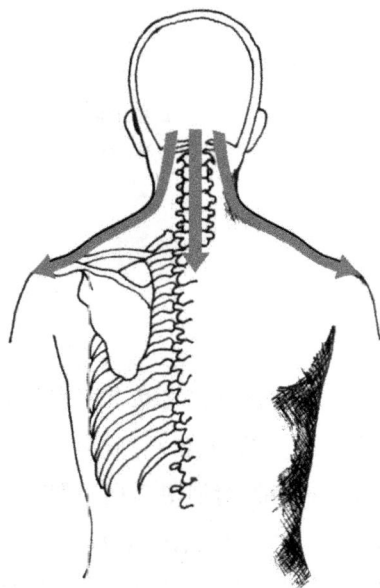

图 2-18　项三带

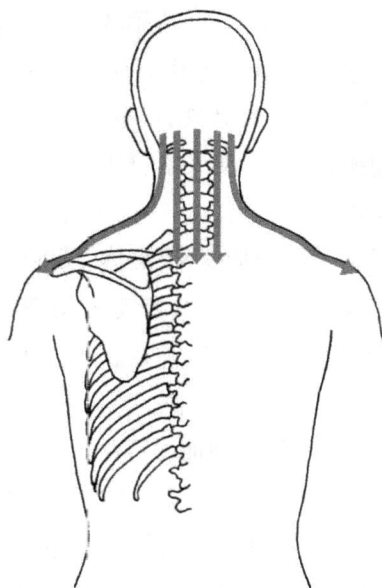

图 2-19　项五带

关、神门、足三里、三阴交。

（7）注意事项　必须双手操作,辅手扶持头部,以保证颈部安全。第1带特别在第7颈椎棘突处宜轻刮,以免伤及脊椎,特别是瘦弱患者、老年人、幼儿,因其脊椎棘突突出、娇嫩,更应十分注意运板力度;除幼儿外,可采用刮板厚角于两棘突间作点、挑、弹拨等手法。第4、第5带刮拭面尽量拉长,中途不可断板。

2. 肩胛环

（1）概述　肩胛环主治范围极广,为整体调节的主要刮拭部位之一,同项丛刮、骶丛刮、膻中刮、三脘刮、腹部五带刮等,组成整体疗法之核心。背部有膀胱经第1、第2侧线穴位,与人体五脏六腑及许多重要脏器相对应,有支配内脏与四肢的神经沿脊柱分布, 形成了内脏器官与体表皮肤区域之间的神经联系,一旦内脏器官有病时,可在相应部位出现某种病理征象,如疼痛、发红、脱屑、凹陷等,而给临床医生提供诊断参考,于此部位给予不同的运板技巧施治,临床证实疗效极佳。肩胛环区易于出痧,故有"痧岛"之称。此外,足太阳膀胱经是十四经中循行路线最长、穴位最多的经脉;单侧计67穴,左右两侧134穴,其中49穴分布在头面部、项部和背腰部之督脉经的两侧,能强心肺、健脾益胃、增进食欲、增强消化功能,主治极广,包括泌尿生殖系统、神经精神系统、呼吸系统、循环系统、消化系统疾病,骨关节疾病和热病,以及经脉所行部位之局部病证,因而肩胛环在整体疗法中占有极其重要的地位,治疗脏腑病、慢性病、难治性疾病都必刮肩胛环。若能与膻中刮、三脘刮、腹部五带刮等配合,则效果更佳。常行背、腰部保健刮,除防治上述疾病外,尚可加强背、腰部肌肉功能,防治背部疼痛、肋间神经痛及脊椎病变,使人体态优美。

（2）位置(图2-20)

① 纵五带:从大椎穴至筋缩穴为第1纵行带,两侧佗脊刮为第2、第3纵行带,两侧膀胱经第1侧线为第4、第5纵行带。

② 横八带:第1胸椎至第9胸椎之肋间隙,沿肋间隙自然生理弧度横向刮拭(视病情需要取带之多少,不拘于8带,临床一般取3带或4带即可)。

（3）主治　可治一切急、慢性疾病,脏腑病及部分疑难杂症。

① 呼吸系统:感冒、咽炎、慢性支气管炎、支气管哮喘、肺炎、阻塞性肺气肿、肺结核等。

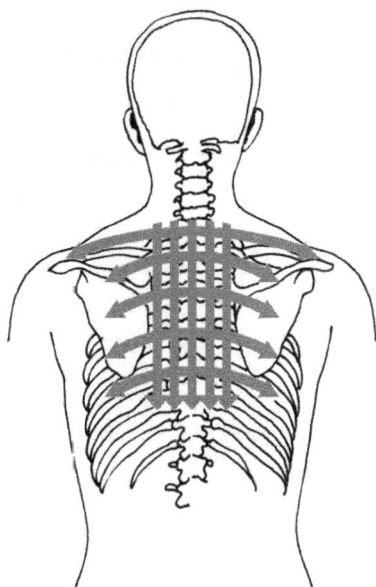

图 2-20　肩胛环

② 循环系统:风湿病、高血压病、心律失常、冠心病、心绞痛、心肌炎后遗症,以及预防心肌梗死。

③ 消化系统:胃炎、胃脘痛、呃逆、消化性溃疡、结肠炎、肝硬化(早期)、胰腺炎、消化不良、便秘、腹泻、肠炎。

④ 其他:腰背痛、肋间神经痛、关节炎、强直性脊柱炎、上肢病痛、肩周炎、阑尾炎、胆囊炎、胆石症、肠梗阻(早期)、尿路结石。

(4) 体位　取俯坐位或俯卧位(枕垫于胸下,两上肢置于枕前,头可侧向一方),要求自然放松而耐久。术者立于其侧。

(5) 运板技巧　刮纵五带时对第 1 带可点、按、挑第 7 颈椎至第 9 胸椎棘突间。余同佗脊刮。

(6) 配伍　作为整体疗法,统治一切慢性疾病,可加项丛刮、骶丛刮、膻中刮、天元刮、内关、足三里、三阴交、太冲;治慢性支气管炎、哮喘配肋隙刮、膻中刮、曲池、内关、足三里、丰隆、三阴交;治冠心病、心绞痛、心律失常加膻中刮、内关、灵神刮、足三里、太冲、太溪;治神经衰弱、失眠、多梦、围绝经期综合征配项丛刮、内关、神门、足三里、丰隆、三阴交、太冲。

（7）注意事项

① 肩胛环为整体疗法必刮之处。刮拭第 1 纵行带督脉(背部正中线)，刮到脊椎棘突及两棘突间时手法宜轻柔，具体视患者胖瘦而定，切不可施以蛮力，以免伤及脊椎。

② 第 2、第 3 纵行带应贴骨刮,如遇结节、明显压痛点,应重点刮拭,运板由轻逐渐加重。第 4、第 5 纵行带应尽量拉长,见痧即止,可于出痧多处配以拔罐,效果更佳。

③ 向两侧进行肋隙刮时,要求沿肋间隙自然弧度,由内向外刮拭,动作宜轻柔,刮拭面尽量拉长,一气呵成为好。

④ 背部为"痧岛",易出痧,刮时出痧先后不一,在沿途刮拭力量一致的情况下,先出痧的部位不必再刮,可在前后、左右部位补刮。

⑤ 背部刮痧兼有治病、保健、协诊三项用途,如心俞、肺俞等部位有敏感之压痛、凹陷、脱屑,出痧呈紫黑疱状,则可能患有心血管疾病或感冒、气管炎、咳嗽,或即将有心肺部不适。

⑥ 肩胛环设计纵五带、横八带,应视症情需要、患者耐受程度而定,不必拘泥于原有设计,如纵三带、横五带亦可。

3. 肩胛下环

（1）概述　土为万物之本,脾胃乃脏腑之本,有胃气则生,无胃气则死。脾胃在五行属土,位居中央,具有消化饮食、吸取营养、布散精气津液之功能,五脏六腑必须依赖脾胃的作用而获得营养,脾胃之强弱直接关系到其他脏腑功能,故称脾胃为脏腑之本。临床若遇多个脏腑同病,当先从调理脾胃为先机着手治疗,以收"中央健,四旁濡"之功效。胃主纳谷,脾主运化,饮食从口而入,归纳于胃,由脾胃予以消化吸收,脾将胃中腐熟的水谷精微转输全身,五脏之气盛衰与脾之健运密切相关,胃气即脾胃之气,人赖水谷精气而生存,水谷精微化生精、血、津液等皆从胃气产生,故胃气是供给人体营养物质的源泉,五脏六腑四肢百骸皆由此而滋养。人若胃气衰败,后天生化无源,则诸病丛生,甚至危及生命,胃气一败,百药难施,故胃气为养生之主也。历代医家临床辨证,均十分注重调理胃气,治病则需照顾胃气,因此"特种刮痧疗法"亦十分重视调理脾胃之气,肩胛下环即此意之延续。肩胛下环部位是脾胃之气输注之处,是治疗脾胃病的重要刮拭部位,肩胛下环具有补脾阳、益营气、助运化、除水湿、调中和胃、化食消滞、扶中补虚、消胀除满之功效。

(2) 位置(图 2-21)

① 纵三带:正中线(督脉经)自至阳穴起板刮至悬枢穴为第 1 纵行带,第 2、第 3 纵行带从双侧膈俞穴起板刮至双侧三焦俞穴处,视症情决定,亦可增刮膀胱经在背部的第 2 侧线诸穴(膈关至肓门)。

② 横六带:从第 7 胸椎至第 1 腰椎之肋间隙,沿肋间隙自然生理弧度横向刮拭。

(3) 主治 统治一切消化系统疾病,尤以脾胃、肝胆疾患为先。

① 脾胃虚弱、消化不良、脘腹胀满、嗳气泛酸、便秘、腹泻。

② 气血不足、心悸、气短、眩晕、失眠等症。

③ 胃及十二指肠溃疡病、慢性胃炎、慢性肠炎、慢性肝炎(属虚寒证者宜加灸法为好),证属脾胃虚弱、中气不足者(属虚寒证者宜加灸法为好),小儿疳积、消瘦、营养吸收障碍、脘腹胀满、呕吐、胸满、两胁胀痛、水肿、胆囊炎、胆石症。

④ 糖尿病诸症。

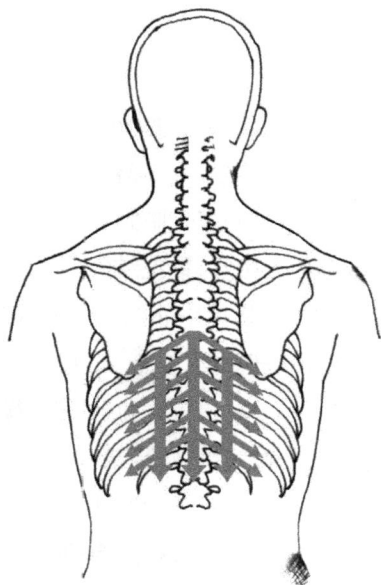

图 2-21 肩胛下环

（4）体位　俯卧位(枕垫于胸腹下)，要求自然放松,能耐久。术者立于其侧。

（5）运板技巧　纵三带之督脉经一带要求轻柔手法刮拭,其他各带可按平补平泻手法刮拭。若症情需要,督脉经一带可用刮板厚角点、按、挑刮诸棘突间。

（6）配伍　治慢性肝炎加支沟、阳陵泉、太冲;治急慢性腹泻加天枢、足三里、上巨虚;急性用平补平泻法或泻法,慢性宜用补法加灸;治疗胃炎加三脘刮、天元刮、曲池、内关、足三里、三阴交、太冲;便秘加支沟、阳陵泉、腹部五带刮、照海。

（7）注意事项

① 肩胛下环为防治消化系统疾病的必刮之处。

② 纵三带之督脉经一带要求以轻柔手法刮拭。

③ 其他各带可按平补平泻手法刮拭。

④ 若症情需要,督脉经一带可用刮板厚角作点、按、挑法刮诸棘突间。

⑤ 刮第1带(脊椎棘突)时手法宜轻柔。刮第2、第3带即膀胱经第1侧线应贴骨刮,运板宜由轻渐重;亦可采用复合性手法刮治。第4、第5带即膀胱经第2侧线刮拭面应尽量拉长,见痧即可,出痧处配以拔罐。从督脉向两侧方向进行刮拭时,贴脊椎棘突间起板,由内向外刮拭。

4. 佗脊刮

（1）概述　华佗夹脊穴出自《肘后方》,相传系汉朝、三国时期神医华佗所创,故名华佗夹脊穴。后经历代医家发挥,该穴临床治疗适应证广,效果佳,故移植于刮痧术中,唯运板技巧要求颇严。佗脊刮对调整人体阴阳平衡,增强机体免疫功能,提高抗病能力,具有明显的效果,刮之可使某些疾病不药而愈,因而系治疗全身慢性疾病必刮之处,临床可单独应用,亦可与肩胛环并用。佗脊刮对脊柱、腰部疾病(如腰椎间盘突出症)、第3腰椎横突综合征及自主神经功能紊乱和内脏病疗效较好。因为"脊柱"(督脉)与经络、神经、体液关系十分密切,以脊髓为枢纽形成了内脏器官与体表皮肤区域之间的神经传导联系,内脏器官一旦有病, 往往可在同一节段脊髓所支配的皮肤区域内出现某种异常现象,如压痛、凹陷、脱屑、红晕等。据此特点,临床常采取分段刮治。佗脊刮临床应用相当广泛,尤其对内脏疾病,具有与背俞穴相似的治疗功能。由于运板技巧要求严格,初学者尚难掌握,故需勤学苦练,方能达到桴鼓相应之功。要认清佗脊刮所取部位在脊椎两侧,其深层为脊神经所在之处,由于运板技巧之实施,促进血液、组织间液运行加快,进而使局部毛细血管破裂,形成血痂,谓之"痧",以其"自家溶血"现象(此乃一种持久的、良性的弱刺激),通过人体经络系统使机体产生继发性局部效应和整体调节效应,利于纠正人体病理状态,从而达到防病、治病之目的。

(2) 位置 自第 1 胸椎(亦可从颈夹脊刮起)起至第 5 腰椎棘突下旁开 0.5 寸,单侧计 17 穴,左右共 34 穴,加上颈夹脊一侧 7 穴,两侧 14 穴,总共 48 穴。(图 2-22)

(3) 主治 感冒、咳嗽、哮喘、中暑、高血压病、卒中、虚劳、呕吐、腹痛、腹泻、遗尿、尿频、痛经、月经不调、带下、五官科疾病、肋间神经痛、带状疱疹、自

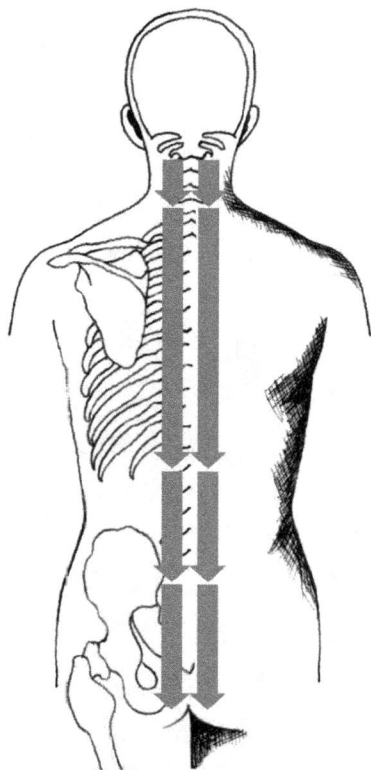

图 2-22 佗脊刮

主神经功能紊乱、失眠、腰扭伤、腰椎病、腰腿痛、腰椎间盘突出症、颈椎病、肩周炎、截瘫、肢端感觉异常等。

(4) 体位　俯卧位,要求体位端正、舒适而使肌肉放松,可于胸部垫一枕头,两臂微屈置于枕前,头微偏向一侧。

(5) 运板技巧

① 佗脊刮用刮板薄面前 1/3 或后 1/3 处,以轻柔手法刮督脉 (棘突)一行,瘦人宜用厚面刮拭,胖人可稍重刮拭。

② 用刮板薄面前 1/3 或后 1/3 处贴骨刮(沿棘突、横突边缘),左右各刮一行,此时宜用平补平泻手法作点、按、揉刮法施治。

③ 用刮板薄面以平补平泻手法刮足太阳膀胱经第 1、第 2 侧线。

④ 用刮板厚角沿两棘突间,由上而下一节一节地作螺旋式刮拭。

⑤ 沿脊柱两侧,以腕力从上向下作来回摆动状弹拨,此时患者有较强的酸胀、酸痛感,同时术者可听到"噗噗"声,及手下似有一根黏而韧之筋在随板跳动,亦可称之"理筋法"。该法刺激极强,应视病情、患者体质、耐受程度而随时调整刺激量。应避免轻浮刮法。

(6) 配伍

① 分段配穴法及其适应证(表 2-1)。

表 2-1　分段配穴法及其适应证

夹脊	适　应　证
C_{1-3}	脑部、延髓疾病
C_{4-7}	心、肺、食管、气管、甲状腺、咽喉部疾病及颈椎、上肢疾病
T_{1-5}	心、肺、上背部疾病
T_{6-8}	肝、胆、脾疾病
T_{9-12}	肾、肾上腺、胰、胃、大小肠疾病
L_{1-3}	大肠、膀胱、生殖器、股神经疾病
L_{4-5}	坐骨神经痛、下腰部软组织劳损

注　C:颈椎,T:胸椎,L:腰椎

② 从整体调节内脏功能:疾病部位及对应节段(表 2-2)。

(7) 注意事项

① 佗脊刮属重手法范畴,运板应轻柔,逐渐加压,切不可施以蛮力,刮颈夹脊时更应注意,不可用力过重。

表 2-2　疾病部位及取穴

疾病部位	取穴
循环系统、呼吸系统	夹脊 C_{6-7}，T_{1-5}
肝、脾、消化系统	夹脊 T_{1-12}
泌尿系统、生殖系统	夹脊 T_{1-12}，L_{1-3}

注　C：颈椎，T：胸椎，L：腰椎

② 佗脊刮应尽量拉长刮，有阳性物则应加用弹拨法，一般先施以平补平泻手法刮之。

③ 佗脊刮视患者症情及出痧情况配以拔罐，可增强临床疗效。

第五节　腰骶部刮痧法

1. 培元刮

(1) 概述　腰者，肾之府，腰部为肾之外府，为肾脏之精气所灌注之域，一旦肾气不足，则风、寒、湿、热诸邪乘虚侵入而致病。通过对腰部命门、肾俞等穴位刮拭，可培补真元、补益肾气、固精止带、温肾壮阳、疏经和血、强壮腰脊、明目聪耳。五脏之真，惟肾为根，因元气根于肾，由肾中精气所化生，历经三焦，而布达五脏。肾为先天之本，主藏先天、后天之精；命门乃元气之根、生命之门、五脏之本，对人体各脏腑组织起着滋养、推动作用，是人体生命活动之原动力。

(2) 位置　正中线起板于督脉脊中穴(第 11 胸椎棘突下)，向下刮至腰阳关(第 4 腰椎棘突下)；督脉左右旁开 1.5 寸处即膀胱经第 1 侧线，从胃俞刮至大肠俞，亦可增刮膀胱经背部第 2 侧线，从胃仓穴刮至与腰阳关平(左、右相同)；以脊柱为界向两侧刮，从内向外刮至膀胱经第 2 侧线处(左、右相同)，即纵三带、横六带(图 2-23)。

(3) 主治　坐骨神经痛、腰痛、腰肌劳损、遗尿、遗精、阳痿、月经不调、带下、下肢瘫痪、头痛、耳鸣、神经衰弱、慢性肠炎、哮喘、耳聋。

(4) 体位　俯卧位，腹下垫枕，自然放松腰骶部。

(5) 运板技巧

① 用刮板薄面前 1/3 或后 1/3 处，以轻柔手法刮督脉(棘突)一行，体瘦

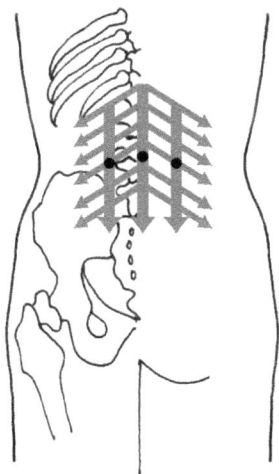

图 2-23　培元刮

者宜用厚角刮拭两棘突间。

②用刮板薄面前 1/3 或后 1/3 处贴骨(横突边缘)刮拭膀胱经第 1 侧线(左右各刮一行),宜用平补平泻手法作点、按、揉刮法施治。

③用刮板薄面以平补平泻手法刮膀胱经第 2 侧线(左右同)。

④用刮板厚角沿棘突间由上而下作按、挑刮拭。酌情选用弹拨法。

(6) 配伍　治全身慢性病配项丛刮、肩胛环、骶丛刮、膻中刮、天元刮;治泌尿生殖系统疾病配骶丛刮、血海、三阴交、太溪、天元刮;治腰腿痛配委中三带、阳陵泉、悬钟、昆仑。

(7) 注意事项　刮第 1 带督脉(脊椎棘突)时手法宜轻柔。刮第 2、第 3 带即膀胱经第 1 侧线应贴骨刮,运板宜由轻渐重,采用复合性手法刮治。第 4、第 5 带即膀胱经第 2 侧线刮拭面应尽量拉长,见痧即可,出痧处配以拔罐。从督脉向两侧方向进行刮拭时,贴脊椎棘突间起板,由内向外刮拭。辅以双侧志室,其效更佳,志室乃精宫,素为治疗男性疾病之要穴。

2. 骶丛刮

(1) 概述　骶丛刮主要作用于尾骶部及八髎穴,其深处为副交感神经骶髓中枢,该部皮肤及其肌层对刮板之刺激十分敏感。刮治过程中,患者有提肛感,小腹部有一种紧缩感,局部被刮皮肤非痛非痒,其酸胀感为一般患者所难以耐受,运板技巧娴熟者,可使此感应向四周或向会阴部传导。刮拭该部,可防治多系统疾病,尤其对泌尿生殖系统疾病效佳。同时刺激该部尚有向心性传导作用,可作用于脑,配项丛刮,可防治脑部疾病,为整体疗法必刮部位之一。骶丛刮与其他几组刮法共同组成"中轴"刮痧法,为临床防治慢性病、疑难杂症打下坚实的基础,给予整个机体以良性调节,使某些疾病不药而愈。"中轴"刮痧法系指以任督二脉、佗脊刮、膀胱经第1侧线为中心,配以腹募穴及四肢肘、膝关节以下要穴,可为刮痧入门之作,它包括项丛刮、项三带、肩胛环、培元刮、膻中刮、三脘刮、天元刮、骶丛刮。我们根据大量临床实践经验分析,"中轴"刮痧术对内脏疾病和其他器官组织疾病之所以有效,是由于神经-体液调节系统的效应。该刮法操作简单,易学易会,无需背熟大量穴位,只须按图索骥,稍加练习运板技巧,便可取得理想的临床治疗效果。

(2) 位置 骶丛刮以足太阳膀胱经之八髎穴为主要组成部位,起板于督脉经之长强穴,向左、右斜上方刮拭,沿下髎、中髎、次髎、上髎进行倒刮拭,刮成倒"八"字形,其后将其余部分填满,使痧痕呈倒三角形为佳。(图2-24)

(3) 主治 骶丛刮主治范围较广,配合项丛刮、佗脊刮,其治疗效果迅捷,具有补虚、健身、延缓衰老(性腺功能加强)作用。可治疗急慢性肾炎、前列腺炎、尿路感染、遗尿、尿路结石、盆腔炎、小便不利、子宫下垂、阴部及肛门瘙痒、痛经、月经不调、带下、不孕症、阳痿、遗精、早泄;腹胀、肠鸣、泄泻、慢性结肠

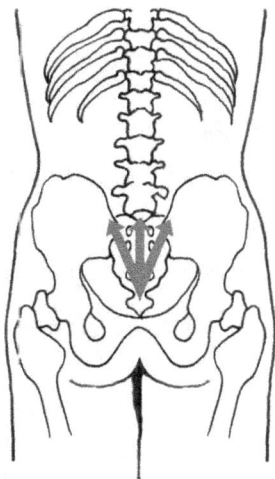

图2-24 骶丛刮

炎、便血、痔疮、脱肛、神经衰弱、围绝经期综合征;强直性脊柱炎、腰膝冷痛、腰骶痛、腰肌劳损、半身不遂、痹证、痿证、小儿麻痹后遗症、坐骨神经痛、下肢麻木等;对带下治疗有独特效果。

(4) 体位　俯卧位,腹下垫一枕头,放松腰骶部。术者立于其一侧。

(5) 运板技巧　骶丛刮运板要求比其他几组刮法更强调运板技巧,否则其临床疗效相差甚远。首先了解骶骨情况,先找准"十七椎下"(即第5腰椎下)的椎间隙,空间较一般宽大,下面即骶骨,进而用双手按摸骶骨,了解其外缘轮廓。寻找八髎穴(骶后孔)的确切位置。起板于长强穴之稍上方、尾骨略下方,落板稍轻斜向左右两侧刮之,约呈45°倒刮之,板的压力逐渐加重,最好在骶后孔中作短暂停留,行点、按手法为佳。行骶丛刮时,术者手下有沿途凹凸不平感,同时感知患者骶部肌群收缩,患者有酸、胀、痛、痒感,伴有收腹、提肛缩阴感,有此板感者临床疗效极佳。因骶骨部敏感性较其他部位为甚,瘦人皮下肌肉不丰者,运板宜用轻中度力为好,切不可刮破皮肤。

(6) 配伍　治下肢病(麻、痛、瘫痪等)、坐骨神经痛加肾俞、委中三带、阳陵泉、悬钟、昆仑;治神经衰弱、围绝经期综合征加项丛刮、内关、神门、足三里、三阴交;治不育症加天元刮、培元刮、足三里、三阴交、太溪;治痔疮、脱肛等加四神延、二白、承山、关元、膻中刮。

(7) 注意事项

① 体瘦者、年老体弱、久病体虚者宜以轻手法刮拭,不宜强调板感,宜缓图之。

② 注意配伍得当,可发挥协调作用,临床上常能收到意想不到的效果。

③ 术者平时应多在自身体验板感及运板位置,临证时方能为患者所接受,从而达到理想的治疗效果。

④ 对慢性过敏性结肠炎有一定疗效,若能配合药饼灸或维生素C注射液作骶部水针治疗,则效果更佳。此乃华师数十年之临床经验。

3. 骶髂刮

(1) 概述　骶髂刮为治疗下腰痛、坐骨神经痛、强直性脊柱炎之髋关节活动受限、下肢痛的主要刮拭部位,若配合骶丛刮、委中三带,则疗效较佳。

(2) 位置　沿骶骨上缘之骨缝处,向髂后上棘内侧边缘刮至髂前上棘,达腹股沟处。(图2-25)

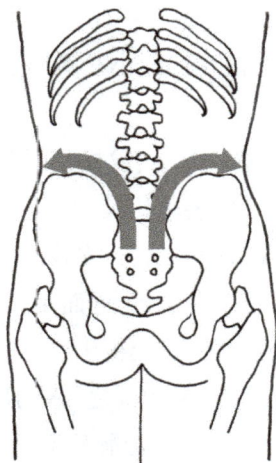

图 2-25　骶髂刮

（3）主治　强直性脊柱炎、髋关节活动障碍、坐骨神经痛、竖脊肌及下腰部软组织劳损、臀筋膜炎、腓肠肌痉挛及下肢痛、内收肌劳损等。

（4）体位　俯卧位，腹下垫一枕头，全身放松。术者立于其一侧。

（5）运板技巧　首先摸清骶骨位置，从骶骨上缘骨缝，以刮板厚角向斜上方刮拭至髂后上棘内侧边缘，沿髂嵴至髂前上棘，再向内下方至腹股沟耻骨联合处刮拭之。

（6）配伍　治坐骨神经痛、卒中后遗症加肾俞、环跳、委中三带、阳陵泉、悬钟、昆仑；治强直性脊柱炎可加佗脊刮、外关、养老、阳陵泉、委中三带、悬钟、昆仑。

（7）注意事项　首先摸准髂后上棘内侧边缘至骶骨上缘骨缝。以刮板厚角，从下向上沿骨缝先轻后稍重刮之，切不可伤及局部皮肤，见痧即止。宜用平补平泻手法结合点、按、弹拨法刮之为好。

第六节　上肢部刮痧法

1. 肩前带、肩后带

（1）概述　肩前带、肩后带为治疗肩周炎必刮之处，特别对肩关节活动障碍者治疗尤为重要,临床对改善肩关节活动度效佳。

(2) 位置　肩前带由肩峰处起板沿肩关节前内缘刮至腋前纹头顶端(图2-26)。肩后带起板于锁骨肩峰端(巨骨穴)直下经臑俞穴至肩贞穴向下刮至腋后纹头(图2-27)。

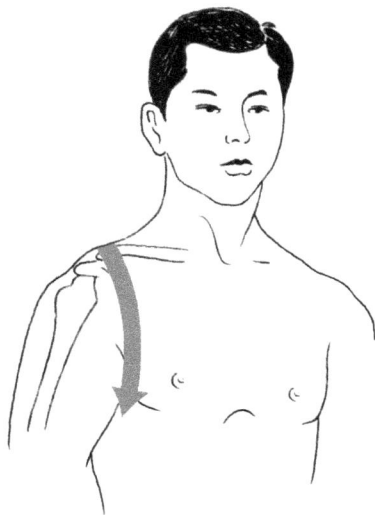

图 2-26　肩前带

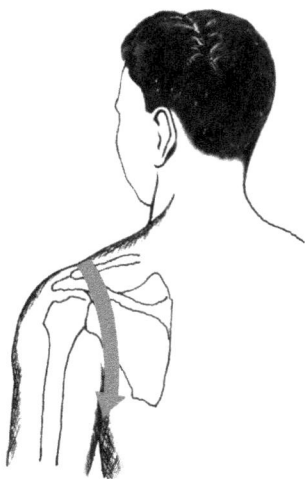

图 2-27　肩后带

（3）主治 肩臂痛、肩关节周围炎、上肢无力、卒中偏瘫、肩关节软组织疾病等。

（4）体位 坐位。

（5）运板技巧 用刮板薄面前1/3处由肩峰处起板，沿肩前向下刮至腋前纹头。此时刮板的着力面应向肩部着力刮拭，再用刮板薄面前1/3处由巨骨穴处起板沿臑俞穴、肩贞穴直下刮至腋后纹头。此时刮板的着力面向脊柱方向用力刮拭，若不按这两个方向刮拭，其效减半。一般用泻法刮拭。

（6）配伍 治肩周炎、落枕可加项三带或项五带、曲池、外关、合谷及对侧阳陵泉压痛点以弹拨法刮之；治卒中后遗症加项丛刮、项三带、曲池、外关、合谷、阳陵泉、足三里、悬钟、昆仑、太冲、太溪。

（7）注意事项 肩前带、肩后带均需沿肩锁关节自然弧度刮拭，注意刮板两个着力方向之不同。刮后视痧痕加罐，亦可于肩井处拔罐。治疗时，一边刮拭一边活动患肢；找到痛点加强刮之，在此处拔罐，疗效尤佳。

2. 肘窝刮

（1）概述 为民间拍打肘窝、腘窝退热治咳喘之法的发展。今在肘窝处施用刮痧法，临床疗效较佳。

（2）位置 以肘窝部三穴（尺泽、曲泽、少海）为中心，起板于该三穴上10厘米处，止板于该三穴下10厘米，亦可拉长刮至腕部。（图2-28）

（3）主治 发热、心悸、胸闷、哮喘、咳嗽、咽炎、扁桃体炎、肩周炎、网球肘、皮肤病或皮肤瘙痒、荨麻疹、湿疹、疔疮。

（4）体位 坐位或仰卧位，手心向上。

（5）运板技巧 以上述三穴为中心，由上而下刮拭，呈川字形三带状，刮拭面可尽量拉长，见痧为度。亦可用虚掌拍打法，由轻渐重，现痧即止，刮此三带，运腕要求颇高，刮至肘窝正中时均有一个刮板上扬之势。

（6）配伍 治疗疮配大椎（拔罐）、灵台、身柱、曲池、外关、合谷；治皮肤病配曲池、大椎、肩胛环、血海、足三里、三阴交、太冲。

（7）注意事项 该部皮肤娇嫩，以平补平泻手法刮之为宜，见痧即可，不宜以重手法刮治。

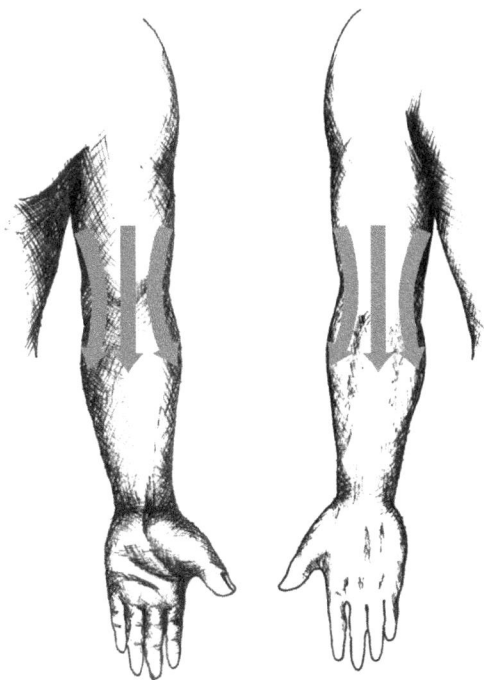

图 2-28　肘窝刮

第七节　下肢部刮痧法

1. 委中三带

（1）概述　委中三带系由足太阳膀胱经之委中、委阳穴和足少阴肾经之阴谷穴为主穴组成，其治疗范围很广，有凉血泻热、舒筋通络、祛风湿、利腰膝、通三焦、止吐泻、疏水道、利膀胱、益肾壮腰之功效，为骨伤科疾病必刮之处。古人对委中一穴十分重视，"四总穴歌"有"腰背委中求"之说。委中主治腰背痛早在《内经》中就有很多记载，《素问》曰："足太阳脉，令人腰痛，引项脊尻臀如重状，刺其郄中（委中）……"；《铜人腧穴针灸图经》："委中，治腰挟脊沉沉然，遗溺，腰重，不能举体，风痹，髀枢痛可出血，痼疾皆愈。"《丹溪心法》："腰曲不得伸，针委中出血立愈。"《席弘赋》："委中专治腰间痛。"《灵光赋》："五般腰痛委中安。"综上文献资料,其治疗原理主要是"经之所过,病之所在"之理,体现了循经取穴之原则。可见委中治腰背痛之功效,几千年来古人早有公认。

(2)位置 双下肢腘窝部,第1带为腘窝横纹中央委中穴上、下10厘米处;第2带在腘窝外侧两筋凹陷中委阳穴上、下10厘米处;第3带在腘窝内侧凹陷中阴谷穴上、下10厘米处(向下亦可尽量拉长刮)。(图2-29)

(3)主治 中暑、急性胃肠炎、卒中昏迷、半身不遂、皮肤病、湿疹、阴部瘙痒、乳痛、热病汗不出、遗溺、小便不利、虚汗盗汗、崩漏、带下、阴道炎、疝气、腰背痛、下肢屈伸不利、坐骨神经痛、膝关节炎、骨折石膏固定后关节功能障碍、下肢瘫痪、腓肠肌痉挛。

(4)体位 俯卧位,双下肢自然伸直放松。术者立于其一侧。

(5)运板技巧 委中穴处(中间带)宜以轻柔手法刮拭,视病情需要渐加压力,一旦出现紫黑痧疱即停刮拭。两侧带宜用刮板厚角行点、按、揉、刮之复合手法,出痧不及中间带多。三带均需尽量拉长刮拭。遇下肢静脉曲张、下肢浮肿者,慎刮。刮治时腘窝尽量平直,若有弯曲,易损伤局部皮肤乃至使血管受损,可用辅手置于膝盖前轻托之,此处运板颇同肘窝刮,注重运腕技巧。

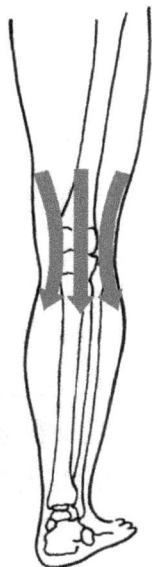

图2-29 委中三带

（6）配伍　腰腿痛、下肢瘫痪、小儿麻痹后遗症加肾俞、骶丛刮、环跳、阳陵泉、悬钟、昆仑、三阴交；治卒中配曲池、外关、合谷、足三里、太冲；治中暑配肩胛环、膻中刮、肘窝刮、曲池、内关、外关、足三里、太冲。

（7）注意事项　必要时委中三带可以泻法刮治。一般两侧带以平补平泻手法刮拭。遇下肢静脉曲张，应采取轻手法倒刮；遇腰腿病可行点、按、挑手法进行治疗，配合拔罐效果更佳。年老体弱、幼儿、关节畸形者，宜以轻手法刮治。该部极易出痧，若见紫黑痧疱应立即停刮。该部皮肤娇嫩，刮时应视具体情况而定，尤其妇孺更应注意，运板宜轻柔。

2. 犊鼻一点四向挑（挑膝眼）

（1）概述　该法主治膝关节病，并为挑法教学之重点，具有舒筋通络、滑利关节的作用，是改善膝关节活动度的主要方法之一。

（2）位置　在膝部，屈膝时，当髌骨缘髌韧带之内、外侧凹陷中。其外侧为犊鼻，内侧为内膝眼。（图2-30）

（3）主治　治疗膝关节病之要法，具有通经活血、疏风散寒、消肿止痛之功效，经常刮拭能改善老年人关节活动度。可治疗膝关节炎、下肢骨折经石膏固定后的关节强直及功能障碍、膝关节劳损、膝关节外伤、膝关节骨质增生、膝部肿痛、脚气病、下肢麻痹。

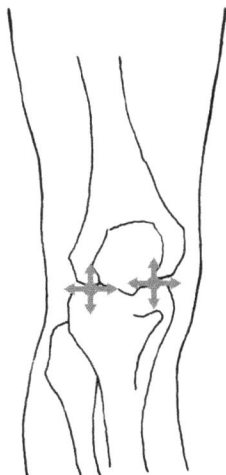

图2-30　犊鼻一点四向挑

（4）体位　坐位或仰卧位屈膝取之。

（5）运板技巧

① 以刮板厚角行点、按、挑式运板，由内向外朝四个方向进行刮拭，谓之一点四向挑。

② 运板时，以腕部发力，用点、按方式使局部深陷，再用手指导向，从内向外每个方向各挑刮 30 次，或根据出痧情况决定刮拭次数，痧出为佳。

③ 膝关节结构复杂，病情轻重不一，运板时应先轻后重，术手要求轻灵，辅手要作好膝部固定，以利施治，而不致伤及关节。

（6）配伍　膝关节及下肢诸病均应配骶丛刮；治膝关节炎、膝部肿痛、骨折后关节功能恢复，加梁丘、委中三带、阳陵泉、阴陵泉、悬钟、昆仑（最好采用膝病八步赶蟾刮）。

（7）注意事项

① 膝关节结构复杂，病变较多，临床症状大多以疼痛和功能障碍为共同特点，很难一时明确诊断，故应慎重，避免误诊，应排除类风湿关节炎、骨肿瘤等。

② 刮拭手法应先轻后重，根据出痧情况而定刮拭次数，切不可施以蛮力，以防伤及关节。

③ 对年老体弱、关节畸形、肌肉萎缩者，宜采用补法或平补平泻手法；或辅以温灸治疗。

④ 膝关节腔积液者，不作本法刮拭，可选取骶丛刮、踝周刮、弹拨金门、足弓刮等施治，待积液消失，视病情需要而定挑治与否。

3. 挑鹤顶

（1）概述　该法为治疗膝关节肿痛、上下楼梯疼痛等膝关节疾病之辅穴。

（2）位置　在膝部髌骨上缘中央凹陷中。（图 2-31）

（3）主治　膝关节肿痛、下肢瘫痪、两腿无力。

（4）体位　坐位或卧位均可。

（5）运板技巧　用刮板厚角，要求同犊鼻一点四向挑。

（6）配伍　治膝关节病加膝眼、膝周穴、阳陵泉。

（7）注意事项　同犊鼻一点四向挑法。

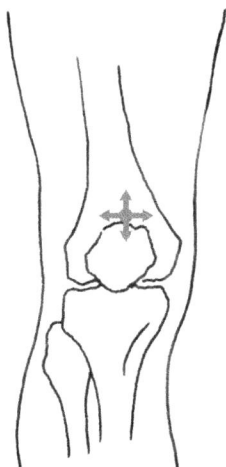

图 2-31　挑鹤顶

4. 髌周刮

（1）概述　本法为治疗膝关节病之重要辅助刮拭法,可改善膝关节屈伸功能。

（2）位置　沿髌骨边缘刮拭一圈(图 2-32)。

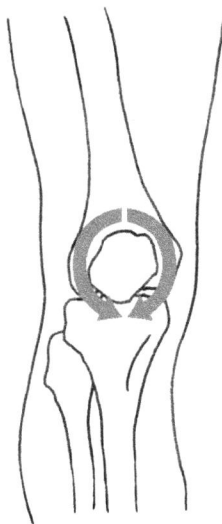

图 2-32　髌周刮

（3）主治 膝关节屈伸障碍,膝部肿痛,鹤膝风,两腿无力,半蹲、起跳落地、上下楼梯膝部疼痛及活动障碍。

（4）体位 坐位或卧位,呈 45°屈膝。

（5）运板技巧 先顺时针进行刮拭,再逆时针进行刮拭,以刮板厚角沿髌骨外周作环状刮拭。若遇有阻碍感,可行点、按、揉手法,以期散瘀消肿,滑利关节。该法特别注重辅手之应用,辅手固定髌骨,减少滑动,利于刮治。初学者,可用板之凹槽置于髌骨缘刮之。

（6）配伍 治膝部诸病可加骶丛刮、委中三带、挑膝眼、阳陵泉、阴陵泉、悬钟、弹拨金门等。

（7）注意事项 手法以平补平泻为妥,不强求出痧。遇有关节积液者应禁刮。

5. 膝病八步赶蟾刮

（1）概述 该法为统治膝关节病之主要刮拭方法,系 1999 年访韩讲学临证之总结,包括 8 个部位的刮拭,其适应证较广,临床疗效较好。

（2）位置(图 2-33)。

① 骶丛刮(见前述)。

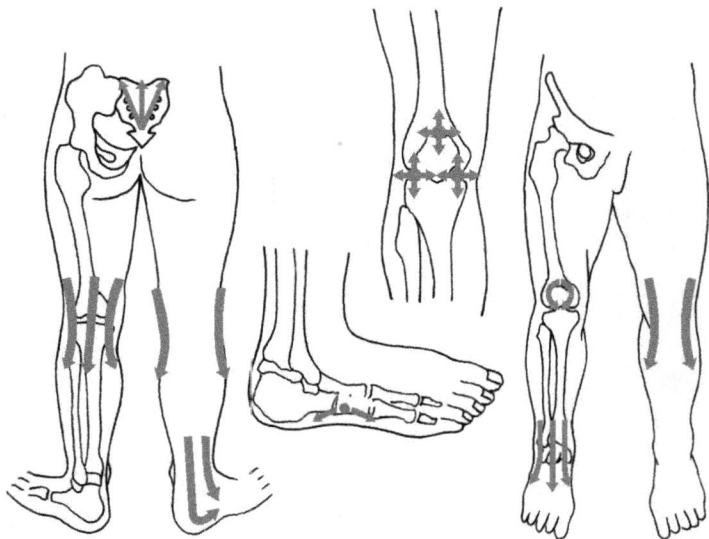

图 2-33 膝病八步赶蟾刮

② 膝内侧带,即血海→曲泉→阴陵泉;膝外侧带,即中渎→膝阳关→阳陵泉。为治膝病之特效穴、区、带之一。

③ 髌周刮(见前述)。

④ 犊鼻一点四向挑(见前述,内、外膝眼均刮)。

⑤ 挑鹤顶(见前述)。

⑥ 委中三带(见前述)。

⑦ 踝周刮(见后述)。

⑧ 弹拨金门(见后述)。

(3) 主治 膝部外伤、膝关节周围软组织劳损、膝关节炎、膝关节痛、股四头肌萎缩、半月板损伤、下肢瘫痪、骨折石膏固定后关节功能障碍、腰腿痛、坐骨神经痛、下肢麻痹、卒中后遗症、鹤膝风。

(4) 体位 仰卧位,患者屈膝,膝下垫枕使膝关节微屈放松,利于刮拭。

(5) 运板技巧

① 刮拭过程中注意压痛点,亦可先行于膝关节周围寻找压痛点或敏感点(多见于髌骨内下角、内外侧副韧带的起止点等处),行先轻后重之点、按、揉手法进行刮拭, 视出痧情况再加拔罐, 效更佳。

② 运板要求贴骨刮,刮拭面尽量拉长,先轻后重进行刮拭。

③ 配合提髌法可增效, 即以五指尖握住髌骨周围轻轻向上提拉五六次;再配合摇踝,即辅手托足踝,术手握足趾跟部进行顺、逆时针环状摇摆。

(6) 配伍 为提高疗效,可加刮肾俞、关元、足三里、三阴交,并配合功能锻炼。

(7) 注意事项 挑刮手法宜轻柔,不可施以蛮力及强行出痧。膝关节病变较多,且临床症状常很相似,故应慎重,治疗前需排除类风湿关节炎、骨折等,治疗后嘱患者注意保暖及进行功能锻炼。

6. 踝周刮

(1) 概述 踝部有足三阴、足三阳经循行,"经络所过,主治所及",对治疗腰痛,膝、踝部病疗效颇佳。踝周刮对踝关节周围病痛有一定的疗效。踝关节扭伤临床较为常见,多因步履不慎使韧带受到损伤所致,踝部明显肿痛,步履艰难,皮下青紫,此时应排除有无骨折,在无骨折的前提下可行刮痧治疗,效果甚佳。若有骨折,待处理后按一定的方式刮之,有消肿止痛之功效。

(2) 位置 由足三阴经、足三阳经及经外奇穴在踝关节周围的 18 个穴组成。从踝上悬钟、三阴交处起板,向下刮至足背、足跟一周处。(图 2-34)

(3) 主治 主要治疗踝部扭伤、踝关节周围软组织疾病、足下垂、足跟痛、膝踝关节及周围软组织劳损、骨折石膏固定后关节功能恢复及消瘀化肿、坐骨神经痛、下肢瘫痪、痛风、头痛、眩晕、神经衰弱、肠炎、腹胀、便秘、消化不良、小便不利、月经不调、带下。

(4) 体位 坐位、卧位均可。

(5) 运板技巧 一般以平补平泻手法刮拭。刮至内、外踝处,均需沿踝部周围刮拭,尤以踝下部至足跟为重点。足背应以轻手法刮拭,以免伤及皮肤和血管。

(6) 配伍 治下肢疾病可加骶丛刮、膝病八步赶蟾刮。

(7) 注意事项

① 踝部及足背部极易扭、挫伤,必须在明确诊断、无骨折时方可行轻手法刮治。

② 如遇关节肿胀,必须倒刮,即由下向上刮。

③ 踝关节功能障碍施治时,可配合被动活动,术者辅手托足跟,术手一把抓住足趾部稍稍用力作屈、伸、摇摆、转圈活动,先慢后快。再辅以双手擦足至膝下,以踝周为重点。

④ 足背部肌肉少,刮治时宜用轻手法,防止伤及血管、肌腱。

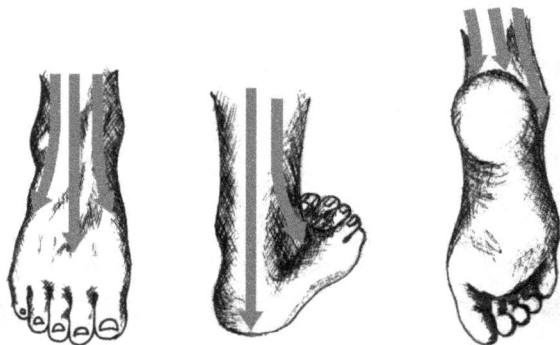

图 2-34 踝周刮

7. 足弓刮

(1) 概述 由于受足部反射区启发,将足弓刮应用于骨关节系统疾病的治疗,可提高刮痧治疗效果。

(2) 位置 足大趾本节后,沿足弓内缘刮至足跟前缘(距骨后端)。(图2-35)

(3) 主治 身重骨痛、腰背痛、腰肌劳损、坐骨神经痛、足跗肿、胃脘痛、腹胀、呕吐、消化不良、便秘。

(4) 体位 坐位或仰卧位。

(5) 运板技巧 术者辅手握患者足背处以作固定,术手握板,用刮板厚角作按刮,从足趾向足跟方向刮拭,以平补平泻手法为宜。若遇结节、压痛,施以由轻渐重手法,刮至结节消失,其症大减。

(6) 配伍 治骨关节病配肾俞、骶丛刮、阳陵泉、委中三带、悬钟、昆仑;治消化系统疾病配天枢、足三里、三阴交、太冲;治妇科疾病配骶丛刮、血海、阴陵泉、三阴交。

(7) 注意事项 沿赤白肉际贴骨刮,以足弓下缘为重点刮拭区,足背处宜以轻手法刮之。膝关节病配合足外侧膝反射区(金门穴)作弹拨手法刮治,可提高疗效。

8. 弹拨金门

(1) 概述 本法同足部按摩之膝反射区,临床除配合治脑病外,尚可配合

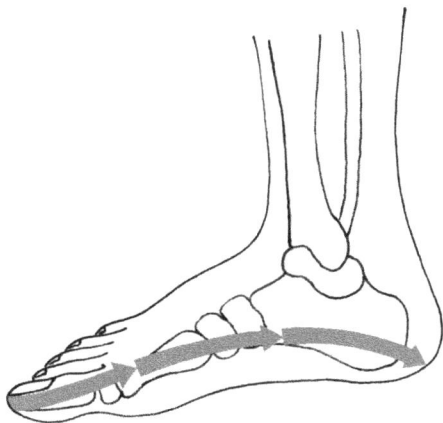

图2-35 足弓刮

治癫痫等证。

（2）位置　在足外踝下 1 寸,双脚外侧弓上凹陷处呈半月形区域。(图 2-36)

（3）主治　膝关节炎、膝关节痛、膝部受伤、腿膝酸痛麻木、外踝痛、小腹痛、眩晕、癫痫、小儿惊厥。

（4）体位　仰卧位或坐位。

（5）运板技巧　用刮板厚角于半月形区域内先找痛点作点、按法,先轻后重,继而用刮板厚角环绕半月形周边作来回拨动法刮之。先轻后重,因该处较为敏感,切不可施蛮力,需双手配合操作,以辅手固定足背,术手施治。

（6）配伍　治脑部疾病配项丛刮;治腰膝疾病配膝病八步赶蟾刮。

9. 敲足趾

（1）概述　本法利用反射刺激法,为上病下治,临床应用于治疗脑部疾患。

（2）位置　在足趾尖端,距趾甲角 0.1 寸处,两侧共 10 个刺激点。(图 2-37)

（3）主治　头痛,头晕,失眠,鼻窦炎,急、慢性鼻炎。酌加刮项丛刮、项三带,其效更佳。此法亦为治疗脑部疾病常用法之一,可治疗脑梗死、卒中后遗症、帕金森病、脑震荡后遗症、神经衰弱、阿尔茨海默病、足趾痛、足部冻疮、足背肿痛等。

（4）体位　仰卧位或坐位,全身自然放松,闭目入静待诊。

（5）运板技巧　术者辅手扶持受术者足趾尖部以作固定,术手拇指、示指、中指三指捏板,环指、小指托附于板下。以腕部发力,指部着力,用刮板厚角于趾尖部敲击,每趾 30 次。

（6）配伍　治脑部疾病配项丛刮;治下肢疾病配骶丛刮。

（7）注意事项

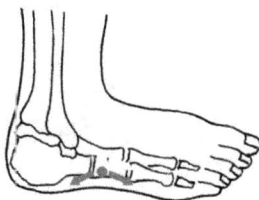

图 2-36　弹拨金门

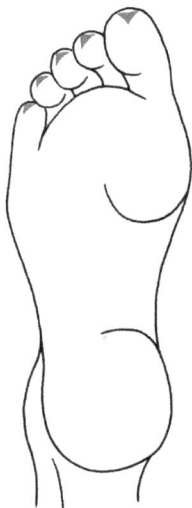

图 2-37　敲足趾

① 双手配合操作,辅手起固定足趾作用,术手施治。

② 每板均需敲于足尖上,不可敲于趾甲处。

③ 手法轻重视患者耐受程度而定,应先轻后重,切不可施以蛮力。

本节下肢部刮法,很大一部分类似足部按摩,但所使用的牛角刮痧板代替手指操作,其优点是受术者足部感觉好,施术者省力、省时,刺激量便于掌握,且刺激量强度大,阳刚之性更胜一筹,但施术者必须牢记"刚柔相济,以柔达刚",掌握一定的度。

小结

按"特种刮痧疗法"进行操作,在刮板的挤压、按摩刺激下,将阻经滞络的病原以出痧的形式呈现于体表,通过自家溶血现象,从而促进和调整了经气之运行,进而迅速解除经络、气血之瘀滞。在刮板的挤压、按摩、弹拨的机械性刺激的作用下,松解了局部组织之粘连,亦可使部分脱位之小关节回纳(弹拨佗脊),缓解了筋脉、肌肉的痉挛,消除神经、血管的压迫症状,从而达到活血化瘀、缓急镇痛、消炎、消肿之作用。"特种刮痧疗法"既能治疗局部病痛,亦能治疗多系统的部分病症,在预防、治疗、康复刮痧过程中还能增强患者体质,这是刮痧经久不衰之关键所在。

第三章
刮痧疗法基础理论

学医之道,不可不明乎经络,不明脏腑经络,开口动手便错。业医不明脏腑,则病原难辨,何以为疗疾之本?

五脏者,所以藏精、神、血、气、魂魄者也。

人之一身,内而五脏六腑,外而四体百骸,表里相应,脉络相通。

"经络者之所以决生死、处百病、调虚实,不可不通"。气血流通即是补,气血流通病自已。

"宁失其穴,勿失其经",刮痧乃穴、区、带之效应。刮拭面尽量拉长是关键。

第一节　脏腑学说略述

1. 脏腑的概念

中医学将人体内脏分为脏和腑两类。所谓"脏",指"藏精气而不泻"的脏器,包括肺、心、肝、脾、肾五脏(心之外又加"心包",合为六脏);所谓"腑",指"传化物而不藏"的脏器,包括胆、胃、大肠、小肠、三焦(三焦,原指水液的通路)、膀胱六腑。"传化物",意指传递变化着的饮食物以通于外,因而说"腑"是"泻而不藏""实而不能满",属阳;"藏精气",意指贮藏精微物质而主于内,因而说"脏"是"藏而不泻""满而不能实",属阴。脏之在胸内者有肺、心及心包,联系于手三阴经;在腹内者有肝、脾、肾,联系于足三阴经;六腑则联系于手足三阳经。此外,还有一些特殊脏器称为"奇恒之府",包括脑、胞宫等。

2. 脏腑的部位及功能

（1）肺　肺位于胸腔，左右各一。肺在脏腑中的位置最高，故称"华盖"，或"五脏六腑之盖"。肺的主要生理功能是主气，司呼吸，主宣发和肃降，通调水道，推运经脉气血以遍布于全身。肺上通喉咙，外合皮毛，开窍于鼻，在志为忧，在液为涕。如肺气不宣及肺失肃降，则见鼻塞、多涕、喉痒、音哑、咳嗽、气急、喘促、胸胁胀满及浮肿等。手太阴肺经与手阳明大肠经相互络属于肺与大肠，故肺与大肠互为表里。肺经的募穴为中府，俞穴为肺俞。

（2）心及心包　心居于胸腔，膈膜之上，有心包卫护于外。心为神之居、血之主、脉之宗，在五行属火，起着主宰生命活动的作用，故为五脏六腑之大主。心的主要生理功能是主血脉，主神志。全身的血都在脉中运行，依赖于心脏的搏动而输送到全身，发挥其濡养的作用；心主神志，是指人的精神、意识、思维活动与心关系密切。心开窍于舌，其华在面，在志为喜，在液为汗。心神不宁，则见心烦、惊悸、少寐、多寐等证。侵犯心的病邪首先侵犯心包，因而心系病证多归属于心包。高热而神昏、谵语，称为"热入心包"；心悸、怔忡、躁狂等证，也多从心包论治。心脉上挟咽，其气通于舌，如心火上炎，则见咽干、舌赤痛等。心的募穴为巨阙，俞穴为心俞；心包募穴为膻中，心包俞穴为厥阴俞。

（3）肝　肝位于腹部，横膈之下、右胁肋之内。肝为魄之处，血之藏，筋之宗，肝在五行属木，主动，主升。肝的主要生理功能是主疏泄和主藏血。肝的疏泄功能主要在调畅气机（平衡协调气的升降出入运动）、促进脾胃的运化功能、调畅情志三个方面。肝藏血是指肝有贮藏血液和调节血量的生理功能。肝开窍于目，主筋，其华在爪，在志为怒，在液为泪。肝失疏泄，致肝气郁结或横逆则为病象，症见胸胁胀痛、腹胀、呕吐、嗳气等；肝郁化火，则见急躁易怒；肝火上炎，可见目赤肿痛；肝阳上亢，可见头痛、目眩；肝风上扰，可见眩晕，目睭动等。肝与胆，不仅是足厥阴肝经与足少阳胆经相互络属，而且肝与胆本身也直接相连，故肝与胆互为表里。肝的募穴为期门，俞穴为肝俞。

（4）胆　胆附于肝下，与肝相表里。胆的主要生理功能是贮存和排泄胆汁。胆汁直接有助于饮食物的消化，故为六腑之一；因胆本身并无传化饮食物的生理功能，且藏精汁，与胃、肠等腑有别，故又称奇恒之府。胆汁的化生和排泄，由肝的疏泄功能控制和调节。肝失疏泄，则见胁下胀痛、食欲减退、腹胀、嗳气、便溏等；若胆汁上逆，则可见口苦，呕吐黄绿苦水；胆汁外溢，则可出现黄疸。胆的募穴为日月,俞穴为胆俞。

（5）脾　脾位于腹中,在膈之下。脾的主要生理功能是主运化（包括运化水谷和运化水液:运化水谷指对饮食物的消化和吸收,运化水液指对水液的吸收、转输和布散作用）,升清（指水谷精微等营养物质的吸收和上输于心、肺、头、目,通过心、肺的作用化生气血,以营养全身）和统摄血液（脾有统摄血液在经脉之中流行,防止逸出脉外的功能）。足太阴脾经与足阳明胃经相互络属于脾、胃,脾和胃相为表里。脾和胃同属于消化系统的主要脏器,机体的消化运动,主要依赖于脾和胃的生理功能。机体生命活动的持续和气血津液的化生都有赖于脾胃运化的水谷精微,故称脾胃为气血生化之源,"后天之本"。脾开窍于口,其华在唇,在五行属土,在志为思,在液为涎,主肌肉和四肢（全身的肌肉、四肢都需要依靠脾胃所运化的水谷精微来营养）。脾的运化饮食功能失常,则称脾失健运,会出现腹胀,嗳气,厌食,倦卧,大便溏泄等;运化水液失常,则见水湿肿胀、痰饮诸症。脾主升清,胃主降浊,如脾气不升,则为中气下陷,见泄泻、脱肛、内脏下坠诸症。脾不统血,则见尿血、便血、崩漏等。脾的募穴为章门,俞穴为脾俞。

（6）胃　胃位于上腹部,又称胃脘,分上、中、下三脘。胃的上部称上脘,包括贲门;胃的中部称中脘,即胃体的部位;胃的下部称下脘,包括幽门。胃的主要生理功能是受纳（指接受和容纳饮食）与腐熟水谷（饮食物经过胃的初步消化,形成食糜）,故称"水谷之海"和"五脏六腑之海"。胃气的盛衰有无,关系到人的生死存亡;胃主通降,以降为和,即饮食物入胃,经胃的腐熟后,需下行入小肠,进一步消化吸收,降浊是受纳的前提条件。胃失通降,则影响食欲,表现为口臭、脘腹胀闷或疼痛、大便秘结等;胃气上逆,则可出现嗳气酸腐、恶心、呕吐、呃逆等症。胃的合穴为足三里,募穴为中脘,俞穴为胃俞。

（7）大小肠　小肠、大肠连接于胃,位于腹中。小肠与心有经脉互相络属,故与心相为表里。小肠的生理功能是受盛、化物和泌别清浊,即小肠接受经胃初步消化之饮食物,进一步进行消化,将水谷化为精微并吸收,同时把食物残渣向大肠输送。若小肠的功能失调,既可引起浊气在上的腹胀、腹痛、呕吐、便秘等症,又可引起清气在下的便溏、泄泻等症。小肠合穴为下巨虚,募穴为关元,俞穴为小肠俞。大肠与肺有经脉相互络属,而为表里。大肠的主要生理功能是传化糟粕,即大肠接受经过小肠泌别清浊后所剩下的食物残渣,再吸收其中多余的水分,形成粪便,经肛门而排出体外。大肠的传导变化作用,是胃的降浊功能的延伸,同时亦与肺的肃降有关。此外,还与肾的气化相关,故有"肾主二便"之说。大肠合穴为上巨虚,募穴为天枢,俞穴为大肠俞。

(8) 肾 肾位于腰部,脊柱两旁,左右各一,故称腰为"肾之府"。由于肾藏有"先天之精",为脏腑阴阳之本,生命之源,故有肾为"先天之本"之称。肾的主要生理功能为藏精(肾对精气具有闭藏的作用),主生长、发育、生殖和水液代谢;肾主骨生髓,外荣于发,开窍于耳和二阴,在五行属水,在志为恐与惊,在液为唾。肾所藏的精气包括"先天之精"和"后天之精"。"先天之精"是禀受于父母的生殖之精,与生俱来,是构成胚胎发育的原始物质;"后天之精"来源于摄入的饮食物,通过脾胃运化功能而生成的水谷之精气,以及脏腑生理活动中化生的精气通过代谢平衡后的剩余部分,均同归于肾,两者相互依存,相互为用。肾中精气的主要生理效应是促进机体生长、发育和逐步具备生殖能力。肾中精气又可分肾阴、肾阳,因它们是各脏腑阴阳的根本,故又称元阴、元阳。肾阴虚,可见五心烦热、眩晕、耳鸣、腰膝酸软、遗精、舌质红而少津等;肾阳虚,则见形寒肢冷、腰膝酸软、阳痿、小便清长或小便失禁、水肿、舌质淡等。肾主水液,即指肾气对津液的生成和排泄起主宰作用。如这方面功能失常,则水溢皮肤出现浮肿,肾阳虚不能固摄水液,则小便清长、夜间多尿。肾气是下焦的主气,是元气之根,与上焦的肺气相对,肺主出气,肾主纳气,肾气虚则喘急、气促,称为肾不纳气。髓有骨髓、脊髓和脑髓之分,三者均属于肾中精气所化生,因此肾气的盛衰不仅影响骨的生长和发育,而且也影响脊髓和脑髓的充盈和发育。脊髓上通于脑,髓聚而成脑,故称脑为"髓海"。肾气不足,则髓海失养,而见头晕耳鸣,胫酸眩冒,目无所见,懈怠安卧。肾开窍于耳,从听觉的好坏可判断肾气的强弱。肾又"开窍于二阴",前后阴为大小便的出路,同为肾气所主,故尿频、遗尿、尿失禁、尿少或尿闭,便秘与泄泻,均与肾的气化功能失常有关。肾的募穴为京门,俞穴为肾俞。

(9) 膀胱 膀胱位于小腹,为贮尿的器官。膀胱与肾直接相通,并有经脉相互络属,故互为表里。膀胱的主要生理功能是贮尿和排尿,其开合作用全赖于肾的气化功能。膀胱的病变,主要表现为尿频、尿急、尿痛;或是小便不利,尿有余沥,甚至尿闭;或是遗尿,甚至小便失禁。膀胱的合穴为委中,募穴为中极,俞穴为膀胱俞。

(10) 三焦　三焦是上焦、中焦、下焦的合称,为六腑之一。三焦的主要生理功能,一是通行元气:即三焦是气的升降出入的通道,又是气化的场所,元气根于肾,通过三焦而充沛于全身;二是水液运行之道路:全身的水液代谢,是由肺、脾、胃和肠、肾和膀胱等许多脏腑的协同作用而完成的,但需以三焦为通道,才能正常地升降出入,通常又把水液代谢的协调平衡作用,称作"三焦气化"。上、中、下焦有各自的部位和功能。横膈以上的胸部,包括心、肺和心包,称作上焦,上焦主气的升发和宣散,有"上焦如雾"(若雾露之溉)之说;中焦指膈以下,脐以上的上腹部,包括脾、胃、肝、胆,为"泌糟粕,蒸津液",升降之枢,气血生化之源,又称"中焦如沤";胃以下的部位和脏器,如小肠、大肠、肾和膀胱等,均属于下焦,具有排泄糟粕和尿液的功能,又称"下焦如渎"。三焦本病主要是水道不利,即以下焦病为主。三焦的合穴为委阳,募穴为石门,俞穴为三焦俞。

3. 脏腑之间的关系

人体是一个非常协调和统一的整体,是由脏腑、经络等许多组织器官所构成的。各脏腑、组织、器官的功能活动不是孤立的,它们不仅在生理功能上存在着相互制约、相互依存和相互为用的关系,而且还以经络为联系通道,相互传递着各种信息。

(1) 脏与脏之间的关系

① 心与肺:主要是心主血和肺主气、心主行血和肺主呼吸之间的关系。心主血与肺主气的关系,实际上是气和血相互依存、相互为用的关系,即气能生血、行血、摄血(故称"气为血之帅")和血为气之母(血是气的载体,并给气以充分的营养)。肺主宣发肃降和"朝百脉",能促进心行血之作用,联结心之搏动和肺之呼吸的中心环节,主要是积于胸中的"宗气"。无论是肺气虚或肺失宣肃,均可影响心的行血功能,而导致血液的运行失常,出现胸闷、心悸、唇青、舌紫等血瘀表现。反之,若心阳不振,瘀阻心脉等导致血行异常时,也会影响肺的宣发和肃降,出现咳嗽、气促等肺气上逆的病理现象。

② 心与脾:心主血,脾统血,脾又为气血生化之源,故心与脾的关系主要表现在血液的生成和运行方面。心脾两脏常互为影响,如思虑过度,不仅暗耗心血,且可影响脾的运化;若脾气虚弱,运化失职,则气血生化无源,可导致血虚而心无所主。若脾不统血而致血液妄行,则会造成心血不足。

③ 心与肝:心主血,肝藏血,心之行血功能正常,则肝有所藏;若肝不藏血,则心无所主,血液的运行必致失常。此外,心主神志,肝主疏泄,人的精神、意识和思维活动,虽由心所主,但与肝的疏泄密切相关。由于情志所伤,多化火伤阴,因而临床上心肝阴虚、心肝火旺常相互影响或同时并见。

④ 心与肾:心在五行属火,位居于上而属阳;肾在五行属水,位居于下而属阴。在正常生理情况下,心火必须下降于肾,肾水必须上济于心,这样,心肾之间才能协调,称为"心肾相交",即"水火既济"。反之则为"心肾不交",临床上以失眠为主症的心悸、怔忡、心烦、腰膝酸软、男子梦遗、女子梦交等,多属"心肾不交"。

⑤ 肺与脾:两者关系主要表现于气的生成和津液的输布代谢。肺所吸入的清气和脾胃所运化的水谷精气,是组成气的主要物质,所以两者的功能与气的盛衰密切相关。肺的宣发肃降和通调水道的作用,有助于脾的运化水液,防止内湿的产生;而脾的转输津液,散津于肺,不仅是肺通调水道的前提,且为肺提供了必要的营养。两者常相互影响,脾气虚损时,常可致肺气不足;脾失健运,津液代谢障碍,水液停滞,则聚而生痰成饮,影响肺的宣发和肃降,可出现喘咳痰多等表现。故有"脾为生痰之源,肺为贮痰之器"之说。

⑥ 肺与肝:两者关系主要表现于气机的调节方面,肺主降而肝主升,两者相互协调。若肝升太过或肺降不及,则多致气火上逆,出现咳逆、咯血等,称"肝火犯肺";反之,肺失清肃,燥热内盛,也可影响及肝,肝失疏泄,则在咳嗽的同时,出现胸胁胀痛、头晕头痛、面红目赤等。

⑦ 肺与肾:两者关系主要表现于水液的代谢和呼吸方面。肺的宣发与肃降和通调水道,有赖于肾的气化。相反,肾的主水功能,亦有赖于肺的宣发肃降和通调水道。此外,肺主呼气,肾主纳气,肺的呼吸功能需要肾的纳气功能来协助,故有"肺为气之主,肾为气之根"之说。肺与肾之间的阴液也相互资生,临床上肺肾阴虚常同时并见。

⑧ 肝与脾:肝的疏泄功能和脾的运化功能之间常相互影响,若肝失疏泄,就会影响脾的运化,从而引起"肝脾不和",可见精神抑郁、胸胁胀满、泄泻便溏等症。肝与脾在血的生成、贮藏及运行等方面亦有密切的联系,若脾虚气血生化无源,或脾不统血,失血过多,均可致肝血不足。可见,在病理上肝病可以传脾,脾病可以及肝。

⑨ 肝与肾:两者关系极为密切,有"肝肾同源"之说。肝藏血,肾藏精,血的化生有赖于肾中精气的气化;肾中精气的充盛,亦有赖于血液的滋养,即精能生血,血能化精,故称"精血同源"。肝主疏泄与肾主封藏之间亦存在着相互制约、相反相成的关系,若两者失调,则可出现女子月经周期的异常、经量过多或闭经;男子遗精滑泄,或阳强不泄等症。此外,肝肾阴阳之间的关系亦极密切,如肾阴不足可引起肝阴不足、阴不制阳而导致肝阳上亢,称"水不涵木";肝阴不足亦可导致肾阴的亏虚,而致相火上亢。反之,肝火太盛也可下劫肾阴,形成肾阴不足。

⑩ 脾与肾:脾为后天之本,肾为先天之本。脾之健运,化生精微,须借助肾阳的温煦;肾中精气亦有赖于水谷精微的充养。如肾阳不足,不能温煦脾阳,则可见腹部冷痛,下利清谷,或五更泄、水肿等;若脾阳久虚,进而可损及肾阳,而成脾肾阳虚的病证。

(2) 六腑之间的关系　六腑之间的相互关系,主要体现于饮食物的消化、吸收和排泄过程中的相互联系和密切配合。饮食入胃,经胃的腐熟和初步消化,下传小肠,通过小肠的进一步消化,泌别清浊。清者为精微物质,经脾的转输而营养全身,剩余之水液吸收后,成为渗入膀胱的尿液;其浊者为糟粕(食物之残渣),下达于大肠。渗入膀胱的尿液,经气化及时排出体外;进入大肠的糟粕,经传导与燥化,而由肛门排出体外。在饮食物的消化、吸收和排泄过程中,还有赖于胆汁的排泄以助消化;三焦不仅是水谷传化的道路,更重要的是三焦的气化推动和支持着传化功能的正常进行。饮食物在胃肠中必须更替运化而不能久留,故有"六腑以通为用"的说法。在病理上,六腑之间亦可以相互影响。如胃有实热,可致大肠传导不利、大便秘结;而大肠燥结不行,亦可影响胃的和降,致胃气上逆,出现恶心、呕吐等症。胆火炽盛常可犯胃,导致胃失和降而见呕吐苦水。脾胃湿热,熏蒸肝胆,而使胆汁外泄,可发生黄疸。

(3) 五脏与六腑之间的关系　实际上就是阴阳表里关系,脏属阴,腑属阳,脏为里,腑为表,阴阳、表里相互配合,并有经脉相互络属,构成了脏、腑之间的密切联系。

① 心与小肠:两者通过经脉的相互络属构成表里关系,心有实火,可移热于小肠,引起尿少、尿热赤、尿痛等症;小肠有热亦可循经上炎于心,可见心烦、舌赤、口舌生疮等症。

②肺与大肠:肺与大肠通过经脉的相互络属构成表里关系。肺气的肃降有助于大肠传导功能的发挥;大肠传导正常,则有助于肺的肃降。如大肠实热,腑气不通,可产生胸满、喘咳;肺失清肃,津液不能下达,可见大便困难;肺气虚弱,推动无力,可见"气虚便秘"。

③脾与胃:两者通过经脉相互络属构成表里关系。胃主受纳,脾主运化,两者共同完成饮食物的消化吸收及精微的输布,从而滋养全身,故称脾胃为"后天之本"。脾主升,则水谷精微得以输布;胃主降,则水谷及其糟粕得以下行,两者相反相成。

④肝与胆:胆附于肝,有经脉互为络属,构成表里关系。若肝的疏泄功能失常,就会影响胆汁的分泌与排泄;反之,若胆汁排泄不畅,亦会影响肝的疏泄。两者密切相关,临床常见肝胆同病,如肝胆火旺、肝胆湿热等。

⑤肾与膀胱:两者通过经脉互为络属,构成表里关系。膀胱的贮尿和排尿,依赖于肾的气化。若肾气不足,气化失常,固摄无权,则膀胱开合失度,即可出现小便不利或失禁,以及遗尿、尿频等症。

第二节 经络学说简介

经络学说是研究人体经络的生理功能、病理变化及脏腑相互关系的学说,是中医学理论体系的重要组成部分,对于中医临床各科,特别是对于针灸、推拿及刮痧疗法都具有十分重要的意义。

1. 经络与刮痧

经络是运行气血的通路,由经脉和络脉组成。经脉贯通上下,沟通内外,是经络系统的主干;络脉犹如网络,较经脉细小,纵横交错,遍布全身,是经络系统中的分支。经脉包括十二经脉和奇经八脉,以及附属于十二经脉的十二经别、十二经筋、十二皮部。络脉有十五络、孙络、浮络等,其内容详见表3-1。

经络学说的核心部分是十四经脉,包括十二正经(即十二经脉)和奇经八脉中的任脉和督脉。十二正经包括分布于人体上肢外侧面及头面部的手三阳经,即手阳明大肠经、手少阳三焦经和手太阳小肠经;分布于上肢内侧面及胸腹部的手三阴经,即手太阴肺经、手厥阴心包经和手少阴心经;分布于人体下

表 3-1 经络系统构成

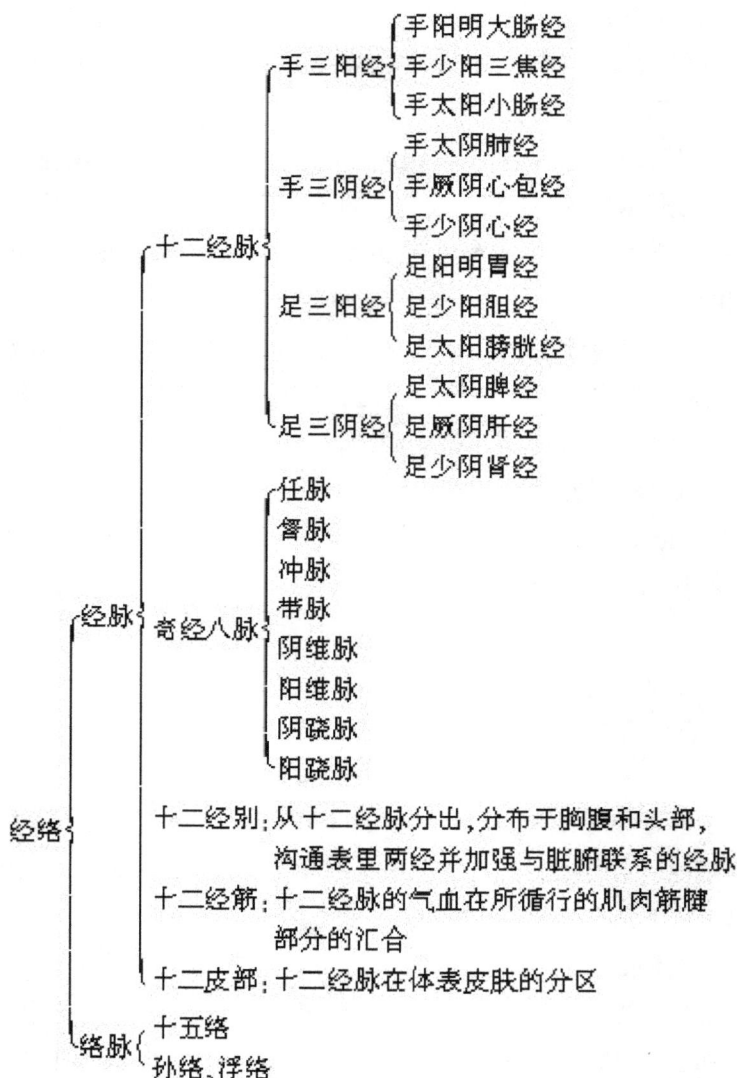

```
                                    ┌ 手阳明大肠经
                         手三阳经 ┤ 手少阳三焦经
                                    └ 手太阳小肠经
                                    ┌ 手太阴肺经
                         手三阴经 ┤ 手厥阴心包经
                                    └ 手少阴心经
             十二经脉 ┤
                                    ┌ 足阳明胃经
                         足三阳经 ┤ 足少阳胆经
                                    └ 足太阳膀胱经
                                    ┌ 足太阴脾经
                         足三阴经 ┤ 足厥阴肝经
                                    └ 足少阴肾经
       经脉 ┤
                                    ┌ 任脉
                                    │ 督脉
                                    │ 冲脉
                         奇经八脉 ┤ 带脉
                                    │ 阴维脉
                                    │ 阳维脉
                                    │ 阴跷脉
                                    └ 阳跷脉
经络 ┤
       │  十二经别:从十二经脉分出,分布于胸腹和头部,
       │           沟通表里两经并加强与脏腑联系的经脉
       │  十二经筋:十二经脉的气血在所循行的肌肉筋腱
       │           部分的汇合
       │  十二皮部:十二经脉在体表皮肤的分区
       │
       └ 络脉 ┤ 十五络
               └ 孙络、浮络
```

肢外侧面及躯干外侧、背侧的足三阳经,即足阳明胃经(分布在躯干部的例外)、足少阳胆经和足太阳膀胱经;分布于下肢及躯干内侧的足三阴经,即足太阴脾经、足厥阴肝经和足少阴肾经。任脉主要分布于人体前面的前正中线处,督脉则主要分布于人体背面后正中线处。

经络内属于脏腑,外络于肢节,沟通内外,贯穿上下,将人体的各个脏腑、组织器官与体表有机地联系成一个整体。同时经络能够运行气血,濡养周身,抗御外邪,调节阴阳,维持机体各部的相对平衡,还有传注病邪,反映病候的作用。因此,经络在维持人体正常生理功能和疾病的诊断与治疗方面具有十分重要的意义。刮痧、针灸正是通过经络、穴位及某些特定部位的刺激,调动人体内在的抗病能力,调节机体的虚实状态,以达到防治疾病的目的。

刮痧疗法是利用表面光滑的硬物等作为刮痧器具,配以刮痧介质,在人体表皮的特定部位进行反复刮拭,而达到防治疾病的一种自然疗法,因而它与经络系统中十二皮部关系尤密。十二皮部,是十二经脉功能活动反应于体表的部位,也是络脉之气散布的所在。《素问·皮部论》说:"凡十二经络脉者,皮之部也。"意思是十二经脉及其所属络脉在体表的分布范围,就是十二皮部。皮部的分区以经络的分布为依据,其范围则较经络为广。如果把经络比拟作线状分布,皮部则是面的划分,这似乎更适合应用于刮痧疗法。皮部居于人体的最外层,是机体的卫外屏障。当机体卫外功能失常时,病邪可通过皮部深入络脉、经脉以至脏腑。正如《素问·皮部论》所说:"邪客于皮则腠理开,开则邪入客于络脉;络脉满则注入经脉;经脉满则入舍于府藏也。"这是外邪由表入里的一个方面。反之,当机体内脏有病时,亦可通过经脉、络脉而反应于皮部。也就是说,可以把十二皮部看成是反映疾病和接受治疗的门户,即体表的诊察和施治就能推断和治疗内部疾病。皮部是术者"审切、循、扪、按"之所在。《灵枢·本藏》云:"视其外应,以知其内脏,则知所病矣。"观察皮肤表面浮络的色泽变化,是中医望诊的一项重要内容。近代在皮肤色泽望诊的基础上,又发展为以观察皮肤丘疹,检查皮肤结节、皮肤感觉及导电量的变化等来诊断疾病。皮部为"内病外治"奠定了理论基础。内病外治在临床上应用很广,"卫气先行皮肤,先充络脉"(《灵枢·经脉》),因此,在皮部施以刮痧可充分发动卫气,增强机体抗病能力,疏通经络脏腑之气,从而起到调整功能的作用。

2. 经络的作用

(1) 通表里,贯上下,联系全身 经络纵横交错,通过多种通路和方式把脏腑与体表、体表与体表、脏腑与脏腑,以及机体的上下、前后、左右各个部分密切联系在一起,使人体各个组织器官成为一个有机的整体,同时也由于经络的联系,使机体各个部分之间保持着相互协调、相互制约的平衡关系。

(2) 运行气血,协调阴阳,抗御外邪,保卫机体 人体的各个脏腑组织器官均需要气血的温养濡润,才能发挥其正常作用。气血是人体生命活动的物质基础,必须依赖经络的传注,才能输布全身,以温养各脏腑组织器官,维持机体的正常功能。由于经络能"行气血而营阴阳",营气运行于脉中,卫气行于脉外,使营卫之气密布于周身,加强了机体的防御能力,起到了抗御外邪,保卫机体的作用。

(3) 反应病候,协助诊断 由于经络在人体各部分布的关系,如内脏有病时便可在相应的经脉循行部位出现各种不同的症状和体征。如心经系舌本,肝经系目系,因此舌尖赤痛为心火上炎,两目红赤为肝火上炎,说明经络的特异联系可用于诊断。同样,根据经络循行部位也可进行病候诊断,又称循经诊断,如根据头痛部位的不同,可区分太阳头痛、阳明头痛、少阳头痛、厥阴头痛等,为治疗提供依据。另外,在临床实践中,还发现在经络循行的部位,或经气聚集的某些穴位处,可有明显的压痛或有结节状、条索状的反应物,或局部皮肤出现某些形态变化,常有助于疾病的诊断。如肺脏有病时可在肺俞穴出现结节或压痛,阑尾炎患者可在上巨虚或阑尾穴处有压痛等。

(4) 指导临床治疗 由于经络有一定的循行部位和脏腑络属,它可以反应所属脏腑的病证,因而在临床上,就可根据疾病的症状,结合经络循行的部位及所联系的脏腑,作出辨证归经,从而指导临床治疗。刮痧治病是通过刮拭腧穴及某些特定部位,以疏通经气,调节人体脏腑气血的功能,从而达到治病的目的。刮痧选穴,通常是在明确辨证的基础上,采用局部取穴与循经取穴相结合的方法进行治疗。

3. 腧穴及其定位简介

(1) 腧穴的概念 腧穴又名孔穴、穴道、穴位等,它是人体脏腑经络之气输注于体表的所在,也是针灸、刮痧等外治法施治的部位。腧穴具有从属经络、输注气血、反应病痛和接受信息的特点。腧穴通过经络系统与体内脏腑器官相联系,正常情况下它能输注经络气血,为经络气血的集散处;病理状态下它又能通过感觉、色泽与形态的改变,反映脏腑经络的病变。腧穴感受信息是刮痧、针灸等治疗疾病的基础之一,它包括传导感应和调整虚实两方面。现代研究证明腧穴的调整作用是多方面的,包括神经、内分泌、免疫、呼吸、消化、循环、泌尿、生殖、感觉、运动系统在内的机体各方面。

(2) 腧穴的作用 腧穴在病理状态下具有反映病候的作用,脏腑、组织器官有病,穴位处常会出现疼痛敏感、结节等异常反应。在腧穴上给予一定的刺激,能起到疏通经络、调和气血、扶正祛邪、补虚泻实等作用。腧穴的主治作用可归纳为以下 3 种。

① 近治作用:腧穴都具有治疗其局部或邻近部位病证的作用,如分布在眼区的睛明、太阳等穴都可以治疗眼疾;耳区的听宫、听会等穴都可以治疗耳病;躯干部的穴位因其邻近脏腑,就能治疗其相应部位内脏的病证,一般来说,胸部和第 1 胸椎至第 6 胸椎间的背部属上焦,主肺、心(呼吸、循环)方面的病证,上腹部和第 7 胸椎至第 12 胸椎间的背部属中焦,主肝、胆、脾、胃(消化)方面的病证,下腹部和腰骶椎间的背部属下焦,主肾、肠、膀胱(生殖、泌尿)方面的病证。因此腧穴的近治作用包括对邻近组织和内脏器官的治疗作用。

② 远治作用:腧穴的远治作用,主要指分布在四肢部的穴位对头面、躯干和内脏疾病的治疗影响。如合谷治疗头痛、面瘫,足三里治疗胃肠道疾病等。头面躯干部穴位对四肢部病证也有主治作用,如颈部穴位可治疗上肢疾患,腰部穴位可治疗下肢病痛等。

③ 整体作用:某些穴位,由于所在位置和所属经脉的特殊性,其主治作用可超出本经范围而影响到整体。如任脉的气海、关元有培元固本、回阳救逆的作用;阴阳经交接处的井穴及人中、会阴能沟通阴阳,急救昏厥。此外,有些穴位由于调整了有关脏腑的功能,从而可产生整体性的治疗作用,如足三里能调整胃肠功能,加强机体的营养和吸收,从而对全身起强壮作用。

(3) 腧穴的定位法

① 骨度分寸取穴法:又名折量法,是以骨节为主要标志,测量周身各部的大小、长短,并依其尺寸按比例折算来确定腧穴位置的一种方法。本法是临床常用方法之一,适用于高矮胖瘦不同体形的成人与小儿。各部位常用骨度分寸见表 3-2 和图 3-1。

② 手指比量取穴法:又名同身寸取穴法,是以患者本人手指某一段的长度为标准单位来确定腧穴位置的方法。以下是几种常用的手指同身寸。

中指同身寸:中指屈曲时,中节内侧缘两纹头间的距离相当于 1 寸。

拇指同身寸:大拇指末节的横度为 1 寸。

一夫法:将示指、中指、环指、小指四指合并的横度作 3 寸,此法多用于下肢、下腹部的直寸和背部的横寸。

表 3-2 常用骨度分寸表

部位	起　止	量法	寸数	说　明
头部	前发际至后发际	直度	12	前发际不明者,可从眉心向上计算;后发际不明
	眉心(印堂)至前发际	直度	3	者,可以枕骨下的风府穴为准,风府穴为后发际
	后发际至大椎上	直度	3	上1寸。"大椎上"指第7颈椎棘突上以乳突后
	两乳突(完骨)之间	横度	9	方为准,前后互参,用于发际以上各穴的横量
	两前额发角(头维)之间	横度	9	
胸腹部	两乳头或两侧锁骨上窝中点之间	横度	8	胸部高度以肋间隙为准。乳中线或锁骨中线距正中线为4寸,锁骨下三角(云门)距正中线6
	腋平线至季肋(第11肋)	直度	12	寸,肋膈角当剑突下方,剑突长者即以剑突下起
	歧骨(肋膈角)至脐中	直度	8	算作7寸,下腹部亦可从脐中至耻骨联合折作
	脐中至耻骨联合上方	直度	5	6寸
背部	两肩胛骨内侧缘之间	横度	6	背部高度以脊椎棘突为准。髂后上棘内侧距正
	两髂后上棘之间	横度	3	中线1.5寸,为第1侧线依据;肩胛骨内侧距正中线3寸,为第2侧线依据
上肢	腋横纹至肘横纹	直度	9	上肢平展时腋横纹与肩关节相当,肩关节至肘
	肘横纹至腕横纹	直度	12	为9寸,脊柱至肩部为8寸。肘横纹与肘尖相当,腕横纹与腕关节相当
下肢	股骨大转子至髌骨下	直度	19	下肢外侧寸数。下肢后侧从臀横纹(承扶)至膝
	髌骨下至外踝高点	直度	16	横纹(委中),按比例约为15寸,可折作14寸
	耻骨平面至股骨内上髁	直度	18	下肢内侧寸数。股骨内上髁和胫骨内髁古书称
	胫骨内侧髁下至内踝高点	直度	13	为"内辅骨",以其上下缘为起止点,内踝较外踝高

③ 体表标志取穴法

固定标志:人体五官、毛发、爪甲、乳头、骨骼等皆有一定位置,因此可用作取穴的标志。如神阙穴以脐中为准,少商穴以大指爪甲内角为标志,胸部穴位以肋间隙为依据,督脉经穴以脊椎棘突为标志等。

活动标志:当人体活动时,随着骨骼与肌肉的变位,往往可以出现某些特殊的标志,利用这种标志作为取穴的基准,准确性也很高,如屈肘时在肘横纹头外侧端取曲池;垂手中指端处取风市等。

④ 简便取穴法:本法是在长期临床实践中总结出来的一种简便易行的取穴方法,如列缺穴,以患者左右手虎口交叉,一手示指在另一手腕后高骨的正中上方,当示指尖处有一小凹陷处便是该穴;垂肩屈肘取章门;两耳尖直上连线的中点取百会等。

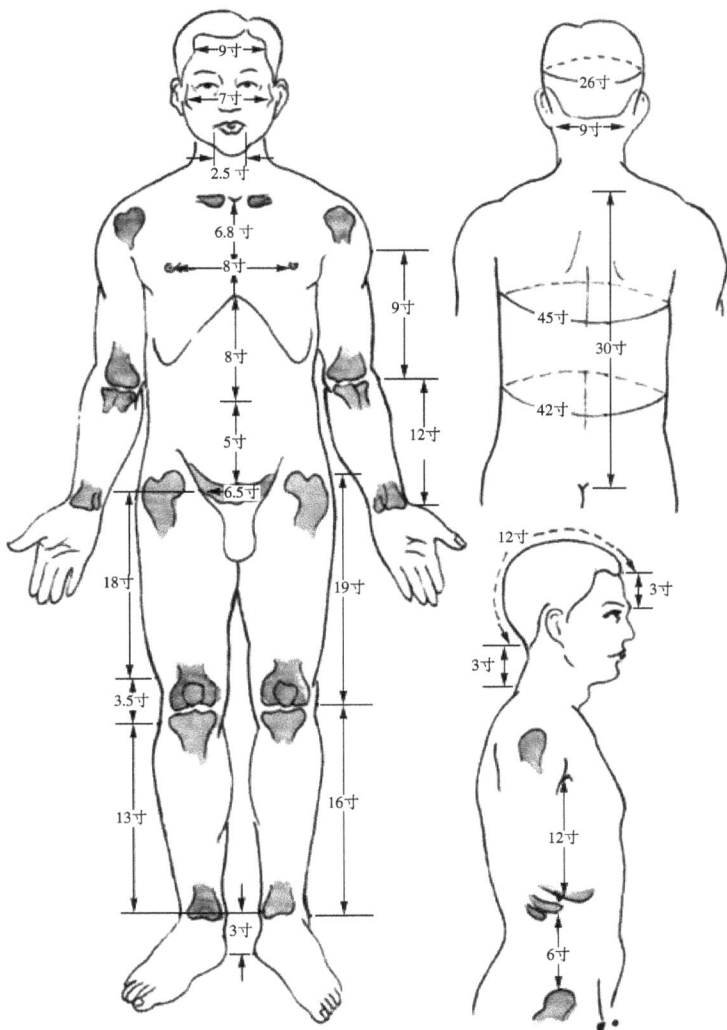

图 3-1　常用骨度分寸示意图

4. 十四经脉的循行及其主治规律简介

（1）十四经脉的循行　十四经脉是经脉循行线上有腧穴分布的十二经脉和督脉、任脉的统称。掌握十四经脉的循行对于循经取穴、穴位诊断有极重要的作用。

① 手太阴肺经:起于中焦胃部,下络大肠,还循胃口,上膈属肺,从肺系

(气管、喉咙)横出腋下,下循上臂内侧前缘到手大鱼际,沿拇指掌侧前缘止于少商穴。分支由列缺穴斜走示指桡侧端,与手阳明大肠经相连。(图 3-2)

②手阳明大肠经:起于示指末端内侧商阳穴,沿示指桡侧上行,过上肢外侧前缘,至肩部的肩髃穴,向上交会于颈部,经锁骨上窝下行属大肠、络肺。支脉由锁骨上窝上行颈部,经鼻下水沟穴,上于对侧鼻旁迎香穴,与足阳明胃经相连。(图 3-3)

③足阳明胃经:起于鼻旁迎香穴,交会鼻根中,下行从口角旁环唇到下颏骨,沿面颊下缘,上行过耳前到额角头维穴。支脉 1 从大迎向下经颈,入锁骨上窝,进入体内属胃、络脾。支脉 2 从锁骨上窝沿乳中线下行至腹部,稍向内斜,从脐两旁直下至少腹部气冲穴,斜向外侧沿下肢外侧前缘到达足背,止于次趾外侧末端厉兑穴。支脉 3 从足背冲阳穴分出,至大趾趾缝,出大趾末端,与足太阴脾经相接。(图 3-4)

④足太阴脾经:起于大趾内侧末端隐白穴,沿内踝前方上行,经小腿内侧中间至三阴交穴,再向上行于小腿、膝、大腿内侧前缘,直入腹中,属脾、络胃。支脉从胃部分出,上过膈肌,注于心中,与手少阴心经相接。(图 3-5)

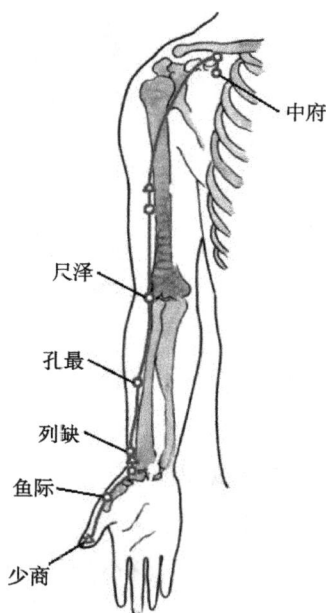

中府

尺泽

孔最

列缺

鱼际

少商

图 3-2　手太阴肺经

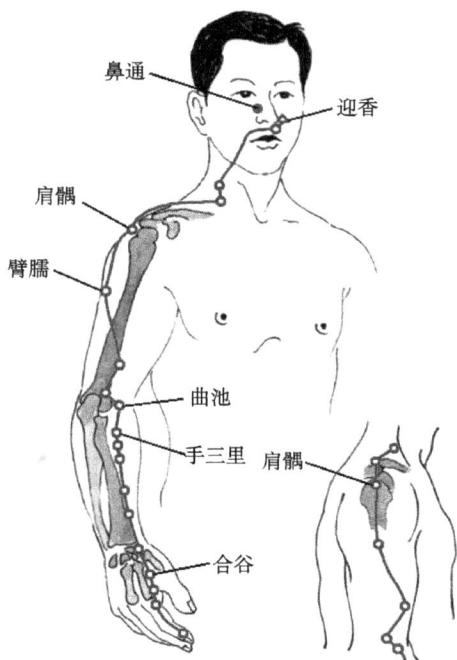

图 3-3　手阳明大肠经

⑤ 手少阴心经：起于心中，下过膈肌，络小肠。上行支脉从心脏的系带部向上夹咽喉，与眼球内连于脑的系带（目系）相联系。外行主干从心系上行至肺，从腋下极泉穴出于体表，循上肢内侧后缘下行，入掌面后缘，终于小指内侧末端少冲穴，与手太阳小肠经相接。（图 3-6）

⑥ 手太阳小肠经：起于小指外侧末端少泽穴，沿手掌尺侧缘上腕，经上肢外侧后缘，抵肩关节后方的肩贞穴，向上经肩胛骨绕至体前，入锁骨上窝，下行体内，属小肠、络心。支脉 1 从锁骨上窝沿颈、颊上行于眼外角，再向后折入耳前听宫穴。支脉 2 从面颊部别出，经鼻至内眼角，接足太阳膀胱经。（图 3-7）

⑦ 足太阳膀胱经：起于内眼角睛明穴，上行过额至巅顶。其支脉从头顶分出到耳上角。其主干从头顶入内络于脑，复出项部分开下行。内侧主干沿肩胛内侧，夹脊旁到达腰中，络肾、属膀胱，其支脉从腰部肾俞穴分出，夹脊旁，过臀部进入腘窝中（图 3-8）。外侧主干从项后天柱穴分出，沿肩胛内侧下行至臀部，沿大腿外侧后缘，下行至腘窝委中穴，与内侧主干支脉会合，再沿小腿外侧

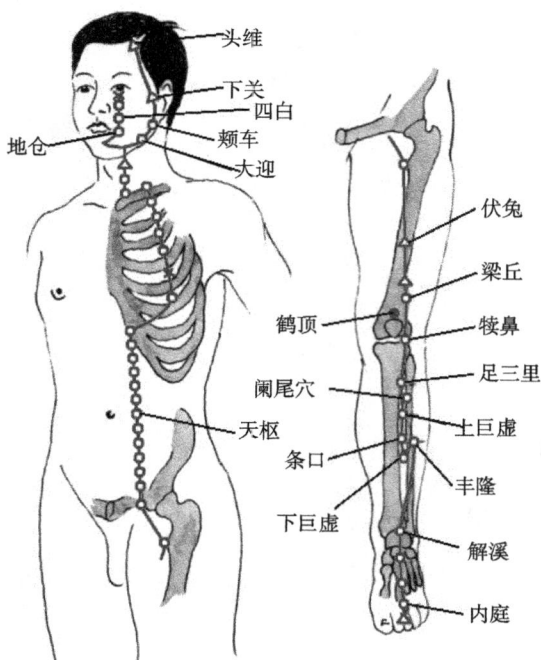

图 3-4　足阳明胃经

后缘,经外踝后至足跟,向前至小趾外侧的至阴穴,与足少阴肾经相接。(图 3-9)

⑧ 足少阴肾经:起于足小趾之下,斜行于足心涌泉穴,沿内踝后上行于下肢内侧后缘,从腹股沟进入腹中,属肾、络膀胱。支脉 1 从肾向上,通过肝、膈,进入肺中,沿喉咙,夹舌根旁。支脉 2 从肺出来,络于心,流注于胸中,接手厥阴心包经。(图 3-10)

⑨ 手厥阴心包经:起于胸中,浅出属心包,通过膈肌,经历胸部、上腹和下腹,络于三焦。支脉干支从胸中出腋下 3 寸天池穴,向上到腋窝,沿上肢内侧正中,入掌中,止于中指桡侧末端中冲穴。支脉从劳宫穴分出,沿环指出于末端,与手少阳三焦经相接。(图 3-11)

⑩ 手少阳三焦经:起于环指末端关冲穴,沿手背第 4、第 5 掌骨间,向上经上肢外侧正中达肩部,向前进入锁骨上窝,入胸中,属三焦、络心包。支脉 1 自胸中出锁骨上窝,经项部外侧直上耳后,出于耳上方,下行面颊部,到达眼眶

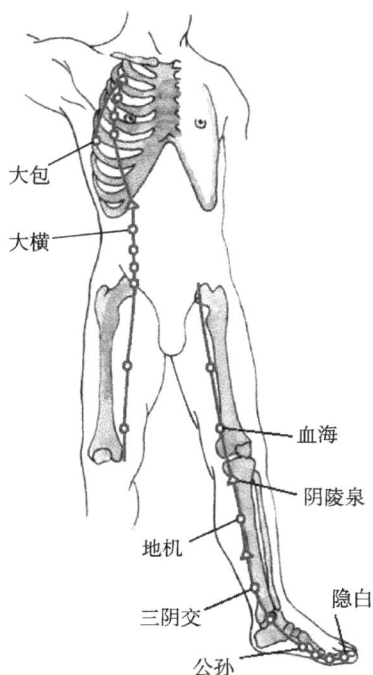

图 3-5　足太阴脾经

下。支脉 2 从耳后进入耳中，到耳前与支脉 1 在面颊部交叉，止于眼外角，与足少阳胆经相接。(图 3-12)

⑪ 足少阳胆经：起于外眼角瞳子髎穴，上行到额角，下耳后，沿颈旁行手少阳三焦经之前，至肩上退后交出三焦经之后，进入锁骨上窝。其支脉从耳后进入耳中，走耳前至外眼角后；另一支脉从外眼角分出，向大迎而下，会合三焦经至眼下，下经颊车行颈部，会合于锁骨上窝，由此下向胸中，通过膈肌，络肝、属胆，沿胁里，出腹股沟绕阴部毛际，横向进入髋关节部。其主干从锁骨上窝下行腋下，沿胸侧过季胁，向下会合于髋关节部，由此向下沿下肢外侧中间，出外踝之前，沿足背第 4 趾外侧止于足窍阴穴。其支脉从足背分出，斜行至足大趾端，接足厥阴肝经。(图 3-13)

⑫ 足厥阴肝经：起于足大趾大敦穴，沿足背内侧与内踝前缘，先在小腿内侧前缘上行至三阴交穴后再斜行至后缘，经膝腘内侧、沿大腿内侧，上绕阴器，进入腹中，属肝、络胆，再向上抵达头顶部百会穴。其支脉从肝上穿横膈，进入

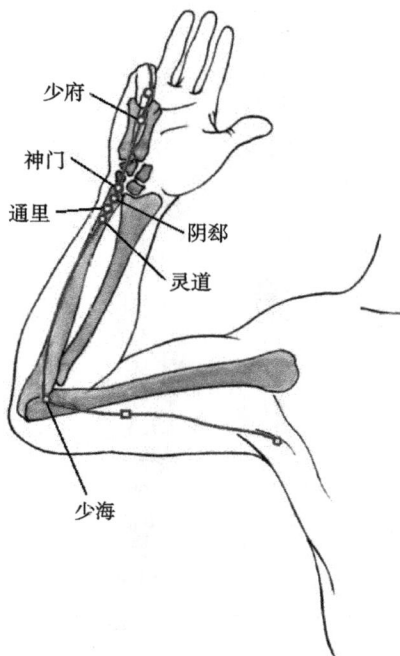

图 3-6 手少阴心经

肺中与手太阴肺经相接。(图 3-14)

⑬ 督脉:起于小腹内,下行到会阴部,向后出于长强穴,沿脊柱正中上行,到达项后风府穴后进入脑中,复出头顶部百会穴,向前沿前额正中下行鼻尖、人中沟,止于上唇系带。(图 3-15)

⑭ 任脉:起于小腹部中极穴下面,向上经阴毛处,沿腹壁深处,上出关元穴,向上沿胸腹正中线到达咽喉部,再向上环绕口唇,经面部,进入目眶下承泣穴。(图 3-16)

(2) 十四经腧穴的主治规律 "经脉所过,主治所及",腧穴的主治作用与其所属经络和所在部位有密切的关系,无论其局部治疗作用,还是近治或远治作用,都是以经络学说为依据的。十四经腧穴的主治作用归纳起来大体是,本经腧穴能治本经病,表里经腧穴能相互治疗表里两经病,邻近经穴能配合治疗局部病。各经腧穴的主治既有其特殊性,又有其共同性。如手三阴经中,手太阴肺经主治肺、咽喉病,手厥阴心包经主治心、胃病,手少阴心经主治心病,后两

太阳

听宫

牵正

天宗

小海

养老
腕骨
后溪
少泽

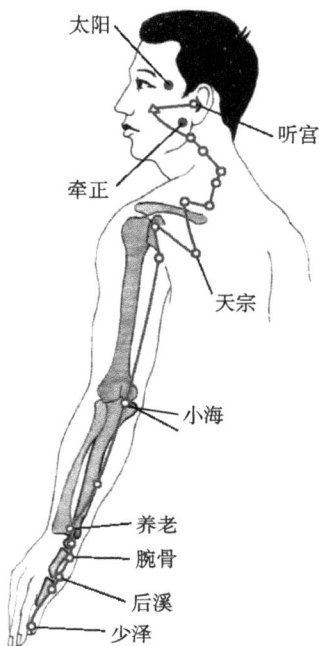

图 3-7　手太阳小肠经

经共同主治神志病,而手三阴经都能主治胸部病;手三阳经中,手阳明大肠经
主治前头、鼻、口、齿病,手少阳三焦经主治侧头部、胁肋部病,手太阳小肠经主
治后头、肩胛、神志病,后两经共同主治耳病,而手三阳经都能主治眼病、咽喉
病、热病;足三阳经中,足阳明胃经主治前头、口、齿、咽喉、胃肠病,足少阳胆经
主治侧头部、耳病、胁肋部病,足太阳膀胱经主治后头、背腰、脏腑病,后两经共
同主治眼病,足三阳经都能主治神志病、热病;足三阴经中,足太阴脾经主治脾
胃病,足厥阴肝经主治肝病,足少阴肾经主治肾、肺、咽喉病,三条经脉共同点
是都能主治前阴病、妇科病;任脉具有回阳固脱、强壮作用,督脉主治卒中、昏
迷、热病、头面部病,任、督脉的共同点是都能主治神志病、脏腑病、妇科病。各
部位腧穴的主治也各有其特点,如头面、颈项部的腧穴,除个别能治全身性疾
患或四肢疾患外,绝大多数均治局部病证;胸腹部腧穴大多可治脏腑病及急性
病;背腰部腧穴,除少数能治下肢病外,大多可治局部病证、脏腑病和慢性病;
少腹部腧穴除能主治脏腑病外,还能治全身性疾病;四肢部肘、膝以上的腧穴,

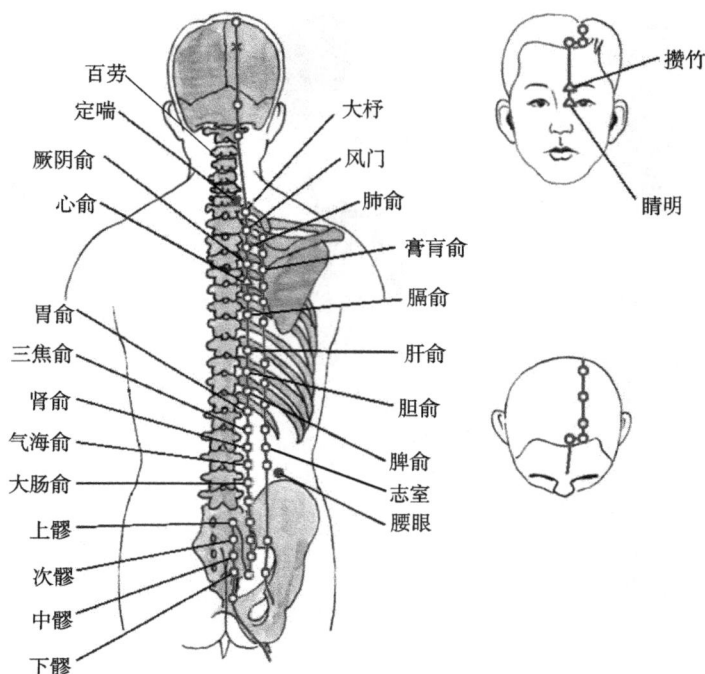

图 3-8　足太阳膀胱经(内侧主干)

以治局部病证为主;肘膝以下至腕、踝部的腧穴,除能治局部病证外,还能治脏腑病证;腕、踝以下的腧穴,除能治局部病证外,还能治头面、五官病证,以及发热、神志病等全身性疾病。

5. 特定穴简介

特定穴是一类对某些疾病具有特殊治疗作用的穴位的总称。这些穴位在临床治疗中具有十分重要的作用,是常用穴的重要组成部分,现分述如下。

(1) 五输穴　五输穴是十二经脉在四肢肘膝关节以下的 5 个具有特殊作用的穴位,分别称为井穴、荥穴、输穴、经穴、合穴。井穴多用于昏迷;荥穴多用于热病;输穴多用于关节痛;经穴多用于咽喉痛;合穴多用于胃肠病。

(2) 原穴　原穴是每一经所属脏或腑的原气经过和留止的部位。原气来源于肾气,是人体生命活动的原动力,因此原穴在调整脏腑经络功能方面作用独特。阴经的原穴与五输穴的输穴相同,而阳经则另有专穴。

(3) 络穴　络穴是相表里的两条经脉相互联系的穴位与躯干部任脉络、

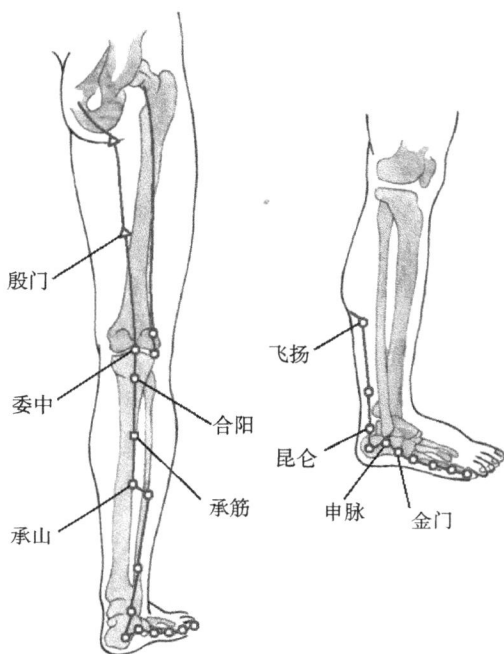

图 3-9　足太阳膀胱经(外侧主干)

督脉络、脾之大络之络穴的总称,共有十五络穴。络穴可单独使用,也可与相表里经的原穴配合使用,同时具有调整所在经脉和相表里经脉功能的作用。

(4) 郄穴　郄穴是治疗所属经脉脏腑急性病证和压痛检查的要穴,十二经脉在四肢部各有一郄穴,阴阳跷脉、阴阳维脉在下肢也各有一郄穴,合称十六郄穴。

(5) 八脉交会穴　八脉交会穴是十二经脉之气与奇经八脉之气相连通的8个穴位,具有治疗奇经八脉功能失常所致病证的作用。

(6) 下合穴　下合穴是六腑在足三阳经的膝关节以下各有 1 个合穴的总称,共有 6 个,又称六腑下合穴,是调整六腑功能的主要穴位。

(7) 背俞穴　背俞穴指五脏六腑之气汇集于背腰部的 12 个穴位,是调整各内脏及其与内脏相关的体表五官九窍、皮肉筋骨功能的重要穴位。它们位于背部足太阳膀胱经第 1 侧线上,即背部正中线(督脉)旁开 1.5 寸处,上下排列与脏腑位置的高低顺序基本一致,依高低次序排列为肺俞、厥阴俞、心俞、肝

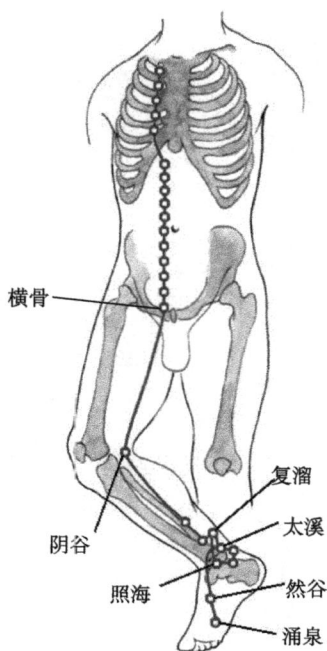

图 3-10　足少阴肾经

俞、胆俞、脾俞、胃俞、三焦俞、肾俞、大肠俞、小肠俞、膀胱俞,其中厥阴俞即心包之俞穴。

（8）募穴　募穴是五脏六腑之气聚集于胸腹部的 12 个穴位,其作用与背俞穴基本相同,但六腑功能异常常取募穴,五脏功能失常常用背俞穴。

（9）八会穴　八会穴是人体脏、腑、气、血、筋、脉、骨、髓八者的精气所会聚的 8 个穴位,即脏会章门、腑会中脘、气会膻中、血会膈俞、筋会阳陵泉、脉会太渊、骨会大杼、髓会绝骨（即悬钟）,它们分别对这 8 种组织器官的功能失调具有特殊的调节和治疗作用。

（10）交会穴　交会穴是十二经脉与奇经八脉在循行过程中相互交会的穴位,它们同时调整多条经脉和脏腑的功能失调。

6. 常用穴位与应用

人体十四经穴 361 个,经外奇穴有一百余个,但在临床实际中许多穴位并不常用,这里仅就临床常用的经穴和经外奇穴分部位简述如下。

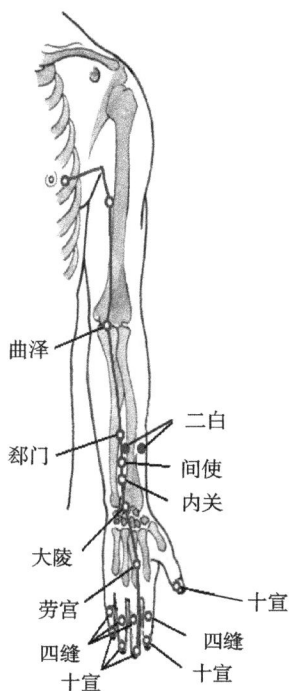

图 3-11　手厥阴心包经

（1）头颈部常用穴位

① 百会：督脉穴；督脉与手足三阳经、足厥阴肝经交会穴。

取法：将两耳郭向前对折，由耳尖连线跨越头顶与头部前正中线之交点处即是本穴。

主治：头痛头晕，失眠，癫狂，休克，高血压，脱肛。

② 上星：督脉穴。

取法：前发际中央直上一横指处。

主治：鼻炎，鼻出血，头痛头晕，目赤痛。

③ 头维：胃经穴；足阳明经、足少阳经、阳维脉交会穴。

取法：前发际与耳前鬓角发际交点处向上 0.5 寸处。

主治：偏头痛，头晕，面神经麻痹，眼睑眴动。

④ 印堂：经外奇穴。

取法：两眉头连线之中点。

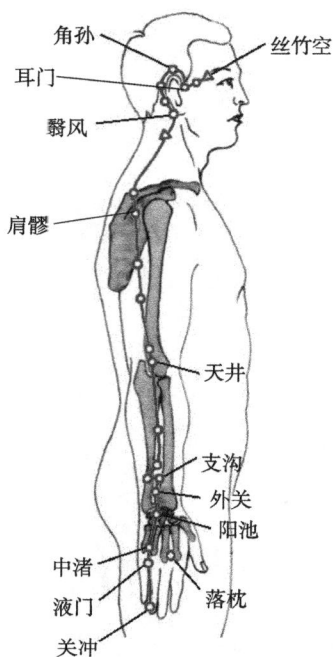

图 3-12　手少阳三焦经

主治:头重头痛,晕厥,失眠,小儿惊风,目赤肿痛。

⑤ 太阳:经外奇穴。

取法:眉梢延长线与目外眦延长线之交点处。

主治:偏头痛,目赤肿痛,三叉神经痛,神志不清。

⑥ 阳白:胆经穴;手、足少阳经,足阳明经,阳维脉交会穴。

取法:正坐平视前方,眉毛中点直上一横指处。

主治:前额头痛,目痛,近视,面神经麻痹。

⑦ 攒竹:膀胱经穴。

取法:皱起眉头,眉毛内侧端隆起处。

主治:头痛目眩,视物不清,近视。

⑧ 丝竹空:三焦经穴。

取法:眉毛外侧端略入眉毛处。

主治:头痛目痛,面神经麻痹。

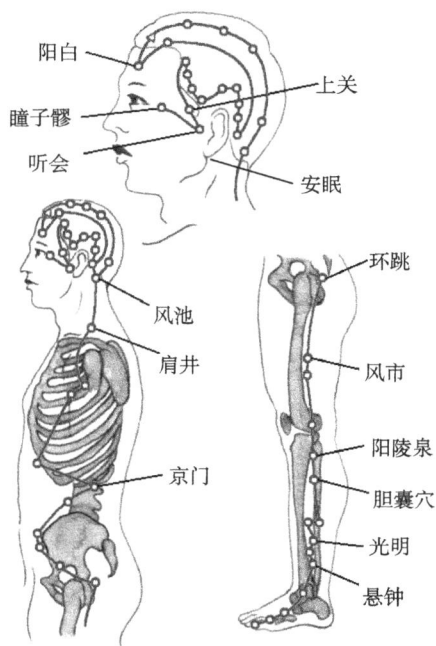

图 3-13　足少阳胆经

⑨ 睛明:膀胱经穴;手、足太阳经,手、足少阳经,足阳明经,阴、阳跷脉、督脉交会穴。

取法:正坐闭目,内眼角斜上 0.1 寸处,当眼内侧缘与眼球之间的凹陷中。

主治:目赤肿痛,迎风流泪,色盲,近视等各种目疾。

⑩ 四白:胃经穴。

取法:正坐平视,瞳孔直下 1 寸眶下孔处。

主治:各种目疾,面神经麻痹。

⑪ 瞳子髎:胆经穴;手、足少阳经,手太阳经交会穴。

取法:外眼角外 0.5 寸,眼眶骨外侧的凹陷处。

主治:头痛目痛,迎风流泪,视物不清,夜盲。

⑫ 迎香:大肠经穴;手、足阳明经交会穴。

取法:鼻唇沟中平鼻翼外缘中点处。

主治:鼻塞不通,鼻流清涕,胆道蛔虫。

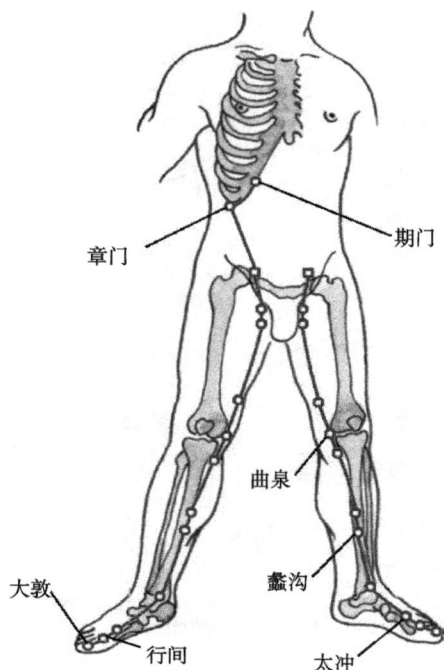

图 3-14　足厥阴肝经

⑬ 地仓:胃经穴;手、足阳明经,任脉,阳跷脉交会穴。

取法:正坐平视,瞳孔直下垂直线与口角水平线的交点。

主治:口歪流涎,面神经麻痹,三叉神经痛。

⑭ 大迎:胃经穴。

取法:闭口鼓腮,颌下缘中点上一横指呈凹陷处。

主治:面瘫,面肌瞤动,牙痛,口噤不开。

⑮ 颊车:胃经穴。

取法:当下颌角前上方咬肌中,压之有凹陷处。

主治:面瘫,下牙痛,颊肿,三叉神经痛。

⑯ 下关:胃经穴;足阳明经、足少阳经交会穴。

取法:耳前颧弓下缘凹陷中,闭口取之。

主治:上牙痛,面瘫,颞颌关节炎,三叉神经痛。

⑰ 听宫:小肠经穴;手太阳经、足少阳经交会穴。

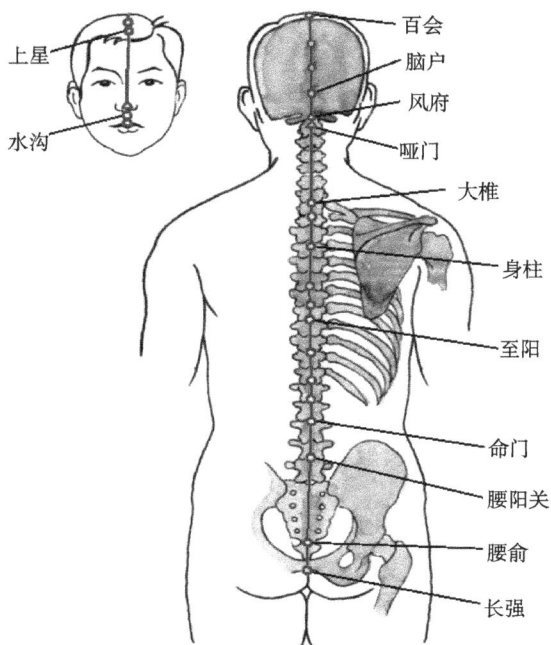

图 3-15 督脉

取法:张口,耳屏前微下凹陷处,下颌髁状突后方。

主治:耳鸣耳聋,颊肿,牙痛。

⑱ 翳风:三焦经穴;手、足少阳经穴交会穴。

取法:将耳垂向前按压,耳垂后下缘凹陷中是该穴。

主治:耳鸣耳聋,颊肿牙痛,面瘫。

⑲ 角孙:三焦经穴;手、足少阳经,手太阳经,手阳明经交会穴。

取法:将耳郭向前对折,当耳尖直上入发际处。

主治:偏头痛,耳鸣耳聋。

⑳ 耳门:三焦经穴。

取法:耳屏上切迹的前方,张口有凹陷处。

主治:耳鸣耳聋,牙痛,颈颔痛。

㉑ 听会:胆经穴。

取法:耳屏间切迹的前方,张口有凹陷处。

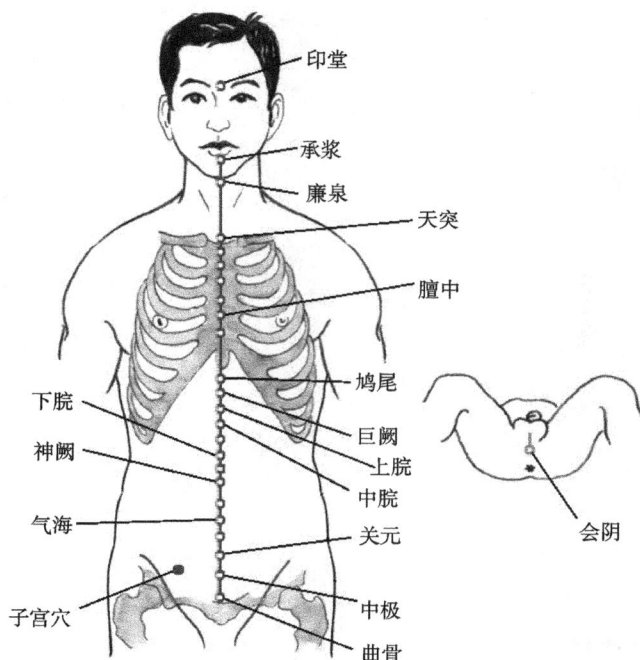

图 3-16　任脉

主治:耳鸣耳聋,牙痛腮肿,口㖞斜。

㉒ 上关:胆经穴;手、足少阳经,足阳明经交会穴。

取法:耳前颧弓上缘凹陷中,与下关相对处。

主治:耳鸣耳聋,上牙痛,口眼㖞斜。

㉓ 风池:胆经穴;手、足少阳经,阳维脉交会穴。

取法:项后枕骨下两侧,斜方肌外缘与胸锁乳突肌后缘之间的凹陷中,平翳风穴。

主治:头痛眩晕,感冒身热,项背强硬,目赤肿痛。

㉔ 廉泉:任脉穴;任脉、阴维脉交会穴。

取法:把拇指指关节横纹放在患者下颏骨中点,拇指指向喉结部,当拇指指尖到达处,喉结上凹陷处。

主治:失语,音哑,舌强,舌下肿痛,吞咽困难。

㉕ 承浆:任脉穴;手、足阳明经,督脉,任脉交会穴。

取法:正坐仰头,颏唇沟的正中凹陷处。

主治:口周板滞,面瘫流涎,龈肿齿痛。

㉖ 哑门:督脉穴;督脉、阳维脉交会穴。

取法:俯伏坐位,项后正中入发际 0.5 寸处。

主治:聋哑,舌强不语,癫痫,卒中。

㉗ 风府:督脉穴;督脉、足太阳经、阳维脉交会穴。

取法:俯伏坐位,后发际正中直上一横指凹陷处。

主治:感冒发热,头痛项强,咽喉肿痛,癫狂,卒中。

㉘ 水沟:督脉穴,又称"人中"。

取法:在面部,当人中沟的上 1/3 与中 1/3 交点处。

主治:昏迷晕厥,中暑惊风,癫狂痫,急性腰扭伤。

㉙ 鼻通:经外奇穴。

取法:鼻骨下端两侧,鼻唇沟上端凹陷中。

主治:各种鼻部疾病。

㉚ 牵正:经外奇穴。

取法:耳垂前一横指处。

主治:面神经麻痹,口眼㖞斜,腮腺炎。

㉛ 安眠:经外奇穴。

取法:翳风与风池穴连线的中点。

主治:失眠,神经衰弱,心悸,精神病。

㉜ 四神聪:经外奇穴,共 4 穴。

取法:两耳尖连线和前后正中线上,百会穴前后左右旁开各 1 寸。

主治:头痛头晕,失眠健忘,大脑发育不全,癫痫。

(2) 胸腹部常用穴位

① 中府:肺经穴;肺募穴;手、足太阴经交会穴。

取法:胸骨正中线旁开 6 寸,第 1 肋间隙外侧。

主治:咳嗽气喘,胸闷,肩痛及胸痛。

② 天枢:胃经穴;大肠募穴。

取法:肚脐正中旁开 2 寸。

主治:脐周痛,腹痛腹胀,便秘,泄泻。

③ 大横:脾经穴。

取法:仰卧位,乳中线与脐水平线交点处。

主治:便秘,泄泻,腹痛,肠鸣。

④ 大包:脾经穴;脾之大络。

取法:腋中线上,当第 6 肋间隙处。

主治:胸肋疼痛,气喘,四肢无力。

⑤ 横骨:肾经穴;足少阴经、冲脉交会穴。

取法:耻骨联合上缘,腹正中线旁开 0.5 寸处。

主治:遗尿,阳痿,遗精,阴部痛,少腹满痛,小便不利或失禁。

⑥ 日月:胆经穴;胆募穴;足少阳经、足太阳经、阳维脉交会穴。

取法:乳头直下,当第 7 肋间隙处。

主治:胁肋胀痛,口苦吐酸,黄疸,胆石症。

⑦ 京门:胆经穴;肾募穴。

取法:侧腰部,第 12 肋游离端下缘。

主治:腰胁疼痛,阳痿,遗精,腹胀痛,小便不利,浮肿。

⑧ 期门:肝经穴;肝募穴;足厥阴经、足太阴经、阴维脉交会穴。

取法:乳头直下第 6 肋间隙。

主治:胁肋胀痛,胃痛吐酸,烦躁不安,腹胀,黄疸。

⑨ 章门:肝经穴;脾经穴;脏会穴;足厥阴经、足少阴经,带脉交会穴。

取法:侧腹部第 11 浮肋游离端的下缘。

主治:胁肋胀痛,呃逆吐酸,食欲不振,消化不良。

⑩ 会阴:任脉穴;任脉、督脉、冲脉交会穴。

取法:前正中线上,肛门与外生殖器连线中点。

主治:二便不利,痔疮,遗精,阳痿,月经不调。

⑪ 曲骨:任脉穴;任脉、足厥阴经交会穴。

取法:耻骨联合上缘中点。

主治:阳痿,遗精,月经不调,小便不通,遗尿,痛经。

⑫ 中极:任脉穴;膀胱募穴;任脉、足三阴经交会穴。

取法:腹正中线上,耻骨联合上缘上 1 寸。

主治:泌尿生殖系统疾病。

⑬ 关元:任脉穴;小肠募穴;足三阴经、任脉交会穴。

取法:腹正中线上,脐下 3 寸。

主治:阳痿,遗精,月经不调,带下不孕,尿频,遗尿,乏力,虚脱。

⑭ 气海:任脉穴。

取法:腹正中线上,脐下 1.5 寸。

主治:产后恶露不尽,痛经,不孕,遗精,阳痿,脱肛。

⑮ 神阙:任脉穴。

取法:肚脐中央。

主治:腹痛腹泻,卒中,虚脱,脱肛。

⑯ 下脘:任脉穴;足太阴经、任脉交会穴。

取法:腹正中线上,脐上 2 寸。

主治:胃痛呕吐,腹胀腹痛,肠鸣泄泻。

⑰ 中脘:任脉穴;胃募穴;腑会穴;手太阳、手少阳、足阳明经,任脉交会穴。

取法:腹正中线上,脐上 4 寸。

主治:胃痛呕吐,食欲不振,肠鸣泄泻,呃逆。

⑱ 巨阙:任脉穴;心募穴。

取法:腹正中线上,脐上 6 寸。

主治:胸痛心悸,恶心呕吐,失眠。

⑲ 鸠尾:任脉穴;任脉络穴。

取法:腹正中线上,脐上 7 寸,当胸骨剑突下凹陷中。

主治:胸痛心悸,恶心呕吐,癫痫。

⑳ 膻中:任脉穴;心包募穴;气会穴;足太阴经、足少阴经、手太阳经、任脉交会穴。

取法:前正中线上,两乳头连线中点平第 4 肋间隙处。

主治:胸闷,咳嗽喘急,胸痛,心悸,乳汁不足。

㉑ 天突:任脉穴;阴维脉、任脉交会穴。

取法:仰靠坐位,胸骨上端凹陷中。

主治:胸闷气喘,喉痒咳嗽,失语,瘿气。

㉒ 腹四穴:经外奇穴,共 4 个。

取法:以肚脐为中心,其上下左右旁开 1 寸处。

主治:急、慢性痢疾,腹胀腹痛,肠鸣泄泻。

㉓ 子宫穴:经外奇穴。

取法:中极旁开 3 寸,当子宫体两侧。

主治:不孕症,月经不调,子宫脱垂,痛经。

(3) 背腰部常用穴位

① 肩井:胆经穴;手、足少阳经,阳维脉交会穴。

取法:大椎穴与肩峰连线的中点。

主治:头项强,肩背痛,手臂不举,卒中,乳汁不下。

② 大椎:督脉穴;手、足三阳经,督脉交会穴。

取法:第 7 颈椎棘突下凹陷中。

主治:咳喘,热病,疟疾,癫狂,偏瘫,头项强痛。

③ 天宗:小肠经穴。

取法:肩胛区冈下窝中,当肩胛冈下缘与肩胛下角连线的上 1/3 折点。

主治:咳喘,乳少,肩背疼痛。

④ 长强:督脉穴;督脉络穴;足太阳经、足少阳经、足少阴经、督脉交会穴。

取法:俯卧,尾骨尖与肛门连线的中点。

主治:痔疮,便血,脱肛,癫痫,腰背痛。

⑤ 腰阳关:督脉穴。

取法:两髂骨最高点连线的中点,第 4 腰椎棘突下凹陷中。

主治:阳痿,遗精,遗尿,偏瘫,腰骶痛,下肢痿痹。

⑥ 命门:督脉穴。

取法:第 2 腰椎棘突下凹陷中,约平季肋下端。

主治:阳痿,遗精,月经不调,带下,小便失禁,五更泄,腰膝酸软疼痛。

⑦ 风门:膀胱经穴;足太阳经、督脉交会穴。

取法:第 2 胸椎棘突下旁开 1.5 寸。

主治:咳嗽喘息,发热头痛,项背强硬。

⑧ 肺俞:膀胱经穴;背俞穴。

取法:第 3 胸椎棘突下旁开 1.5 寸。

主治:咳嗽喘息,咯血,潮热,盗汗。

⑨ 厥阴俞:膀胱经穴;背俞穴。

取法:第 4 胸椎棘突下旁开 1.5 寸。

主治:胸闷心悸,心痛,咳嗽。

⑩ 心俞:膀胱经穴;背俞穴。

取法:第 5 胸椎棘突下旁开 1.5 寸。

主治:心痛心悸,失眠健忘,癔症。

⑪ 膈俞:膀胱经穴;血会穴。

取法:第 7 胸椎棘突下旁开 1.5 寸,平两肩胛下角。

主治:咳嗽喘息,吐血咯血,呕吐呃逆,饮食不下。

⑫ 肝俞:膀胱经穴;背俞穴。

取法:第 9 胸椎棘突下旁开 1.5 寸。

主治:肝区疼痛,黄疸,肋间神经痛,目疾,脊背痛。

⑬ 胆俞:膀胱经穴;背俞穴。

取法:第 10 胸椎棘突下旁开 1.5 寸。

主治:口苦咽干,胸胁胀痛,黄疸,胆绞痛,失眠,胆怯易惊。

⑭ 脾俞:膀胱经穴;背俞穴。

取法:第 11 胸椎棘突下旁开 1.5 寸。

主治:腹胀,呕吐,泄泻,水肿,黄疸,背痛。

⑮ 胃俞:膀胱经穴;背俞穴。

取法:第 12 胸椎棘突下旁开 1.5 寸。

主治:胃脘胀痛,恶心呕吐,腹胀肠鸣,胸胁疼痛。

⑯ 三焦俞:膀胱经穴;背俞穴。

取法:第 1 腰椎棘突下旁开 1.5 寸。

主治:腹胀肠鸣,泄泻完谷不化,呕吐,痢疾,水肿。

⑰ 肾俞:膀胱经穴;背俞穴。

取法:第 2 腰椎棘突下旁开 1.5 寸。

主治:阳痿,遗精,遗尿,月经不调,白带,腰膝酸软,失眠,耳鸣,浮肿,腰扭伤。

⑱ 气海俞:膀胱经穴。

取法:第 3 腰椎棘突下旁开 1.5 寸。

主治:腰背痛,腰扭伤,下肢痿弱,坐骨神经痛。

⑲ 大肠俞:膀胱经穴;背俞穴。

取法:第4腰椎棘突下旁开1.5寸。

主治:腹痛腹胀,肠鸣泄泻,便秘,腰痛。

⑳ 小肠俞:膀胱经穴;背俞穴。

取法:第1骶椎棘突下旁开1.5寸。

主治:遗精,遗尿,便血,白带,小腹胀痛,疝气,痢疾。

㉑ 膀胱俞:膀胱经穴;背俞穴。

取法:第2骶椎棘突下旁开1.5寸。

主治:小便不通,遗尿,遗精,便秘,泄泻,腰脊强痛。

㉒ 八髎穴:膀胱经穴。

取法:上、次、中、下髎穴依次在第1、第2、第3、第4骶后孔中,左右对称,共8个穴位。

主治:阳痿,遗精,小便不利,月经不调,痛经带下,腰骶疼痛,小儿麻痹后遗症,下肢痿痹。

㉓ 膏肓俞:膀胱经穴。

取法:第4胸椎棘突下旁开3寸。

主治:久病体弱,盗汗,哮喘,头晕目眩,咳血。

㉔ 志室:膀胱经穴。

取法:第2腰椎棘突下旁开3寸。

主治:阳痿,遗精,小便不利,水肿,腰脊强痛。

㉕ 华佗夹脊穴:经外奇穴。

取法:从第1颈椎到第5腰椎,每节椎骨棘突下旁开0.5寸各有1穴,左右共48穴。

主治:适应证范围较广。颈部和上胸部穴位主治头颈、心肺、上肢疾病,下胸部穴位治疗消化系统疾病,腰部穴位主治腰、腹、下肢疾病。

㉖ 腰眼:经外奇穴。

取法:直立,腰脊两旁微陷处,当第4腰椎棘突下旁开3~4寸处。

主治:腰部软组织损伤,坐骨神经痛,泌尿生殖系统疾病。

㉗ 定喘:经外奇穴。

取法:第7颈椎棘突下旁开0.5寸。

主治:慢性支气管炎,支气管哮喘,落枕。

㉘ 百劳:经外奇穴。

取法:大椎穴上2寸,旁开1寸。

主治:产后病,咳血,虚损,疟疾,颈肌痉挛或扭伤。

(4) 上肢常用穴位

① 尺泽:肺经合穴。

取法:屈肘,肘横纹上肱二头肌外侧缘。

主治:咳嗽喘息,咯血,胸闷,咽痛,肘臂挛痛。

② 孔最:肺经郄穴。

取法:尺泽与太渊连线上,太渊穴直上7寸。

主治:剧烈咳嗽,哮喘急性发作,咯血,咽痛。

③ 太渊:肺经输穴;原穴;脉会。

取法:掌侧腕横纹上,桡动脉搏动之外侧凹陷中。

主治:咳嗽喘息,咯血,咽喉肿痛,腕部运动障碍。

④ 列缺:肺经络穴;八脉交会穴之一,通于任脉。

取法:前臂桡侧桡骨茎突的上方,腕横纹上1.5寸。即左右手虎口交叉,一手示指压在另一手腕部桡骨茎突上,此时示指指尖所指的凹陷处即是本穴。

主治:咳嗽气短,咽喉肿痛,头项强痛,手腕无力,小便不利。

⑤ 鱼际:肺经荥穴。

取法:大鱼际赤白肉际交界处的第1掌骨掌侧中点。

主治:咳嗽咽干,感冒发热,手麻手颤,消化不良。

⑥ 少商:肺经井穴。

取法:拇指指甲缘与根部交界处的后外方。

主治:热病,咽喉肿痛,卒中,咳喘,癫狂。

⑦ 郄门:心包经郄穴。

取法:在前臂掌侧正中线上,腕横纹上5寸。

主治:胸痛心悸,呕吐,癫狂,五心烦热。

⑧ 间使:心包经经穴。

取法:前臂屈侧面正中线上,腕横纹上3寸。

主治:心痛心悸,胸闷烦躁,癫狂,疟疾。

⑨ 内关:手厥阴心包经络穴;八脉交会穴之一,通于阴维脉。

取法:掌侧腕横纹直上 2 寸,前臂正中两筋之间。

主治:各种心脏病,失眠,头晕,胃痛呕吐,肘臂痛。

⑩ 劳宫:心包经荥穴。

取法:握拳屈指时中指尖点处,位于手掌心,当第 2、第 3 掌骨之间。

主治:心痛,癫狂,晕厥,中暑,癔症,手掌多汗症。

⑪ 曲泽:心包经合穴。

取法:屈肘,肘横纹上肱二头肌内侧缘。

主治:热病烦躁,心悸心痛,胃痛呕吐,风疹。

⑫ 阴郄:手少阴心经郄穴。

取法:在前臂掌侧,腕横纹上 0.5 寸,尺侧腕屈肌腱的桡侧凹陷处。

主治:头痛,心悸,眩晕,鼻出血,吐血,失音。

⑬ 神门:心经输穴;原穴。

取法:腕横纹上尺侧腕屈肌腱之桡侧凹陷中。

主治:失眠健忘,心悸怔忡,心烦胁痛,癫痫,狂证。

⑭ 少海:心经合穴。

取法:屈肘,肘横纹内侧端与肱骨内上髁之间的凹陷中。

主治:失眠,心痛,癫狂,手臂麻木。

⑮ 合谷:大肠经原穴。

取法:第 1、第 2 掌骨之间,当第 2 掌骨桡侧中点。将一手拇指掌侧指关节横纹正对另一手拇指、示指间指蹼缘,此时拇指尖所切之处即是本穴。

主治:感冒发热,头痛牙痛,偏瘫,神经衰弱,口角㖞斜。

⑯ 手三里:大肠经穴。

取法:前臂桡侧,曲池前 2 寸。

主治:卒中偏瘫,肘臂痛,胃炎,泄泻。

⑰ 曲池:大肠经合穴。

取法:屈肘,肘横纹桡侧端与肱骨外上髁之间凹陷中。

主治:高血压,感冒发热,风疹,上肢偏瘫、麻木疼痛。

⑱ 臂臑:大肠经穴。

取法:上臂三角肌下端上方凹陷处。

主治:肩周炎,颈项拘急,瘰疬,眼病。

⑲ 肩髃:大肠经穴;手三阳经、阳跷脉交会穴。

取法:上臂外展至水平位时,当肩峰前下方凹陷处。

主治:肩周炎,肩扭伤,颈椎病,上肢偏瘫、麻木无力。

⑳ 少泽:小肠经井穴。

取法:手小指末节尺侧,距指甲角 0.1 寸(指寸)。

主治:乳少,乳腺炎,昏迷,胸胁痛,喉痹。

㉑ 后溪:小肠经输穴;八脉交会穴之一,通于督脉。

取法:握拳,第 5 掌指关节后横纹头赤白肉际处。

主治:急性腰扭伤,疟疾,头项强痛,手指挛急不伸。

㉒ 养老:小肠经郄穴。

取法:屈肘,前臂旋后,掌心对胸,在前臂伸侧面尺骨小头桡侧缝隙中。

主治:肩臂痛,目视不明,落枕。

㉓ 小海:小肠经合穴。

取法:尺骨鹰嘴与肱骨内上髁之间凹陷中,拨之有麻木感。

主治:前臂后外侧疼痛,头痛目眩,耳鸣耳聋。

㉔ 中渚:三焦经输穴。

取法:手背第 4、第 5 掌骨间,掌指关节后凹陷处。

主治:头痛,目赤,耳鸣耳聋,咽喉肿痛,热病。

㉕ 阳池:三焦经原穴。

取法:腕背横纹,当第 4、第 5 掌骨间凹陷处。

主治:头痛,目赤,耳鸣耳聋,喉痹,腕背无力。

㉖ 外关:三焦经络穴;八脉交会穴之一,通于阳维脉。

取法:手背侧腕横纹正中直上 2 寸,尺、桡骨之间。

主治:热病头痛,耳鸣耳聋,目痛胁痛,手颤指痛。

㉗ 支沟:三焦经经穴。

取法:在前臂背侧,腕背横纹上 3 寸,尺、桡骨之间。

主治:热病,咽肿,胸胁痛,便秘,肘臂痛。

㉘ 肩髎:三焦经穴。

取法:上臂水平外展时,肩峰后下方的凹陷处。

主治:肩臂重痛伸举困难,上肢麻木、偏瘫。

㉙ 十宣:经外奇穴;两手共 10 穴。

取法:两手十指的尖端正中。

主治:中暑昏厥,卒中昏迷,热病咽痛,指端麻木。

㉚ 四缝:经外奇穴;两手共 8 穴。

取法:在第 2~5 指掌侧,近端指关节的中央。

主治:小儿食积,消化不良蛔虫病等消化系统疾病。

㉛ 八邪:经外奇穴;两手共 8 穴。

取法:微握拳,手背各指缝间,指蹼缘后方赤白肉际处。

主治:头痛如劈,牙痛,咽痛,手指肿痛、麻木震颤。

㉜ 落枕:经外奇穴。

取法:手背第 2、第 3 掌骨间掌指关节后 0.5 寸处。

主治:落枕,偏头痛,胃痛。

㉝ 二白:经外奇穴。

取法:腕横纹上 4 寸,当桡侧腕屈肌腱两侧缘。

主治:痔漏下血,里急后重,或痒或痛,脱肛。

(5) 下肢常用穴位

① 足三里:胃经合穴。

取法:屈膝,外膝眼(犊鼻)下 3 寸,距胫骨前嵴 1 横指。

主治:各种消化系统疾病,虚劳体瘦,半身不遂。

② 犊鼻:胃经穴。

取法:屈膝,当髌骨下缘髌韧带之外侧凹陷中。

主治:膝痛,麻木,屈伸不利,脚气。

③ 伏兔:胃经穴。

取法:股前部,当髂前上棘与外膝眼的连线上,髌骨上 6 寸处。

主治:下肢瘫痪,膝关节炎,股外侧皮神经炎。

④ 上巨虚:胃经穴;大肠下合穴。

取法:足三里下 3 寸。

主治:腹部胀痛,肠鸣泄泻,痢疾,便秘,半身不遂。

⑤ 条口:胃经穴。

取法:外膝眼直下8寸,当小腿前外侧中点,胫骨嵴旁1横指处。

主治:肩周炎,下肢痿痹。

⑥ 下巨虚:胃经穴;小肠下合穴。

取法:上巨虚直下3寸。

主治:小腹痛,腰脊痛引睾丸,下肢痿痹,乳痈。

⑦ 解溪:胃经经穴。

取法:足背与小腿交界处的横纹中央凹陷中,当踇长伸肌腱与趾长伸肌腱之间。

主治:头面水肿,头痛眩晕,腹胀便秘,下肢偏瘫。

⑧ 丰隆:胃经络穴。

取法:犊鼻与解溪连线的中点外侧1横指处。

主治:咳嗽痰多,胸闷气喘,下肢痿痹,偏瘫。

⑨ 内庭:胃经荥穴。

取法:足背第2、第3趾缝端。

主治:胃热口臭,牙痛,三叉神经痛,肠炎,便秘。

⑩ 环跳:胆经穴;足少阳经、足太阳经交会穴。

取法:股骨大转子与骶管裂孔连线的外1/3折点处。

主治:下肢风湿痹痛,下肢痿弱偏瘫。

⑪ 风市:胆经穴。

取法:在大腿外侧部的中线上,当直立垂手时中指尖处。

主治:坐骨神经痛,股外侧皮神经炎,下肢痿痹。

⑫ 阳陵泉:胆经合穴;筋会。

取法:膝部外下方,腓骨小头前下方凹陷中。

主治:胁肋胀痛,口苦吞酸,膝肿痛,下肢偏瘫麻木。

⑬ 光明:胆经络穴。

取法:小腿外侧面,外踝上5寸,腓骨前缘凹陷处。

主治:夜盲,视神经萎缩,白内障,下肢疾患。

⑭ 悬钟:胆经穴;髓会。

取法:外踝直上3寸,小腿外侧腓骨前缘。

主治:腿膝疼痛,下肢偏瘫,胸腹胀满,胁痛。

⑮ 承山:膀胱经穴。

取法:用力伸小腿时,当小腿后肌腹下出现人字交角处,即委中下 8 寸,当委中与跟腱后外踝水平处连线的中点。

主治:腰痛,小腿抽筋,痔疮。

⑯ 隐白:脾经井穴。

取法:在足大趾末节内侧,距趾甲角 0.1 寸(指寸)。

主治:月经过多,泄泻,腹胀,气喘,癫狂。

⑰ 公孙:脾经络穴;八脉交会穴之一,通于冲脉。

取法:足内侧第 1 跖趾关节后,第 1 跖骨基底前下缘凹陷处。

主治:痛经,胎盘滞留,胃痛,肠炎,胸胁胀痛。

⑱ 三阴交:脾经穴;足三阴经交会穴。

取法:内踝尖上 3 寸,胫骨内侧面后缘。

主治:腹胀,肠鸣,泄泻,月经不调,痛经带下,不孕,难产,阳痿,遗精,癃闭,遗尿,下肢疼痛、偏瘫。

⑲ 阴陵泉:脾经合穴。

取法:胫骨内侧髁下缘凹陷中。

主治:腹胀泄泻,黄疸,水肿,癃闭,遗尿,膝痛。

⑳ 血海:脾经穴。

取法:大腿内侧部,髌骨内上角上 2 寸,当股内肌隆起处。

主治:月经不调,荨麻疹,湿疹,皮肤瘙痒,贫血。

㉑ 地机:脾经郄穴。

取法:阴陵泉直下 3 寸。

主治:痛经,小便不利,月经不调,腹痛。

㉒ 委中:膀胱经合穴。

取法:在腘横纹中点,当股二头肌肌腱与半腱肌肌腱之间。

主治:腰痛,腘筋挛急,下肢痿痹偏瘫,膝痛,腹痛吐泻。

㉓ 涌泉:肾经井穴。

取法:蜷足时,足底前 1/3 处凹陷中,第 2、第 3 跖骨间。

主治:中暑,晕厥,癫狂,癔症,小儿惊风,下肢瘫痪,高血压。

㉔ 然谷:肾经荥穴。

取法:内踝前下方,当舟骨粗隆下凹陷处。

主治:扁桃体炎,咽喉炎,膀胱炎,胸胁胀痛。

㉕ 太溪:肾经输穴和原穴。

取法:内踝尖与跟腱之间凹陷中,平内踝尖处。

主治:阳痿,遗精,小便频数,月经不调,失眠,哮喘,咽干少津。

㉖ 照海:肾经穴;八脉交会穴,通于阴跷脉。

取法:内踝正下缘凹陷中。

主治:小便频数,月经不调,目赤肿痛,失眠,咽喉干涩。

㉗ 复溜:肾经经穴。

取法:小腿内侧面,太溪上 2 寸,跟腱前缘凹陷处。

主治:肾炎,尿路感染,咽干,盗汗,腹胀腹泻,耳鸣耳聋。

㉘ 太冲:肝经输穴和原穴。

取法:足背第 1、第 2 跖骨结合部之前凹陷中。

主治:头痛,目眩,胁痛,失眠,惊厥,目赤肿痛。

㉙ 大敦:肝经井穴。

取法:踇趾外侧,距趾甲角 0.1 寸。

主治:血崩,疝气,阴中痛,遗尿,少腹痛。

㉚ 行间:肝经荥穴。

取法:足背第 1、第 2 趾间,趾蹼缘的后方凹陷处。

主治:头晕目眩,腹胀胁痛,癫痫,惊风,目疾。

㉛ 蠡沟:肝经络穴。

取法:小腿内侧面,内踝上 5 寸,当胫骨后缘凹陷处。

主治:胁痛,少腹痛,盆腔炎,月经不调,崩漏。

㉜ 曲泉:肝经合穴。

取穴:屈膝时内侧横纹头上方凹陷处。

主治:高血压,肾炎,前列腺炎,小便不利,遗精。

㉝ 胆囊穴:经外奇穴。

取法:阳陵泉穴下 1 寸处,当腓骨小头前下方直下 1~2 寸压痛最明显处。

主治:急、慢性胆囊炎,胆石症,胃窦炎,胁肋痛。

㉞ 阑尾穴:经外奇穴。

取法:足三里下 2 寸,当足三里与上巨虚两穴之间压痛最明显处。

主治:急、慢性阑尾炎,胃脘痛,下肢痿痹,足下垂。

㉟ 鹤顶:经外奇穴。

取法:膝盖骨尖上,屈膝于髌骨上缘中点上方之凹陷处取之。

主治:鹤膝风,两足瘫痪无力,膝关节酸痛。

㊱ 膝眼:经外奇穴。

取法:屈膝,于膝关节伸侧面,髌韧带两侧之凹陷中取之,称内膝眼及外膝眼,外膝眼相当于犊鼻穴。

主治:膝关节酸痛,鹤膝风,腿痛,卒中。

7. 选穴配方原则

(1) 治疗原则

① 辨证与辨经:辨证论治是中医学的精华,是中医临证思维的主要规范。在施治之前应该按中医辨证体系进行经络辨证、脏腑辨证等。证包括患者自诉的症状和术者所能诊察到的体征。辨证,就是对这些疾病现象进行具体的分析和判断,以求得对疾病本质的了解,从而有针对地进行治疗,其中经络辨证(即辨经)对刮痧治疗尤为重要,它是临床选穴配伍的前提与主要依据。由于经络的沟通,人体脏腑之间以及脏腑同体表之间存在着密切的联系,一旦脏腑发生病变就能通过经络反映于体表。所以通过探察体表出现的压痛、结节、皮色和皮温等改变,结合临床病候,再依据经络循行的部位和脏腑生理病理的特点,就能辨别病证的性质与部位。如头痛一证可因疼痛部位不同而分为性质不同的阳明头痛、少阳头痛、厥阴头痛、太阳头痛,治疗则以相应的经穴为主。另外,还可根据经络的特异联系进行辨证,如舌尖赤痛提示心火上炎,耳聋、足跟痛反映肾虚等。

② 正治与反治:主要遵循的是正治法则,如寒者温之、热者凉之、实者泻之、虚者补之等,即逆病势而论治。在施治时,除要讲究腧穴配伍外,还应正确地掌握补泻的术式及其方法。除了正治法则外,在某些特定情况下也可用反治法则,即顺从疾病证候而治之,如热因热用、寒因寒用、通因通用等,是按治病求本原则而设立的一种变法,其本质仍然是逆病势而施治。

③ 治本与治标:应用原则应遵循"急则治其标,缓则治其本"。一般先病是

本,后病是标;主证是本,兼证是标;内病是本,外感是标。一般情况下,治疗应以治本为主,或治本与治标兼顾,特殊情况下则以治标为主。如哮喘发作时,当以治标为先,宜宣肺平喘,取大椎、肺俞、风门、定喘等穴,待症状缓解后则宜治其本,宜健脾补肾益气,可取背俞、气海、关元、太溪等穴治疗。

④ 局部与整体:局部治疗一般是对局部症状的治疗而言,如口角歪斜取地仓、颊车,鼻塞取迎香等。解除这些症状,将有利于全身性疾患的治疗。整体治疗多针对病证的发病机制的治疗而言。临床往往采用局部治疗与整体治疗相结合的方法,有利于提高疗效,如治疗类风湿关节炎,多采用局部选穴(病变关节周围)与整体选穴(温阳益气、健脾补肾为主)相结合治疗。若从穴位的主治性能来看,某些穴位仅能主治局部病证,如攒竹、颧髎治目疾、面痛等。某些穴位不仅能治局部病证,而且可治全身性疾病,如大椎除治项背痛之外,还对全身性疾病有治疗作用。因此,必须熟悉穴位的主治性能,才能在临床中合理、灵活地加以应用。

(2) 选穴原则 治疗时的选穴与配伍,要在辨证立法的基础上,在上述治疗原则的指导下进行。一般可概括为近部取穴、远部取穴和随证取穴三个方面,均以经络学说为依据,应用时可合可分。

① 近部取穴:指选取病痛局部或邻近的穴位。如肘痛取曲池、天井;膝痛取犊鼻、阳陵泉;牙痛取颊车、下关;鼻病取迎香、印堂等。如病痛局部有炎性病灶、创伤、瘢痕时,宜选用邻近穴位。

② 远部取穴:指选取远离病痛部的穴位,一般以肘、膝以下的穴位为主。根据脏腑经络学说取穴,如胃脘痛取内关、足三里;腰痛取委中、昆仑等。

③ 随证取穴:指针对不同证候来取穴。多针对全身性的某些疾病,结合腧穴的特殊作用而取穴,如外感发热,可取大椎、合谷;身体虚损,可取气海、关元、足三里;昏迷取水沟、十宣等。某些特定穴,如八会穴、各经五输穴均各有主治,临床均可随证取穴。

(3) 配穴方法

① 前后配穴法:前指胸腹部,后指腰背部。一般针对病痛所在的胸腹(前)和腰背(后)部的穴位,凡与病情相适应的都可选用,如胃病,前面取中脘,后面取胃俞。前后配穴可以俞募为代表,但不限于俞募。临床上,前后可以同用,也可根据病情分别选用,或与其他配穴法同用。

②　表里配穴法：表指阳经，里指阴经，表里两经相配，能增强穴位的协同作用，如胃病取足三里与公孙等。除一般的表里经穴外，还有原络配穴法，即某经的病证，取其本经的原穴为主，配用其表里经的络穴为辅，如肺经病证取肺经原穴太渊，配大肠经络穴偏历等。表里配穴还包括表经病证取里经穴，里经病证取表经穴及表里经相透。

③　上下配穴法：上指上肢和腰部以上穴，下指下肢和腰部以下穴。上、下肢配穴应用最广。如胃病，上肢配内关，下肢取足三里。

④　左右配穴法：由于左右两侧经络穴位相对应，因此临床上对于内脏病证的取穴，一般均左右配伍以加强作用。左右交叉取穴则是远道取穴法的一种。

⑤　远近配穴法：在选穴原则中也已提到近取和远取法，临床上两者常相互配合。如膀胱病取中极、次髎是近取，取三阴交、阴陵泉是远取，两者参合就是远近配穴法。

第三节　整体治疗观

1. 刮痧与调节

刮痧疗法是根据中医十二经络及奇经八脉施以调节，以经络学说为指导，以辨证施刮为核心，从整体调节观出发，在人体特定部位或区域施以一定的运板技巧和补泻手法，进而使经络通畅，阴阳气血平衡，扶正祛邪而使疾病自愈的一种非药物治疗保健法。刮痧施治的部位都位于人的体表，所以刮痧与经络学说的十二皮部关系尤为密切。皮部是指经络系统在皮肤的分部，它具有两种意义，一是整体性的，一是指局部性的。整体性说明皮部为人体暴露于外面的最浅表部分，是机体直接接触外界，且对外界气候等变化最敏感的组织，并对这些变化具有调节和适应功能，起着保卫机体、抵抗外邪、"卫外而为固"的作用。皮部所以具有这种作用，主要是依靠人体"正气"的力量，特别是卫气的功能。《内经》记载：卫气"循于皮肤之中""充皮肤"等。卫气调和，则"皮肤调柔，腠理致密矣"，故外邪不能侵袭，即所谓"正气存内，邪不可干"。皮部的局部性含义是十二经脉在体表的分布范围。皮部和经络不同之处，在于经脉是呈线状分布,络脉是呈网状分布,而皮部则着重于面的划分,因而比经络更为广泛,这也是刮痧疗法适应证广、通俗易学的原因之一。中医学认为凡是经络的局部疾患,多与所统辖的皮部有一定关系。如《素问·皮部论》载:"邪客于皮,则腠理开,开则邪入客于络脉;络脉满则注于经脉;经脉满则入舍于府藏也,故皮者有分部,不与,而生大病也。"说明不同经脉的皮肤部位同其所属的络脉、经脉的局部疾患的形成是不可分割的。局部疾患如果没有得到很好的治疗,则病邪蔓延,可以进入五脏六腑,也会"生大病",阐述了局部与整体的辩证关系,体现了中医学的整体观念。整体与局部之间又互为影响,外感疾患,表邪可以入里,而里邪也可以出表,在治疗上不仅病邪在表的应当发汗解表,即使邪已入内的,治疗也有"透热转气""战汗透邪"的方法,使病邪由里达表,通过皮部而汗解。《素问·五脏生成论》载,皮部是"卫气之所留止,邪气之所客也,针石缘而去之"的所在。临床治疗就是要充分发动卫气的作用,故《灵枢》曰:"审察卫气,为百病母。"把卫气放在抵抗外邪、治愈疾病的首要地位。刮痧即是通过刮拭特定的皮部,一方面加强了体内经气的运行,使人体正气得以充实,而起到扶持正气、增强抗病能力之目的;另一方面使皮肤腠理得以开泄,为病邪的排除开通了道路,以达到祛除病邪之目的。

刮痧疗法采用刮拭人体的特定部位而激发人体经气,通过经络系统的传导,加强了体表与体内的相互协调,也加强了体内各脏腑、组织器官之间的相互协调,以纠正人体阴阳的偏盛偏衰现象,使人体阴阳达到相对平衡的状态。刮痧为非药物疗法,其之所以能治病,关键在于调节。从经络腧穴理论讲,刮痧疗法是通过对穴位及其周围浮络、皮部的刺激,调整相应的脉络,通过经络的传导由表及里地调节、疏通经络,运行气血,调节脏腑功能,使病变的组织器官得到良性调整,提高人体的正气以增强抗病能力,从而达到防病治病的目的。从现代医学的观点来看,刮痧治病离不开神经、体液的综合调节。刮痧主要通过手法来刺激皮下毛细血管和神经末梢,使冲动传入中枢神经系统而产生兴奋,发挥其正常调节功能,亦可刺激局部毛细血管、淋巴管,加强局部和全身的血液和淋巴循环,促进全身的新陈代谢,增强免疫功能。概括地讲,刮痧疗法是通过对人体特定部位或区域的刺激,激发机体的抗病能力以抵御各种致病因素的作用,调节机体失常的功能使之趋向平衡的正常化,功能亢进时使之减弱,功能低下时使之加强,即双向调节作用,达到防治疾病的目的。

2. 整体疗法简介

整体就是统一性和完整性。中医学非常重视人体本身的统一性、完整性及其与自然界的相互关系,认为人体是一个有机的整体,构成人体的各个组成部分之间,在结构上是不可分割的,在功能上是相互协调、相互为用的,在病理上是相互影响的。同时也认识到人体与自然环境有密切关系,人类在能动地适应自然和改造自然的斗争中,维持着机体的正常生命活动。机体整体统一性的形成,是以五脏为中心,配以六腑,通过经络系统"内属于脏腑,外络于肢节"的作用而实现的。人体某一局部区域内的病理变化,往往与全身脏腑、气血、阴阳的盛衰有关。由于各脏腑、组织、器官在生理、病理上的相互联系和影响,决定了在诊治疾病时,也必须从整体出发,才能采取适当的措施。根据疾病的发生、发展,临床治疗不外乎扶正祛邪、调整阴阳、调整脏腑功能、疏通经络、调理气血。

(1) 扶正祛邪 疾病过程,从正邪关系来说,是正气与邪气矛盾双方互相斗争的过程。邪正斗争的胜负,决定着疾病的进退。邪胜于正则病进,正胜于邪则病退。因而治疗疾病,就应扶助正气,祛除邪气,改变邪正双方的力量对比,使之有利于疾病向痊愈方向转化,所以扶正祛邪是临床治疗的一个重要法则。所谓扶正,即是扶助正气,增强体质,提高机体抗邪能力,本书所述项丛刮、肩胛环、培元刮、骶丛刮、膻中刮、三脘刮、天元刮、足三里等都有很好的扶正作用。

(2) 调整阴阳 疾病的发生,从根本上说是阴阳的相对平衡遭到破坏,出现偏盛偏衰的结果。对于阴阳的偏盛偏衰,《素问·至真要大论》指出,应"谨察阴阳所在而调之,以平为期"。因此,调整阴阳,补偏救弊,恢复阴阳的相对平衡,促进阴平阳秘,乃是临床治疗的根本法则之一。由于阴阳是中医辨证的总纲,疾病的各种病理变化亦均可以阴阳失调加以概括,因此广义来讲,诸如解表攻里、升清降浊、寒热温清、虚实补泻、调和营卫、调理气血等治疗方法,都属于调整阴阳的范围。调整了机体的阴阳,脏腑组织的精、气、神活动就能归于正常,从而达到防治疾病的目的。

(3) 调整脏腑功能 人体是一个有机整体,脏与脏,脏与腑,腑与腑之间在生理上是相互协调、相互促进的,在病理上则相互影响。当某一脏腑发生病变时,会影响别的脏腑功能。故在治疗时,应注意调整各脏腑之间关系,使其功能协调,以维持人体正常的生理功能,才能收到较好的治疗效果。刮痧疗法中,项丛刮、肩胛环、培元刮、骶丛刮、膻中刮、三脘刮、天元刮、曲池、内关、神门、足三里、三阴交、太冲等都能通过调整脏腑功能,而起到治疗疾病的作用。

(4) 疏通经络、调理气血 经络"内属于脏腑,外络于肢节",是五脏六腑与体表肌肤、四肢百骸相互联系的通道,有行气血、营阴阳、濡筋骨、利关节之功;气血是各脏腑及其他组织功能活动的主要物质基础,气血各有其功能,又相互为用。一旦经络气血功能失调,破坏了人体正常的生理功能,便会引发多种疾病。因而疏通经络、调理气血是临床常用的治疗法则之一,它贯穿于刮痧疗法的始终,即各个部位、穴、区、带的刮治方法均寓意着疏通经络,调理气血。

整体疗法就是综合了上述四项治疗原则的一组刮治方法,包括项丛刮、肩胛环、培元刮、骶丛刮、膻中刮、三脘刮、天元刮及曲池、内关、神门、足三里、三阴交、太冲等穴,通过这些特定部位及腧穴的刮拭,能激发人体经气,通过经络系统的传导,加强了体表与体内的相互协调,也加强了体内各脏腑、组织器官之间的相互协调,以纠正人体阴阳的偏盛偏衰,使人体阴阳达到相对平衡的状态,调节脏腑功能,运行气血,使病变的组织器官得到良性调整,提高人体的正气以增强抗病能力,从而达到防病治病的目的。整体疗法适宜于各系统疾病的治疗,尤其是一些慢性病、疑难病,用其他治疗方法效果欠佳者,不妨用整体疗法试治,坚持刮拭往往能起到意想不到的效果。此外,整体疗法对于体质虚弱者,还有强身防病的保健作用。

在刮板对经络穴、区、带的良性刺激作用下,利用经络系统密切联系周身并具有运行气血、反应变异、传导刺激等作用。夫十二经脉者,内属于脏腑,外络于肢节,构成了贯串上下、沟通内外、联系四肢百骸的一个完整的循环系统、反应系统与调节系统。特刮紧扣上述理论组成特殊形式的穴、区、带进行刮拭,使之出痧。这一过程实际上是一种人为的使血管扩张过程,血流外溢形成痧象,此痧象至数日即可自行消退,而起到自家溶血作用,形成一种新的刺激,从而加强了局部新陈代谢,具有消炎作用。

第四章
刮痧基本运板法

刮、揉、点、按、挑、敲、拍、摩、弹拨,风格各异,"板压"为准绳,运板技巧应规范施之。单一式运板为母法,可派生出多种复合性运板法,复合性运板法增疗效。先学形似,再重神似。持之以恒,滴水穿石。一分功夫,一分疗效。

以往诸家,关于运板手法少有提及,其实刮痧之妙,尽在运板,精于此,则刮痧之道尽矣。

刮痧治病、保健,随刮拭部位之不同、运板方法不同而疗效各异。正确的运板方法决定刺激强度(板感),患者觉酸、胀、重、痛,配合选取相应的穴、区、带是取得临床疗效关键之所在。

刮痧基本运板法分单一式运板法(9种)和复合性运板法(3种)两大类。

刮痧基本运板法中,单一式运板法是刮痧临证时最基本、最常用、最主要的刮痧运板手法,可单独应用于临床施刮中,亦可与其他运板方法结合运用,如点揉法、弹拨法等手法。复合性手法是以两种或两种以上不同类型的单一式运板法复合而成的刮痧运板手法。复合性手法较单一式手法为好,弥补单一式手法之不足。本章目的是让初学者有章可循,逐步锻炼每个运板手法的操作技巧和功力、耐力。临证时根据病情选择相应的运板方式和手法,才能充分发挥刮痧治病保健的最佳治疗作用,因而基本刮痧运板法,作为刮痧临床必备之防病、治病、保健、康复的主要工具和手段,更是初学刮痧者必须下苦功练习的。

刮痧基本运板法作为刮痧术中一种特定的运板技巧动作,要能熟练地掌握其技巧与功能,绝非易事,初学者必须进行认真的、严格的、刻苦的练习和一定时间的临证锻炼,注重实践。尤其是复合性手法,其临床疗效较单一式运板手法为好,能弥补单一式运板手法之不足,而增强和提高刮痧临床疗效,故对复合性运板手法必须经长期、反复、刻苦的练习,才能做到手随心转,法从手出,运用自如,并取得良好的治疗效果。滴水穿石,一分功夫,一分疗效,来不得半点虚假,无巧可讨。唯有学、练、用、悟、记。方法是:多看老师演习带教,多看运板手法要领和要求及运板动作技巧,多练臂力、腕力、指力、渗透力,多在自己身上找板感,多参加临床实践。"熟读王叔和,不如临证多",实践才能出真知。

第一节　刮法

刮法为本疗法最常用的基本运板法,广泛地运用于临床各科及人体各部位。刮法临床分直接刮(治疗刮)、间接刮(治疗保健两用)、保健刮(另述)3 种。直接刮为临床最常用的一种刮拭方法,直接刮拭在患者皮肤之上。以肩胛环为例:患者取俯坐位或俯卧位均可,如能在刮拭前做好皮肤清洁工作更好,充分暴露背部被刮拭部位的皮肤,术者按操作规程、运板方式进行刮治。先刮督脉经一行,应以轻手法刮拭。如患者特瘦或椎骨棘突高起,可用刮板厚角沿脊柱两侧贴骨刮(佗脊刮法)进行刮拭,如症情需要亦可在两棘突间进行点按或挑刮,可增强临床疗效。间接刮即隔衣刮(用于成人保健刮),或隔着事先准备好的清洁手帕等薄型棉制品布料,该法一般应用于婴幼儿为多。其操作方法为:在需刮拭部位先垫上清洁柔软的薄布一块,然后以轻手法在布上朝一个方向进行刮拭。速度宜慢,力度宜轻,边刮边掀开薄布巾进行检查,见痧痕即止,再换另一部位以同样的方式进行刮拭。该刮法因刮拭对象皮肤娇嫩,除能保护患者皮肤外,同样具有刮痧功效。

1. 定义

以刮板的薄边、厚边或棱角在人体表面皮肤上,进行直行或横行的由上而下、由内向外、朝一个方向反复进行刮拭的刮痧手法称为刮法。

2. 刮拭角度

刮板与所刮部位的皮肤呈 45°~90°角。

3. 运板要领

术手一把抓式握板,以头部刮法为例,辅手固定于被刮部位的对侧,沉肩、垂肘、运腕、用指,以腕力作用于刮板,紧贴被刮部位的穴、区、带上,用刮板薄边前(后)1/3处着力于被刮部位,单方向、直线、快速刮动。

按刮板对肌肤的接触面大小不同,又分为角刮法——接触面积小,刺激强,出痧快;面刮法——以刮板的前(后)1/3处作用于被刮肌肤之上,而后作由上而下或由内向外的单方向、直线、快速刮拭,沿途用力一致,刮拭面尽量拉长。

4. 临床应用

刮法为临床最常用的运板法之一,是指在体表特定部位,规范运板进行刮拭,使局部皮肤潮红至渐现"痧痕"的刮痧运板方法。一般采用腕力,治疗中要与患者交流,根据患者的反应及痧象随时调整"板压",以达到预期的治疗效果。运板技巧娴熟,刮治时患者不觉痛楚且有一种舒适感,可用于人体表面比较平坦部位的穴、区、带上。如:背部、腰骶部、头面部、胸腹部和四肢。

刮法具疏经通络、调和气血、解表透肌、改善微循环、调整脏腑功能、平衡阴阳、放松肌肉、滑利关节、镇静止痛、养颜美容、消除疲劳等作用。

5. 注意事项

纵观非药物疗法,作用力是其关键。针灸以针为工具,刮痧则以板为工具。如何运好这块板,是取得刮痧临床疗效的重要一环。刮痧运板强调"渗透有知",那么,临刮时就必须对所刮穴、区、带之皮肤要有一定的"按压力"(板压),这是因为经络和穴位在人体有一定之深度,因而"板压"是重中之重,必须使刮拭的作用力渗透到深层组织中去,才能更好地发挥其疏通经络之作用。"板压"之应用是灵活的、相对的、辨证的,兹提出下列各点供参考。

(1) 一把抓式握板,拇指置于刮板角侧是关键,这样便于发力又可减轻术者疲劳。"板压"是刮痧诸因素之最,但绝不是按压力越大越好,应视病情、患者体质、耐受程度而各异,操作时,刮板要紧贴肌肤,动作轻巧,轻灵勿滞,均匀柔和,沿途用力一致。做到落板不要敲,起板不忘点、按、上扬功。在骨骼凸起部位,阴经循行部位,皮下脂肪较薄的部位及敏感性穴位如合谷、血海、太冲等处,"板压"就需相对减轻。

(2) 由于刮板直接接触皮肤进行刮拭,因而更应注意保护皮肤,施刮时应首先涂以介质(刮痧活血剂),避免皮肤破损。

(3) 一般刮拭至皮肤呈现紫红色痧或有瘀血红斑即可,以自然出痧为好,而不强求出痧。

(4) 刮痧运板两要素——运腕与板压。

① 运腕:为刮痧运板之关键,较难掌握,无巧可取,唯不断练习,首先在自己身上找板感,在亲友身上练习,日积月累,滴水穿石。运腕的关键在"悬""松""发"三字。

"悬":即悬腕,运板时腕部切勿绷紧,自然放松,要求用自然压力,切不可施暴力。

"松":即腕关节自然放松,腕部略悬屈,同时保持术者正确姿势,沉肩、垂肘、运腕、用指一气呵成。

"发":在以上正确运板技巧的基础上,腕部要有一个明显的向下"按压"之势,这个按压力通过大鱼际根部、大拇指掌指关节处而发出,作用于被刮拭部位,持续通过腕、肘关节的有节奏屈伸,带动腕部自然而有节奏地呈单方向、直线、快速刮拭。

② 板压:滴水穿石,熟能生巧。首先要在自己身上找板感,在亲友身上练习,腕部有一个明显而又恰当的下压之势,总之,要正确掌握好沉肩、垂肘、运腕、用指。同时,要不断虚心听取患者感受,更正不足之处。

(5) 治疗刮时必需在所刮部位先涂刮痧活血剂,以防干刮而伤及肌肤。

(6) 正确的运板方法是单向、直线、快速刮拭,沿途不可有空板、跳板,刮拭面应尽量拉长,沿途用力一致。若术者感知板下有结节、气泡感时需在该处作按、揉、推等手法刮拭,可增强治疗效果(详见第七章)。

刮法是刮痧运板入门之法,必须常习之,运用好。

第二节 按法

按法运板技巧需领悟要从施术部位的皮肤表面向深层垂直用力, 按而留之,运板刺激可浅至皮肤,深达筋骨。稳而持续,刺激量充分达到深部。

1. 定义

用刮板厚面棱角侧端按压而着力于体表的特定部位和穴位上, 采用逐渐用力加压下按的手法,按而留之,称为按法。

2. 刮拭角度

按法为一把抓式握板,用刮板厚角一侧(板与肌肤接触面积较点法为大),约呈 60°~70°角对准所需运板施治的穴、区部位之上。

3. 运板要领

(1) 沉肩、垂肘、运腕、用拇指指腹部紧贴刮板厚角一侧,施刮时以拇指指腹及大鱼际根部紧贴刮板发力而作用于治疗部位之上。

(2) 垂直用力,向下按压,按而留之,要有一定的节律性,使刺激量(板压)充分渗透到肌肤直达组织深层,此时患者有酸、麻、胀、重和酸痛感,持续两三秒,如此反复进行。

(3) 用力要求平稳而持续,亦可呈有节奏性按压,必须逐渐起板,减少"板压",在转换压力时不宜突然起板而减轻压力。切忌迅猛地施"暴发力"动作,迅猛施力会造成组织损伤,给患者造成不必要的痛楚。一般每个部位按压 7~9 次即可。

4. 临床应用

按法在刮痧运板技巧中仅次于刮法,为临床常用运板手法之一,在某种意义上说适用于全身各部位,尤以要穴、阿是穴更为常用。在复合性手法中按法更占主导地位。

按法具有行气活血、开通闭塞、放松肌肉、镇静安神、缓急止痛之功效。常用于治疗各种急性疼痛病证。

(1) 头痛 除刮拭四神延、颞三片、维风双带、项丛刮外,可用刮板厚角侧按揉合谷、太阳、头维、风池等穴。

(2) 牙痛 除刮拭项丛刮、颌带刮外,可按揉颊车、下关、合谷、内庭、阿是穴。

(3) 胃痛 除刮三脘刮、肩胛下环外,可按揉足三里、三阴交、公孙穴。

(4) 胆石症疼痛 刮拭肩胛下环外,按揉阳陵泉、胆囊穴,背部右侧第 8、第 9 胸椎旁之压痛点,重点施以点、按、揉,一般采用较重手法按揉之。

(5) 痛经 刮三脘刮、天元刮、骶丛刮外,重点按揉双侧足三里、三阴交、公孙、内关穴可获佳效。

5. 注意事项

(1) 取穴要准确。

（2）临证运板时务必注意按压的方向，一定要垂直用力向下按压。

（3）按压的力量，必须由轻渐重，平稳而持续并逐渐增加。

（4）按而留之，切不可突然起板，应逐渐减轻"板压"而轻轻起板，在结束时，辅以轻揉片刻。

第三节　推法

常用于刮痧、拔罐后的消灶法中，即刮痧拔罐后机体已形成的病灶点（详见第七章），用刮板厚角端之侧面在人体皮肤表面特定部位（穴、区、阳性反应物）稍施压力，从中心边缘有节奏地推向前方，多次反复而逐渐使其消除。

1. 定义

以刮板厚角侧端呈 40°~45°角紧贴施治部位，着力于穴、区或某一部位之上，用适当的"板压"，缓慢地进行单方向的直线推动的一种刮痧手法，称为推法。

2. 运板要领

（1）一把抓式握板；拇指置于刮板角之侧面近端；沉肩、垂肘；肘关节微曲，腕部微悬。上三式利于蓄力，第四式利于发力，以指导向，向前推刮。

（2）选择好施术部位，以前臂发力，腕部略翻而加压，刮板末端紧贴皮肤，作直线式推动，反复多次。

（3）用于拔罐后消灶，术者上肢肌肉放松，沉肩、垂肘、悬腕，将力贯注于刮板厚面棱角侧面端，在罐斑及阳性反应物处，有节奏地呈直线向前运板推动，注意用翻腕、加压、推动而带动刮板厚面棱角的摆动，一气呵成，使之产生持续而均匀的推力与压力，作用于经络穴、区、带及病灶点上。

3. 临床应用

（1）本法应用较广，仅次于刮、按法。可广泛应用于各种类型的刮痧，其治疗作用常取决于所选的穴、区、带的特性。

（2）可用于"综合消灶"，即在痧痕、罐斑、阳性反应物等病灶点上，采取特殊运板法消除（病灶），以达到防病治病的目的。

（3）本法可应用于肩、背、腰骶部、胸部、肋间隙等部位。

（4）本法具有理顺经脉、舒筋活血、消肿止痛、健脾和胃、调和气血、增强刮痧疗效之功效。

4. 注意事项

（1）刮板厚面棱角侧面端着力于施术部位。推刮时，肘部蓄力，不僵硬，翻腕时灵活自如，不可跳板，沿途用力一致，一气呵成。

（2）运板推刮时，刮板着力部位要紧贴体表的治疗部位，前进的速度宜缓慢、均匀、有力，不可忽快忽慢。

（3）运板时，板压要深沉、平稳，呈直线移动，不可歪斜，亦不可硬压、死按。

（4）运板前需涂上刮痧活血剂，尤以消灶更为重要，使皮肤保持一定的润滑度，以利于刮板的滑行和保护皮肤，防止破皮。

（5）推法尤重视沉肩、垂肘、运腕、用指。沉肩即肩关节放松，不要使肩部耸起，呈抬肩状用力；若肩部未放松，运板刮拭则不能持久，而且容易使上肢产生酸痛，进而使运板手法受到牵制而削弱临床治疗效果。垂肘即肘关节自然放松、下垂使肘部位置略低于腕部与肩部。同时还应注意腕部尺侧略低于桡侧，便于发力，且可减少术者疲劳。运腕即腕关节自然悬屈，绝不可将腕关节用力绷紧，从而影响其灵活度，悬腕保持腕关节段松弛，有利于运腕、翻腕、转腕等动作发挥。一把抓式握板，力从大鱼际、大拇指指腹部发出，拇指自然发力，推板向前，有力滑行，不可来回摩擦。注意"板压"：自然压力，视病情、刮治部位、患者体质、耐受程度而决定"板压"之大小，切不可强压、硬刮而施用蛮力，要求紧推、慢移，移动中结合按法，可增强治疗效果。

第四节 点法

点法似按法，唯在板与肌肤接触面上、力度上、时间上稍有差异。

1. 定义

接触面积小、点而定之、由轻渐重贯之以力、按压力强的手法称为点法。

2. 运板要领

以刮板厚角端直立式呈 90°角，垂直于施术部位固定不移（板之接触面积

• • • • • • • • • • • • • • • • • • • •

较按法为小)而着力,对准施术部位或穴位之上,按而压之,戳而点之,持续 3~5 秒(较按法长些),反复进行。

(1) 要求取穴准,用力稳,板端与肌肤接触点固定不移。

(2) 施术时垂直用力,力从前臂发出,掌心推板,拇指加压,用力由轻渐重,平稳而持续,点穴结束时,宜缓慢起板,动作灵活不呆板,禁施蛮力。

(3) 根据病情所需,视患者体质强弱、耐受程度决定点穴强度,一般分轻、中、重三种。

3. 临床应用

由于本法刺激强,着力点小,用力集中,疗效明显,其适用范围较为广泛,在刮痧术中一般常用于不易出痧的要穴或某些部位,如头部百会、水沟、风府、风池、角孙等要穴处,以及胸腹部如中府、中脘、天枢、关元等要穴处,尚有骨骼凹陷部位如膝眼、悬钟等穴处。又如:点肾俞穴而补肾气、利筋骨,治腰背疼痛、腰膝酸软诸症。点合谷、内庭穴则可治疗头痛、牙痛等等。手、足、耳部穴位亦常用点法。

本法具有通经活络、消积破结、开通闭塞、解除痉挛、消肿止痛、调节脏腑功能等功效。

4. 注意事项

(1) 点压的方向(着力点)要求垂直用力,向下按压,按而压之,戳而点之。同一穴位或压痛点临床观察会有最痛的一个方向, 运板点时, 应向该方向点之,其效更佳。

(2) 板压(发力)由轻渐重,平稳而持续,力量逐渐增加,禁用蛮力而伤及肌肤、筋膜。

(3) 操作结束时忌突然起板,应缓慢起板,辅以轻揉片刻,以缓和点法之刺激。

第五节　揉法

揉以和之,刮板吸定穴周宜轻宜缓,轻柔和缓地环旋运板,整个动作要求协调而有节律性。常和按法、点法结合运用,揉法是由摩法演变而来。

1. 定义

用刮板厚角侧面朝下贴附所需运板部位的皮肤之上(穴、区、压痛点、特殊部位),不离其处,轻柔地作螺旋式按揉,环形转动式运板,要求运板时能带动板周皮下组织一起揉动的运板法,称为揉法。

2. 运板角度

揉法为一把抓式握板,用刮板厚角侧面呈 35°~45°角,对准所需运板施治的穴、区、压痛点及特殊部位上,刮板不可摩擦移动。

3. 运板要领

揉以和之,揉法以手腕功最著。

(1) 运板者要求沉肩、垂肘、运腕(悬腕,腕关节一定要放松,切勿绷紧),肘关节自然屈伸,从大鱼际根部及拇指指腹部稍用力下按而发力。

(2) 刮板必须吸附于施术部位之上,前臂发力,通过大鱼际根部及拇指指腹力达患处,作手腕旋转回环之运板技巧手法,带动吸附部位组织一起呈“回旋状”运动,宜轻宜缓,延绵不断。其窍门是:吸得牢,不滑动,不摩擦,“板压”不宜太大,揉动幅度由小渐大,大而复小,渗透力由小渐大,由深复浅。

(3) 揉动速度一般掌握在 100~130 次/分。

4. 临床应用

(1) 具有疏通经络、行气活血、宽中理气、健脾和胃、消积导滞之功,其治疗作用多取决于所取穴、区的特性。

(2) 止咳化痰可刮肩胛环,揉膻中、中府、尺泽、丰隆;便秘者可刮腹部五带刮,揉阳陵泉、足三里、支沟诸穴;麻木痹证可刮骶丛刮、委中三带,揉肾俞、足三里、阳陵泉诸穴。

(3) 揉法常用于天枢、中脘、内关、足三里、三阴交、阿是穴。多用于夹脊部位以及四肢关节凹陷部位和全身要穴;与点法、按法结合应用,可增强刮痧疗效。

5. 注意事项

(1) 临证运板时腕关节的应用是关键,一定要放松,动作要轻、灵、柔和。

(2) 运板时前臂作主动摆动,带动腕关节旋转运动。此时腕关节放松是关键。

(3) 整个动作要求协调有序,有节律性,一气呵成。

（4）揉法虽属轻手法范畴,但也要求"渗透有知",必须带动周围肌肉、筋腱活动。患者同样要有酸胀、微痛感,术者用力宜均匀、柔和而持久,不可施以蛮力。

（5）揉法运板时,要有吸附感,揉法较摩法着力（板压）不同,揉法着力稍重,要吸定于一定的治疗部位和穴位之上,并强调要带动板下皮肤筋膜等组织一起揉动;而摩法着力较轻,运板时只是板在体表作环旋摩动,不带动板下皮肤组织。揉、摩两法临床常互相转化应用,即摩中有揉,揉中有摩。

（6）着力点要吸定,不可有来回往返的摩擦移动;用力持续而均匀,做到旋而不滞,转而不乱;环旋幅度宜小不宜大,大则乱,会无法吸定一点（即穴位）而影响疗效。

第六节　摩法

摩即抚摸之意,为一种轻柔享受型刮痧手法。其运板要领和揉法有相似之处,但摩法着力较轻,全板面接触所需治疗的部位,仅在体表皮肤上作轻缓摩动,不带动该处皮下组织。

1. 定义

摩法为一种轻手法,是以全板（平面）覆于施术之穴、区、带上,按顺时针方向作环行旋转,即一种以腕关节连同前臂作环形、有节奏的、轻缓的盘旋摩动的运板法。

2. 运板要领

（1）术者掌心置于板上,拇指自然分开,其余四指自然微屈搁置板上,手指不可上翘,有一种吸附感。要求沉肩、垂肘、运腕,腕部自然放松,掌根或掌心发力,作顺时针方向呈环状有节奏地旋转前进,压力宜均匀。

（2）以肘关节为支点,前臂作主动摆动,带动腕部,以掌根部为着力点,腕关节放松,在体表作环旋摩动,呈顺时针方向前行。

（3）刮板摩动时要求"板压"均匀柔和,动作要轻柔,不带动局部肌肤筋脉。

（4）运板速度约为 90 次/分。

（5）摩法运板要求不宜过急,亦不宜太缓,不宜过轻,亦不宜过重,以中和之义旋之,是一种刮痧术后享受型的辅助善后性手法。

3. 临床应用

摩法刺激温和,属轻手法,享受型,柔和、舒适,适用于全身各部位,以胸、脘、腹、背部、胁肋部为常用。

摩法具有和中理气、消积导滞、调节胃肠功能、行气活血、散瘀消肿之功效。

（1）在腹部应用　常和三脘刮、天元刮同用,具有和中理气,消积导滞,调节胃肠蠕动功能,辅助减肥。治疗脘腹胀痛、泄泻、便秘、消化不良。

（2）在胸肋部应用　常和膻中刮、肩胛环、肋隙刮同用,具有宽胸理气,宣肺止咳之功效。治疗胸肋胀满、咳嗽、气喘以及胸肋挫伤、岔气、肋软骨炎等症。

（3）在腰背部应用　常和肩胛环、培元刮、骶丛刮、挑环跳等同用,具有行气活血,散瘀消肿之功效。治疗腰肌劳损、风湿痹痛等症。临床常用于辅助性、松解性治疗。

（4）在少腹部应用　常和天元刮、培元刮、骶丛刮同用,具有温宫调经,补益肾气之功。治疗遗尿、女子不孕、痛经、闭经;男子阳痿、遗精、前列腺疾病等。

（5）古方参考　古人按照摩法速度、方向将摩法分为补法和泻法。如《厘正按摩要术》中有"急摩为泻,缓摩为补""顺时针方向摩动为补,逆时针方向摩动为泻"之论述,可供参考。

古人常根据病情,把中药制成药粉、药膏、药汁、药酒等剂型,涂于施术部位,而后进行推拿、按摩,以加强手法的治疗效果,称为膏摩。

4. 注意事项

（1）摩法是将全板置于施术部位的皮肤之上,术者掌心按压于刮板平面之上,此时必须注意刮板上及术者手上不可沾上润滑剂,而患者体表必须涂以润滑剂,否则无法摩动。若术者手上及板上沾上润滑剂,板无吸附力易打滑,更无法使板在体表摩动。

（2）运板摩动时"板压"要均匀,动作要轻柔,宜作轻快式的摩动运板,约100次/分。

（3）寒冷季节,术者应将刮板捂热再施术。

第七节　拍法

拍法是用刮板平面前 1/2 处或虚掌平稳、轻揉、有节奏地拍打治疗部位的一种刮痧手法,多用于肘窝、腘窝处。

1. 定义

以刮板平面,在人体特定皮肤表面进行平稳而有节奏的连续拍打,使皮肤呈现充血至紫红斑点为度的刮痧方法,称为拍法。

2. 运板要领

(1) 拇指、示指捏于刮板厚角根部,中指第 1、第 2 节处置于板之凹槽中以作固定刮板之用。

(2) 运板时上肢放松,注意沉肩、垂肘、运腕、用指,肘关节微展,腕关节放松(悬腕),以腕部发力,有节奏地屈伸呈上扬下拍之势,带动刮板,拍而打之。

(3) 运板时注意先轻后重,要求有节奏感,力量适中,视病情和患者耐受程度随时调整所拍力度。

3. 临床应用

拍法具有促进气血运行、消除肌肉疲劳、解痉止痛、缓解麻木和退热之功效。

(1) 退热　除刮项三带、肩胛环外,拍肘窝、腘窝为民间常用的退热良方。

(2) 拍法运板时,板之平面朝下接触肌肤,其接触面积相对为大,亦可用于拍手心、足心、肩、背、腰、臀部、腓肠肌等处。

(3) 拍肘窝部除退热迅捷外,尚可辅助治疗心胸部疾患。

(4) 与其他刮痧手法配合,可治疗腰扭伤、肌肉痉挛、慢性劳损、风湿痹痛、局部感觉迟钝、麻木不仁等。

(5) 四指轻轻拍打患者前额还可治疗鼻出血。患者取仰靠坐位,头微向后仰,术者以示指、中指、环指、小指前两节蘸冷水于前额之印堂穴上轻拍打之。

4. 注意事项

(1) 运板时,要求对准施术部位,动作平稳而有节奏,以板之前 1/3 处接触治疗部位。

(2) 落板、起板要迅捷,不可在被拍部位久留。

(3) 腕关节自然放松(悬腕),运用前臂的力量,平稳而有节奏地拍打,要求用力均匀、动作协调、先轻后重,忌施暴力,特别是对老人、儿童、女性皮肤娇嫩者,尤应慎之。

(4) 肘窝、腘窝处皮肤娇嫩,出痧迅速,痧现紫色或疱块状时应立即停止拍打。

(5) 运板前,治疗部位先涂以刮痧活血剂,防止局部皮肤受损,尤以肘窝、腘窝部为最。

(6) 运板时上下幅度要小,频率可稍快。

(7) 骨骼凸起部位禁拍。

(8) 拍法除用刮痧板拍外,尚可用手拍之,即取虚掌拍之。

第八节 敲法

敲法又称啄法,是指利用反射原理,于手指、足趾尖处,距指、趾甲角 0.1 寸(指寸)处,或敏感点处击打之,予以适当的刺激量,以调整其生理功能之异常。

1. 定义

以刮板厚角背侧端为着力点, 运用腕力轻捷而准确地敲击在治疗部位上的运板法称为敲法。

2. 运板要领

(1) 握板 术手拇指、示指、中指三指捏板,环指、小指托附于板下。

(2) 运板 上式握板,要求腕关节放松,作腕关节上扬、下敲状屈伸运动而运板,使刮板厚角背端垂直敲击在治疗部位。以手指、足趾为例:腕部发力,指部着力,呈敲击状,反复敲打手指、足趾尖部距指、趾甲 0.1 寸处,切不可敲击在指、趾甲上。

3. 临床应用

本法为治疗脑部疾患常用的运板法之一,有安神醒脑、活血止痛、通经活络、解痉止痛、调和气血的作用,属反射疗法之一。

（1）可用于治疗脑梗死、卒中后遗症、阿尔茨海默病、神经衰弱、脑震荡后遗症、足部冻疮、足背肿痛等症。

（2）常和项丛刮密切配合,用于治疗头痛、头晕、失眠、神经衰弱。

（3）常和项三带、肩胛环密切配合,亦可选肩井、大椎、背俞穴等用于治疗颈项部肌肉酸痛、板滞等症。

4. 注意事项

（1）本运板法要求悬腕,腕关节必须放松,动作轻巧、灵活,状若敲琴,用力轻快,着力均匀。

（2）该运板法刺激敏锐,常用于手指、足趾尖部,术者必须全神贯注,动作由轻渐重,再由重复轻,轻重不一,频率快慢不一,这样对脑部疾病有一个调节作用。

（3）头部运板幅度小,频率快,板压小;项、背部运板幅度大,频率慢,"板压"稍大。

第九节 挑法

挑法为主治膝关节疾病的常用运板法, 是改善膝关节活动度的重要方法之一。今以犊鼻一点四向挑为例,略述之。

1. 定义

以刮板厚角,于体表的特定部位和穴位上逐渐用力,加压下按,随后向上挑之,谓之挑法。

2. 运板要领

（1）患者取坐靠位或仰卧位,屈膝取之。术者辅手扶持膝侧,术手一把抓式握板,拇指、示指分别捏于刮板厚角两侧端,板尾置于术手手心处,便于发力。

（2）吃准一点(穴位、压痛点)以刮板厚角对准犊鼻穴行点、按、挑式运板,由内向外,朝4个方向进行挑刮,谓之"一点四向挑"。

（3）运板时以腕部发力,用点、按运板法,使局部组织下陷,随之翻腕,再用拇指、示指导向,由内向外挑刮,于每个方向各挑25~30次,或根据出痧情况调整挑刮次数,以出痧为佳,见痧即止。

(4) 挑是方法之一,重点在点、按、转,而后才是挑。一点四向挑的另一关键所在,是在四个方向中会有最痛的一面,要由轻渐重进行挑刮。

(5) 膝关节构造复杂,病情轻重不一,运板时应先轻后重,术手要求稳、准而又轻灵,辅手要做好膝部固定,以利施治,不至伤及关节从而又保证刮治质量。

3. 临床应用

本法具有舒筋通络、解痉止痛、滑利关节的作用,是改善膝关节活动度的主要方法之一。此外,挑涌泉穴可用于急救。

4. 注意事项

(1) 膝关节构造复杂,病变较多,临床症状大多以疼痛及功能障碍为其共同点,很难一时明确诊断,故应慎重,切勿误诊,应排除类风湿关节炎及骨肿瘤等。

(2) 挑法属重手法之一,刮板直接接触患部,故施术时必须先在运板部位涂上少许刮痧活血剂,既可保护皮肤,防止破皮,又可使药力渗透其间,尚可提高刮痧治疗效果。

(3) 运板手法应先轻后重,根据出痧情况而决定刮拭方向和次数,切不可施以蛮力,以防伤及关节。

(4) 对年老体弱、关节畸形、肌肉萎缩者宜采用补法或平补平泻运板手法,或辅以温灸治疗。

(5) 膝关节积液者,不可用本法施治。

第十节 点揉法

复合性运板手法较单一式运板手法为佳, 其临床治疗效果较单一式运板手法为好。点揉法能弥补单一式运板手法之不足,具有点法、揉法之共同效应。

1. 定义

用刮板厚角按压而着力于体表的特殊部位和穴位上,沉肩、垂肘、运腕,力贯板端进行点压揉动,并作圆形或螺旋式的揉动,是点压与揉动相结合的复合性运板手法,谓之点揉法。

2. 运板要领

(1) 一把抓式握板,沉肩、垂肘、运腕。用拇指指腹部紧贴刮板厚角一侧,施刮时,板尾紧贴掌心,以拇指、示指紧捏刮板厚角两侧,将板端按压于穴位或所需施术的某一部位之上,力贯板端,吸定着力于皮肤某一穴位上,施以点、压、揉之复合性运板手法。做轻柔缓和的点压环旋运动,并带动该处的皮下组织一起揉动。

(2) 板压由轻到重,由表及里,手腕带动刮板灵活揉动,要求点而不滞、柔和渗透。

(3) 运板频率一般掌握在 70~100 次/分为宜。

(4) 施术时间每个部位一般掌握在 1~2 分钟,如每次只选择一两个穴位时,可延长至 2~4 分钟。

(5) 施术局部表现以患者感觉酸胀、皮肤微红为度。

(6) 结束点揉运板手法时,应遵循由重到轻的原则,缓慢起板。

3. 临床应用

主要应用于肌肉丰厚处,如腹部、背腰部、骨缝处、肢体关节部及手足部等处。

(1) 点揉法具有散瘀止痛、活血通络、缓解痉挛、解除局部粘连等作用。

(2) 点揉法既深透又柔和,使运板手法刚中有柔,可缓解因强刺激手法带来的不适感。

4. 注意事项

(1) 点揉运板时必须先轻后重,力量不可过大、过猛。

(2) 点揉运板时刮板厚角端不能离开施术局部皮肤。

第十一节　按揉法

由按法和揉法两个不同类型的单一式运板法复合而成, 是临床最常用的刮痧运板手法之一。它几乎适用于全身各个部位和穴位,尤其适用于对查找出来的阳性反应物进行按揉刮拭,患者易于接受,亦可缓解因强刺激手法带来的不适感。

1. 定义

按法和揉法相配合的运板方式,即用刮板厚角侧端着力于治疗部位,按而留之,揉以和之的刮痧运板法称之为按揉法。

2. 运板要领

术者一把抓式握刮板,拇指、示指捏持刮板厚角两侧近端,拇指在前,示指在后,紧贴厚角侧端。沉肩、垂肘、悬腕,将刮板厚角侧端按压于施刮部位,力贯板端,吸定并着力于皮肤某一穴位或压痛点上,施以按而留之、揉以和之的运板法。此时摆动肘部,带动腕部,腕部发力,拇指加压,呈按而旋揉的方式运动,组成按揉式复合运板动作。

(1)先在按而压之、留之的基础上给穴位、压痛点或阳性反应物一个下陷式的按压刺激,随后摆动肘部,带动腕部,此时刮板稍稍上提(但还是有一定之"板压"的,只是较按时稍轻些而已),随即指、腕同时呈旋转式运动,增加缓慢的环旋式揉动,揉以和之。

(2)亦可先行揉法运板于穴位、压痛点或阳性反应物上,以揉二按一或揉三按二的方式施刮,呈揉时轻缓、按时加压。若同时配以轻推法则其效更佳。

(3)"板压"必须由轻渐重,由表及里,复而渐轻,揉而和之,往复多次;以腕部旋转运动带动刮板运动。拇指加压,按而留之。

(4)频率一般掌握在 70~100 次/分为宜。

(5)按揉法运板之"板压"(即刺激量),应根据临床需要及患者胖瘦、体质状况、虚实程度、耐受程度而定。轻者可以在皮下组织按揉,重者可深达肌肉骨缘。

3. 临床应用

主要应用于已查找出的阳性反应物之部位刮拭及拔罐后之消灶,如背腰部、腹部、肌肉丰厚处等部位。

(1)按揉法为临床常用的刮痧运板法之一,既有按法之效应,又有揉法之功效。可增强要穴之刺激量,又不会增加患者的疼痛程度,治、养兼之。如用于尺泽、内关、足三里、丰隆、背俞穴等。

(2)呼吸系统疾病 除膻中刮、肩胛环外,可按揉中府、风池、风门、肺俞、天突、丰隆等穴,具有宽胸理气,宣肺平喘,止咳化痰之功效。

(3) 消化系统疾病　除肩胛下环、三脘刮、天元刮外,可按揉中脘、天枢、内关、神门、足三里、内庭、公孙等穴。具有补益脾胃、和中理气之功效。临床广泛应用于消化不良、食欲不振、消瘦、脘腹胀痛、腹泻、便秘等胃肠道疾病之治疗。

4. 注意事项

(1) 按揉运板时必须掌握先轻后重;按时重,揉时轻;力量不可过大、过猛,禁止施用冲击蛮力。

(2) 按揉运板时刮板厚角侧端不能离开施刮局部的皮肤。

第十二节　弹拨法

为复合性手法,属重手法范畴,一般多用于佗脊刮、膀胱经第 1 侧线等部位,其效甚佳。

1. 定义

以刮板厚角端,按压于脊柱两侧或所需施术部位的皮肤之上,从上向下按压到一定深度而弹拨大筋和穴、区、带,其状如弹拨琴弦,谓之弹拨法。

2. 刮拭角度

以 70°~90°角为宜。

3. 运板要领

(1) 用刮板厚角端为着力点,沉肩、垂肘,以腕力从上向下按压到一定深度作来回摆动状弹拨。此时患者板感增强,有较强的胀、重、酸痛感,同时可听到噗噗声(拨筋声),术者手下似有一根黏而韧之大筋在随板的弹拨而跳动。

(2) 在脊柱部、肌腱部、韧带部作弹拨法运板时,必须注意与之呈垂直方向的来回拨动式运板为关键。

(3) 弹拨法为一种复合性运板手法,含按而拨之、遇结而弹之,因而可来回拨动,不必拘泥于刮痧只朝一个方向刮拭之要求,亦可拨而行之,更可配合按法、揉法向上向下移动运板,亦称之为理筋法。

(4) 弹拨法非常注重运腕和板感渗透有知,故求拨动时板端之着力部切不可在皮肤表面摩擦移动,否则将会伤及皮肤,且影响或减弱治疗效果。

（5）用力由轻渐重，做到轻而不浮，重而不滞，以渗透有知地拨而弹之的方式运板。

（6）双手操作法：右手一把抓式握板，薄面置于手心部，拇指、示指分别置于厚角端稍后的两侧与凹槽相平，中指、环指、小指呈钩状握后面，起固定刮板的作用。左手拇指置于厚角侧，与右手拇指同一方向，且在右手拇指前端，紧贴厚角侧便于发力，加强刺激量，且减少右手疲劳，尤适合女性施术者应用。当右手握板将厚角端侧面置于刮拭部位，右手作弹拨状运板，左手拇指指腹紧贴厚角一侧，作推弹状运板，双手似揉面状操作，互相协同，一气呵成。

4. 临床应用

（1）适用于颈、肩部，尤以脊柱两侧为代表，其他如四肢肌筋隆起处、腰部压痛点、肩关节周围、足三里至下巨虚段、阳陵泉、悬钟等处。

（2）本法具解痉止痛、松解粘连、舒筋活络、疏理肌筋、回纳脱位小关节、畅通气血、调整脏腑功能之作用。临床常用于治疗落枕、肩周炎、颈椎病、腰椎间盘突出症等，举例如下。

① 颈椎病、落枕：首先于项三带处，以补法运板片刻，嘱患者缓缓转动颈部至疼痛最明显处时，令患者勿动，术者以刮板之厚角侧端对准最敏感的压痛点周围由轻渐重施以弹拨运板法，酌情辅以拔罐其上，效更佳。

② 肩周炎：首先于项三带、肩前带、肩后带、曲池、外关、合谷、对侧阳陵泉附近压痛点行平补平泻运板法刮之，随后令其活动上肢至活动障碍时，找其压痛点处行弹拨运板法刮之，再行肩髃一点四向挑，并辅以肩关节被动运动和日常锻炼。

③ 网球肘：首先于项三带，以及曲池（双）、外关（双）、合谷（双）、中渚（双）、阳陵泉（双）等穴以平补平泻法运板刮之。天井穴及结节间沟处作弹拨法施治。

④ 第3腰椎横突综合征、腰椎间盘突出症：首先于培元刮、骶丛刮、骶髂刮、天元刮、委中三带、阳陵泉、踝周刮、昆仑穴行平补平泻手法刮拭。然后在压痛点、肌紧张处、阳性结节处分次行弹拨运板法刮之，于其对侧留罐治之。

5. 注意事项

（1）弹拨法属重手法范畴，"板压"之大小应根据部位、患者病情、耐受程度、体质状况而定，随时调整"板压"。

（2）弹拨方向、角度、幅度应根据局部肌肉的行走方向临证决定。

（3）初学者应避免轻浮运板,只在皮肤表面来回滑动,无一定刺激量,则无效可言;然而更应防止施以蛮力,以防伤及肌肤、筋腱,同时亦可避免晕刮。

（4）弹拨法,顾名思义,板下应有弹动感,否则只是在皮肤表面摩擦、移动,既影响疗效,又会擦破皮肤,应慎之。

（5）弹拨次数,应视患者病情、体质、耐受程度而定,一般每个部位弹拨5~7次为宜。

第五章
刮痧补泻手法

刮痧容易,取穴难。取穴容易,辨证难。辨证容易,运板难。运板容易,无懒汉。"熟读王叔和,不如临证多"。

补虚泻实,此乃刮痧运板之大法,《灵枢·胀论》中记载:"当泻则泻,当补则补,如鼓应桴。"补者不可以为泻,泻者不可以为补。辨证必须明于补泻。运板牢记徐疾轻重,"板压"为基石,方可起于倾危。

补泻反,病亦笃,症难安!

在刮痧临证中,纵然辨证正确,取穴、区、带恰当,患者配合,但如手法不当,仍不能获得预期疗效,若强求出痧,有时甚至适得其反。《灵枢·邪气脏腑病形》篇指出:"补泻反,则病亦笃。"刮痧效平,手法不明。故刮痧者,若不明经络、补泻手法,则无以疗疾。《针灸易学》曰:"不知难不在穴,在手法耳。明于穴而手法不明,终身不医。"针刺手法必须在"得气"(气至)的前提下,方能实施有效。《灵枢·九针十二原》明确指出:"刺之而气不至,无问次数;刺之而气至,乃去之,勿复针。""为刺之要,气至而有效。效之信,若风之吹云,明手法若见苍天,刺之道毕矣。"然得气乃针灸手法之先决条件,何为"得气"?得气乃"针感"或称经络感传现象,简言之,患者觉针下酸、麻、胀、重、痛觉之一二也,术者觉针下沉紧如鱼吞饵。刮痧亦然,运板手法不精,想取得预期临床疗效,绝非易事。故有"针灸不灵,手法不明",强调了针刺手法在针灸临床工作中获取疗效的另一重要关键。针刺手法必须"得气",在气至的前提下方能有效。"为刺之要,气至而有效"。"得气"是针灸手法的先决条件,现代称之为"针感"。刮痧获效甚同针灸,亦十分注重"板感",笔者十余年教学、临床带教之心得,均证实刮痧必须遵循"盛则泻之,虚则补之"的治疗法则。在刮痧手法中亦分补法、泻法、平补平泻法三种刮痧手法,刮痧临证时,必须正确地掌握补、泻原则。刮痧补泻手法是治病之手段,临证时视患者的体质强弱、病情轻重,采取或补或泻或平补平泻之运板方式,调节经络、脏腑之平衡,使疾病不药而愈。补泻手法系刮痧施术过程中运板技巧方式的具体体现和运用,临证时,在辨证、辨病的基础上,分清该证属虚属实,运板时就其方式不同(补和泻),作用亦即不同,临床治疗效果则各异。必须辨证选配穴、区、带和刮痧运板手法,是刮痧临床上最重要的两个关键问题。

补和泻是两种作用相反的对立面,但又相辅相成,相互联系,补和泻的共同目的乃"调节阴阳,增强人体正气",因而补和泻之间的关系是不可分割、对立统一的关系。

第一节　辨虚实

虚实辨证是辨别邪、正双方力量盛衰的一种辨证法。

虚证是由正气不足所表现的证候,实证是由邪气过盛所表现的证候。除单纯虚证、实证外,临床上还可以见到虚实夹杂证(如实邪伤正、因虚致实、上实下虚、上虚下实、正虚邪实等)和虚实真假证(真实假虚、真虚假实),其中单纯虚证较少,单纯实证较多,虚实夹杂证最多,因而刮痧术中平补平泻运板法,临床用得最多。虚证、实证之临床鉴别见表5-1。

表5-1　虚证、实证之临床表现

部位性质＼证候	虚　　证	实　　证
表	自汗,恶风,易于感冒	恶寒,发热,无汗,头痛,身疼
里	气短,懒言,神疲,体倦,头晕目眩,食减,面色无华,脉虚细	胸闷,气喘,脘腹胀痛,疼痛拒按,大便秘结,小便短少,苔厚腻,脉滑实
寒	形寒怯冷,四肢欠温,自汗,脘腹胀痛,便溏不实,苔质胖嫩,脉细微无力	身寒肢冷,脘腹急痛,便泄如清水,畏寒喜暖,面色苍白,腹痛拒按,肠鸣腹泻或痰鸣喘咳,口淡多涎,小便清长,舌苔白润,脉沉迟有力
热	低热或潮热,颧红,手足心热,盗汗,口燥咽干,舌光红少津,脉细数无力	身热面赤,烦躁口渴,呕吐黄苦水,大便秘结或便溏,色深黄、气臭,小便赤热,苔黄腻或黄燥,脉滑数有力

1. 虚证

虚证是人体正气不足所表现出来的证候,多由先天不足或后天失调所致,亦可由饮食、劳倦或久病伤正或大汗、吐泻、失血、失精所致。

虚证范围很广,有气、血、阴、阳之虚,一时难以列全,临床表现常见的有面色㿠白或萎黄,形体消瘦,神疲乏力,气短懒言,自汗盗汗,大便滑脱,小便失禁,头晕眼花,咽干口燥,五心烦热,腰酸,阳痿,形寒肢冷,舌淡胖嫩或萎瘪,苔光剥,脉虚大或细弱无力。

2. 实证

实证是病邪盛实,而人体抗病能力亦盛所表现出来的证候,多由外邪侵入人体,或因内脏功能失调,代谢障碍致痰饮、水湿、瘀血等病理产物停留体内所致。

由于实邪的性质和所在部位不同,故实证的临床表现范围很广,难以一一列举。今择其要略述之,主要有高热,面色潮红,烦躁谵狂,渴喜冷饮,痰多气粗,腹痛拒按,肿块坚硬,小便短赤,大便秘结,舌苔厚腻,脉大滑实等。

第二节　补泻手法和刮痧

刮痧疗法,古往今来,无特别严格之补泻手法,不像针灸手法那样复杂。临床观察,采用一定刮拭方法(运板技巧及手法),在人体表一定部位进行质和量的刺激,可起到促进机体功能兴奋或抑制功能亢进的作用,这些作用的本质是属于补和泻的范畴。刮痧虽无直接补泻物质进入机体,但与所选取的穴、区、带之性质等因素有关,如天元刮、培元刮属补;项三带、肘窝刮、委中三带属泻。刮痧疗法的补与泻的作用是由板压(操作力度)轻重、刮拭速度急缓、刮拭面积之大小、时间之长短、刮拭方向(顺经络为补、逆经络为泻),取具补虚作用之穴、区、带和取具泻实作用之穴、区、带等诸多因素而决定,而上述诸因素中唯以板压轻重和运板技巧的娴熟程度最为重要。总的来说,疾病之发生不外阴阳的偏胜和邪正的斗争,"邪之所凑,其气必虚",正气不足,邪气乘虚而入;治疗不当或失治,病邪留而不去,便会导致气滞血瘀、经络受阻而致疾病加重。中医治病,强调"百病之生,皆有虚实",虚实就是病理上的太过或不及之阴阳偏胜、偏衰现象。刮痧施治的目的就是调整疾病之虚实,以达到实则泻之、虚则补之的作用。凡能起补充人体物质不足、鼓舞人体正气或增强人体组织某种功能、使低下的功能恢复旺盛之手法谓之补法,临床常用于久病、重病、年老、体弱或机体瘦弱之虚证患者。凡具有直接祛除体内病邪的作用,指能疏泄病邪或抑制组织器官亢进的运板手法谓之泻法,临床常用于年轻体壮、新病、急病、疼痛性病症或形体壮实者。除手法应用外尚需配以止痛、消炎、强壮作用之穴、区、带治之,如天元刮、项三带、培元刮、大椎、曲池、外关、合谷、足三里等。临证时,补者不可以泻,泻者不可以补,必须明确补泻,方可起沉疴于顷刻。特别是治疗严重疾病,如果不明补泻,往往可能使病情恶化。补泻手法基本要素为"板压""板速"、总治疗时间和所选择的穴、区、带之性质。基本补泻手法是指刮痧施治过程中的运板方式和具有补或泻作用的运板技巧,并选取具有补(强壮)或泻(消炎、止痛、退热)作用之穴、区、带来实现的。

1. 刮痧补、泻运板手法的含义

补:即修补、补充之意;泻:即弃置、消除之意。

具体内容包括运板的快、慢、轻、重(板压)、方向、次数等因素,在临证时选择运用,而达补虚泻实之功效,从而使疾病早日痊愈。不同的运板方式,对经络、穴、区、带有不同程度的刺激量,使机体内部得到调整,起到扶正祛邪之功效,此乃补泻手法的含义。在人体皮肤表面施术,虽无直接物质(药物)进入人体内部,但经大量临床实践证明,刮痧运板技巧的正确使用,确有促进机体功能和抑制机体某些功能亢进的作用。刮痧运板技巧是补虚、泻实之关键。

临证刮痧补、泻手法的选择,主要是根据患者的证情属虚、属实和邪气之盛衰来制定出补、泻及通调原则,从而有针对性地施行补、泻通调运板之法,以使病愈,故补泻具有至关重要的意义。

现将其要素分述如下。

补、泻从机体的素质来说,有虚、实的不同。

补、泻针对患者的机体虚、实而言,同样的患者,从其机体的素质来看有"虚"或"实"的不同,如患病前身体结实、强壮、精神旺盛、精力充沛好动者,机体多实,临床对这类患者多予以泻法运板手法刮拭。反之,如患病前瘦弱、神疲乏力,平时活动较少,对这种患者临床多施以补法运板手法刮拭。这就是因患者机体的表现不同,决定补、泻需针对上述 2 种情况而各异,因为在疾病的发生、发展过程中,临床表现极为复杂,千变万化,致病因素也非常复杂,但无论何因、何病,都是脏腑经络功能失调的反应,因此在刮痧治疗时,必须根据脏腑经络学说理论因人而异,才能决定补、泻原则,有针对性地采用或补或泻的刮痧运板手法,以达到治疗的目的。刮痧治病,必须先辨证,再选择运板手法而刮治,这是刮痧治病的基本法则。

补法适用于虚证、久病,当出现功能衰弱之证候,内脏功能减弱,则需选择补法运板手法施刮,可激发其活动功能,以调整其生理功能异常。泻法适用于实证,能疏泄病邪,使亢进的功能恢复正常状态。

2. 补、泻针对病邪的盛衰而言

一般来说,邪气侵入人体都会表现出"盛""衰"两种不同症状,当正、邪交争时若邪气偏胜,则出现热甚、烦躁、寒战、声音高亢、呼吸气粗、面红耳赤、大便秘结、小便黄赤、舌红苔厚、脉洪大滑数等一派实证表现,或者形寒肢冷、精神不振、少气懒言、呼吸微弱、面色苍白、舌淡苔薄、大便滑泄、小便清长、脉虚弱等虚证表现。此时所选穴、区、带及运板手法要各异,补法运板是针对正气虚,而泻法运板则是针对邪气盛而言,"补泻反,病亦笃"即此意也。

3. 补、泻作为治疗疾病的原则

运用中医学理论治疗疾病,刮痧必须掌握理、法、方、穴、刮一整套方法,为理论指导下的立法是非常重要的,它决定用何方,何穴、区、带,用什么样的刮痧运板手法,刮治时间的长短等等,对调整阴阳平衡及增强人体的正气,增强抗病能力,取得刮痧临床疗效至关重要。从表面上看,刮痧疗法虽无直接补、泻之物质进入人体,但依靠不同的运板方法和运板技巧,作用于人体特殊部位之穴、区、带上,给予恰到好处的运板压力的刺激,就可起到促进机体调节偏盛、偏衰的作用,这些作用的本质是补与泻的范畴,而补、泻则是治疗大法的核心内容,特别是对刮痧疗法来说,立法尤为重要。故《灵枢·经脉》说:"盛则泻之,虚则补之,热则疾之,寒则留之,陷下则灸之,不盛不虚,以经取之。"作为针灸之大法,舍此而无他法,因此说补泻又是针对治疗原则而言,那么,刮痧亦属外治法,故刮痧亦基于此也。

4. 补、泻针对手法而言

刮痧基本运板法有刮、揉、点、按、挑、推、敲、拍、摩、点揉法、按揉法、弹拨法等 12 种,所有这些运板法,均以补泻为纲,辅以平补平泻法(通与调)而分门别类。

（1）补泻依据　刮痧临证时施行补泻的重要依据是经络、疾病性质、脉象、形神等情况，刮痧除上述内容外，更注重运板方式和运板手法。

施行刮痧补、泻运板手法时，首先是依据"经络所过，主治所及"原则，辨明证属何经，分析经络的分布和联系，这对刮痧疗疾所起的调理气血、扶正祛邪之作用，有着十分重要的意义。

如：上病下取，下病上取，或左病右取，右病左取，均与经络循行有关，而经络气血流注的顺逆情况，刮痧临证亦常用之，也可列入补泻法中去，即通过补泻法，顺经络循行方向运板刮拭为补，逆经络循行方向运板刮拭为泻。此法在刮痧术中用得最多的是刮治结束后作辅助性梳理法，用刮板按经络走向，自上而下循经进行运板刮拭，用力宜轻柔、平衡和缓、延绵不断，刮拭面尽量拉长，是一种享受型运板手法（可结合摩法进行），日常保健也常用之，有对经络进行整体调理，松弛肌肉，消除对刮痧紧张、怕痛之心理状态，消除疲劳之作用。

（2）辨别经络之虚实　用按经络循行而切循、按压、触摸等手法，辨别经络之虚实，即是对经络之诊察来探索其阳性反应和体征，分析病变之虚实，依据十四经中检查出来的阳性资料，参以四诊，用经络学说及中医学理论进行分析综合，在辨证的基础上配穴处方，选择运板手法进行刮拭，获取预期的板感，来达到治疗的目的。临床上凡表现为麻痹、厥冷、陷下、消瘦、指下空虚、疼痛喜按喜温及感觉迟钝等现象均属虚证范畴，刮痧运板手法选补法运板刮治；凡表现为疼痛拒按、红肿、硬结、肥大、指下涩紧等，以及感觉过敏表现等现象则属实证范畴，刮痧运板手法选择泻法运板刮治。

第三节　刮痧补泻运板要素

刮痧，是人为地给予机体一个不同质与量的适宜性刺激，这个刺激量、质谓之"板压"，在一定运板压力下，刺激了肌肤，通过经络穴、区、带，在神经、神经-体液、神经内分泌免疫三大平衡系统的调节作用下，激发机体的整体防御功能，增强免疫功能，从而达到治疗某些疾病之目的，维持机体的稳定性——阴平阳秘，精神乃治。实践证明：强而快速的刮痧手法可使神经、肌肉的兴奋性加强;轻而缓慢的刮痧手法可使神经、肌肉的抑制过程加强,"板压"和"板速"是刮痧补泻手法诸因素中的主要因素之一(表5-2)。

表5-2　刮痧补泻手法

手法	板压	板速	时间	经络走向	血流方向	出痧多少	附加施术	选穴多少
补法	轻	慢	短	顺	向心性	少而浅	温灸、补穴	少而精
泻法	重	快	长	逆	离心性	多疱状	放血加罐	多而广
平补平泻	适中	适中	适中	其他无要求,以舒适为度				

1. 板压

运板压力是指刺激穴、区、带之强度。轻柔为补,重刮为泻。

2. 板速

指运板的速度,即刮拭的频率,一般板速慢、刮拭频率低者为补;板速快、刮拭频率高者为泻。

3. 所选穴、区、带之性质

(1) 具有补的作用之穴、区、带:足三里、关元、肩胛环、培元刮、天元刮等。

(2) 具有泻的作用之穴、区、带:大椎、曲池、合谷、项三带、肘窝刮、委中三带等。

4. 出痧多少

出痧少而色浅者为补法;出痧多而呈紫黑疱状者为泻法。

5. 附加施术补泻

刮后在要穴处或痧痕处施以温灸者为补法;于痧痕处施以拔罐或刺络拔罐者为泻法。

6. 选穴多少及刮治时间

所选穴、区、带少,刮治时间短为补;选取穴、区、带多,刮治时间长为泻。

临证时,泻其太过,多用于实证、急症、功能异常亢进者,如发热、充血、炎症、疼痛、痉挛、抽搐等;补其不足,多用于虚证、功能衰弱、久病虚弱、肢体倦怠、疲乏、食欲不振、纳谷不馨、心悸气短而促、麻痹、四肢萎软无力等。补和泻是两种截然不同的运板技巧,起到相反、对立的两种作用,但又是相互联系的,其共同目的均是起调节阴阳平衡、增强人体正气的作用,所以补和泻之间的关系是对立统一的关系。法虽有定,变通在人,补泻手法之应用绝非一成不变,而是相对的,临证时必须灵活应用,根据具体情况随证施刮,最终达到扶正祛邪,使病体康复,朝着有利于机体功能正常化的方向发展。

第四节　补泻手法内容

1. 补法

补法是运板压力小、速度慢,每一板的刺激时间较长,辅以具有补益及强壮功能的穴、区、带,能使人体正气得以鼓舞,使低下的功能恢复旺盛,临床常用于年老、久病、体虚或形体瘦弱之虚证及对疼痛特别敏感的患者。

2. 泻法

泻法是运板压力大、板速快,每一板的刺激时间短,能疏泄病邪,使亢进的功能恢复正常的运板法,临床常用于年轻体壮、新病体实、急病患者,出现某种功能异常或亢进之证候,如肌肉痉挛、抽搐、神经过敏、疼痛、热证、实证等,以泻法运板刮之,可使之缓解,恢复其正常功能。

3. 平补平泻运板法

平补平泻运板手法柔和,板压轻重适中,速度不快不慢,是介于补法、泻法之间的一种通调经络气血的刮痧运板法,是刮痧临证时最常用的运板法。主要是针对两种情况施行的:A. 虚中夹实,实中夹虚;B. 不虚不实的经络气血紊乱症。

平补平泻运板法,不偏于一方谓之平,可以疏导经气,对于初学刮痧者来说最为适用。

有些患者虽然身体衰弱,也不能专用补法,而要根据不同的病情施予补或泻时,则可先行泻法治疗实证,在达到泻的作用之后,再行补法刮治,治疗其气虚证,此称之为先泻其邪气、后补其正气,达到既泻实又补虚,即所谓平补平泻,不偏于一方。

平补平泻运板法,介于补法和泻法之间,是临床最常用的刮痧手法,其操作方式有3种:A. 板压大,速度慢;B. 板压小,速度快;C. 板压中等,速度适中。临床具体应用时,可根据患者病情和体质需要,灵活选用。该法为临床常用刮拭手法,临床常用于虚实夹杂的病证和一时又难以辨明虚实之证者,以及多经脉气血失调、七情引起的病证,采用平补平泻运板法刮治,调和阴阳,疏通经脉,达到阴平阳秘、精神乃治的目的,是刮痧临床最常用的运板手法,尤以保健刮最常用。

综上所述,刮痧补泻手法是根据疾病的性质和患者体质状况及所选穴、区、带之性质,采取不同的运板技巧来实现的,任何一种治疗手段,均必须在一定刺激量范围内才能获得最佳疗效,太过或不及均不可取。临床实践证明,手法太重、出痧过多,轻则表现为疲劳、恶心、嗜睡,重则出现晕刮等反应;手法太轻则不能达到渗透有知,对穴、区、带没有一定的刺激量,不会有恰到好处的板感,便不可能气至病所,亦无疗效可言。补泻手法的真正掌握,来源于临床实践,在自己身上找板感,在亲友身上操练运板。想要功夫深,铁杵磨成针,只有多练,多实践,才是娴熟掌握运板技巧和手法的唯一途径和提高临床疗效的唯一办法。

第五节　决定补泻效果的因素

刮痧补泻效果是由机体状态、腧穴特性、刮治时间长短和运板手法、耐受程度等多种因素所决定的。运板手法是其中重要的一环,刮治时间长短,虽不与治疗效果成正相关,但也不是没有关系的,任何一概而论的太过或不及都是无益的,应根据临证时的具体情况而异。

(1) 病程长、病情复杂者,刮治时间可长些;反之则可短些。

(2) 运板手法(板压)刺激强,出痧多,呈现紫黑者刮治时间可短些;反之则可适当延长。

(3) 视病变部位的多与寡而定,若病变部位局限且症情轻者,刮治时间可短些;病变部位多,症情需要可适当延长些。

(4) 如用平补平泻运板法刮治一个患者,时间长,面积大,同样可起到泻的作用。

机体状态与补泻亦有直接关系,当机体正气足时,经气易于被激发,刮痧时补泻调节作用显著;当机体正气不足时,经气不易被激发,刮痧补泻调节作用则缓慢。

腧穴的特性也是一种因素,某些腧穴有强壮作用,刮之可以起到扶正、补益作用,如天元刮、培元刮、足三里;某些腧穴具有泻实作用,刮之可起到镇痛、消炎、退热作用,如项三带、肘窝刮、委中三带、曲池、合谷。

一般常通过运板手法的频率和运板压力之大小进行补虚泻实,对于少数久病、体质较弱的虚证患者,可以按顺经络为补,逆经络为泻的法则进行运板刮治。

在刮痧临证中,纵虽辨证正确,取配穴恰当,若运板手法不济、不当,一味强求出痧,虽刺激量可足,仍难获得预期的治疗效果,有时甚至会适得其反。

刮痧、针灸、推拿,均十分重视手法之运用。古人对针灸留训颇丰,如"针灸不灵,手法不明"的警示语。因此,刮痧补泻手法是刮痧医生在临证中获取疗效的重要关键——"刮痧效平,手法不明"。刮痧者若不明脏腑经络、补泻手法,则无以疗疾,刮痧手法不济何以为疗疾之本。

古以"针刺重得气",今之刮痧重"板感"。板感者,经络感传现象也。刮痧临证时,必须正确地掌握补泻原则,正确运用运板技巧,也就是在经络理论指导下,充分发挥刮痧集行气、催气、调气于一身的调节经络之气的作用。综上所述,掌握好选配穴成方(如项丛刮、肩胛环、膻中刮、骶丛刮等)和运板技巧,是刮痧临证时最重要的两个关键问题。详见刮痧运板诸要素。

第六章
刮痧运板手法及技巧

　　徐疾轻重————刮痧运板之灵魂，"板压"为基石。轻则疏皮通经，固卫气而防御外邪侵入；中则震肉活血化瘀，松解僵硬肌肉及粘连；重则弹拨挑筋回纳脱位之小关节。

　　刮痧之难不在穴，在手法耳，明于穴易，明手法难。手法不明则疾患难痊，终身不医。《素问·刺要论》中指出："病有浮沉，刺有浅深，各至其理，无过其道……浅深不得，反为大贼。"刮痧运板亦然。运板频率快慢要恰如其分。刮痧运板作用于人体，和推拿、按摩用手施术相比较，刺激强度大，阳刚之性更胜一筹。必须强调刚柔相济，以柔达刚，掌握一定的度。

　　刮痧疗法是中医学非药物疗法之佼佼者。改革开放后，发展迅猛，除工具改革、适应证广外，刮痧手法有了很大的提高。由单一的刮法发展到刮、揉、点、按、挑、敲、拍、摩、推、点揉法、按摩法、弹拨法等运板技巧。刮痧以板为工具，以不同的运板方式，在人体特定穴、区、带施行特殊而规范的运板手法，激发经气，以期达到治愈疾病，提高抗病能力的一种自然的、非药物的、物理生态激潜疗法。通过刮痧能起到激发经气功能、调动机体本身的调节作用，使其低下的功能旺盛起来，使过盛的状态恢复正常，阴平阳秘，阴阳调和，使机体各组织器官、脏腑保持正常的生理功能。因而，如何运好这块板，是取得刮痧优良临床治疗效果之关键所在和保证。

　　特种刮痧疗法以经络学说为指导，重视辨证与辨病相结合为核心，注重整体调节，强调运板技巧，临证时对刮痧运板手法的应用尤为重视，通过规范的运板技巧施刮于人体特定的穴、区、带，调节人体失平衡状态，没有药物的毒副作用及致癌、致畸、致突变等，对许多疾病的治疗有独特的、不可替代的疗效。

145

随着人们追求回归自然,返璞归真,对天然药物和自然疗法的再认识,古老的中医刮痧疗法,将越加焕发生机。

特种刮痧疗法重视手法操作技能(包括技巧),运板时强调刚柔相济,柔则如抽丝,形若起舞之美,刚则贴骨刮,深及肌层乃至骨缘,提倡古老而朴实的民间刮痧疗法与现代医学,特别是针灸、推拿相结合的方法医治疾病,在临床、教学、带教过程中,形成了以运板技巧见长的特色。

第一节　刮痧运板技巧及分类

1. 运板技巧

刮痧运板手法在明确诊断、辨证与辨病相结合的前提下选取穴、区、带,以特定而规范化的运板技巧和动作,以力的形式,在人体特定区域朝一个方向呈直线状反复进行刮拭,通过"板压"作用于经络穴、区、带,肌肉附着点或特定的部位,以刮、揉、点、按、挑、推、敲、拍、摩、点揉、按揉、弹拨等运板手法进行刮拭,而达到保健、治疗、康复之目的。由于运板形式的不同,对经络穴、区、带的刺激强度各异,分轻、中、重 3 种手法。

轻手法:摩法、擦法;

中等手法:刮法、按法、敲法、拍法、推法、按揉法、点揉法;

重手法:挑法、点法、弹拨法。

刮痧运板技巧是指以各种规范运板技巧和手法,以力的形式作用于人体,通过"板压"(手法力)和其他物理因素在人体特定部位产生直接生物效应,以及由经络穴、区、带、脏腑、气血等不同环节上介导的间接调整作用,来达到保健、防病、治病、康复的技法。机触于内,巧生于外,板随手运,手随心转,法从手出,法之所施,当以患者安危为重,应使患者不知其苦,方可称为刮痧运板技巧。然手法亦不可乱施,若元气虚弱,一旦被伤,势定难支,设运板手法再误,则万难挽回矣。

临证运板,术者必须心明而手巧,既要明确诊断、知其病情,还需问明所喜所恶,复再善用刮痧运板技巧及手法,谨慎施刮,其效定捷。

刮痧运板,其腕部之应用为最关键,转腕、按压、旋揉、上扬之妙,唯多实践、多领悟而又善于多修正者方为上医也。刮痧运板技巧内容丰富,有一定之技巧性、实用性,其适应证广泛而疗效显著。

刮痧运板技巧的优劣,直接关系到治疗效果,刮痧治病,不可把运板技巧看成是简单的随意动作,必须勤学苦练,才能练出规范化的运板动作,应用于临床来达到保健、防病、治病、康复的目的,方能取得应有的治疗效果。

2. 刮痧方式分类

(1)保健刮 用刮板的厚侧面,无需涂介质,随意地在人体不同部位,按规定刮之,以舒适为度。

人是一个巨大的、复杂的、微妙的、精细的、敏感的管道系统,重在一个"通"字。日常保健刮可促使"管道"畅通,"通则不痛"就是中医学"上工治未病"思想的具体实践。保健刮之优势在于不受时间、条件等限制,一板在手,随时可刮,自己的健康自己管理。通过保健刮,可以调节脏腑,平衡阴阳,疏通气血,使人体各系统功能趋于平衡——"阴平阳秘,精神乃治",故可强身健体,防病益寿,健美驻颜——寿从刮痧来。保健刮有以下之功效。

① 可以促进全身经络气血畅通,"通则不痛"有利于增强自身抗病能力和提高体质。

② 减少血栓形成机会,能促使有关经脉气血畅通,加强侧支血液循环功能,提高心脏功能,更可促进人体免疫功能的提高,经络功能的恢复,还有促溶栓作用。

③ 可解除疲劳,消除紧张,活血化瘀,使气血顺畅,"气血流通即是补""气血流通病自已",达到预防疾病之效果。

④ 保健刮使人舒适,心境愉悦,利于睡眠,这种状态对全身调整作用极佳,临证及教学示范中,每当行全头保健刮后,特别是项丛刮,被刮者有头脑清醒、双目明亮、舒适、精神一振之叙述。

保健刮的主旨并非在于治疗已病,而是防患于未然;在于养生益寿;在于调整、充实人体内之正气,达到保健养生、延年益寿之功效;是一种有病治病、无病强身的激潜方法。

(2)治疗刮 用刮板薄面侧面部位,必须涂以介质,按操作规程进行刮治。

治疗刮是指在辨证与辨病相结合的前提下,选取有效之穴、区、带,施以特定的运板技巧,辅以介质。介质要求:应由具备清热解毒、活血化瘀、消炎镇痛、润滑肌肤作用而又无毒副作用的天然药物组成,配以渗透力强、皮肤吸收好的植物油精制而成。好的介质不但能减轻刮痧时的疼痛,加速邪气、病毒外排,还可预防感染,保护皮肤。治疗刮是指为治疗疾病而进行的刮痧方法。据北京中国中医科学院王敬教授、杨金生博士编著的《中国刮痧健康法大全》称,刮痧可防治 400 种疾病。刮痧目前已能有效治疗包括骨伤科、内科、妇科、神经科、小儿科、五官科、内分泌科等诸多疾病。治疗刮较保健刮严格,除辨证选穴配穴、应用介质外,特别强调运板技巧和手法,该部分内容将在以后作详细论述。

刮痧刺激经络穴、区、带,调动了所刮部位经络之功能,就能调动相关的经脉起作用,从而达到控制相关脏器、组织的功能,缓解症状,恢复健康。刮痧不仅是防治百病的良方,而且是达到百岁健的金钥匙,防病治病,是百岁健的基石,有了健康的身体,才能百岁健。刮痧能使所刮穴、区、带经脉所辖之处的组织、经脉、器官的疾病减轻或消除,健康便在其中,寿从刮痧来。

(3) 面部美容刮 《灵枢·五色》:"以五色命脏,青为肝、赤为心、白为肺、黄为脾、黑为肾。"面部皮肤有无光泽,可以反映脏腑精气的盛衰。凡面色荣润光泽者,则说明脏腑精气足,为无病或病轻;凡面色晦暗枯槁者,说明脏腑精气已衰,为病重或病危(一旦脏腑有病变,只要影响到气血,都可以反映在面部)。现代医学之视、触、叩、听也注重望面色,如望面色推论心血管系统病变,风心病患者两颧部暗红,肺心病患者的面部、口唇呈淤血状,色紫暗等(具体刮法见第二章第二节)。

综上所述,通过观察患者面部的颜色和光泽的变化,可以了解脏腑气血的盛衰。这是因为面部经络穴位众多,部分重要经络循行于此,与全身联系密切,除具美容效果外,尚可治疗多种疾病,如减慢心率、降压、升白细胞等,常依法刮之,可消除病态优势,增强机体抗病能力,促使机体在生理状态下相应脏腑的不同功能的改变,可协助整体疗法发挥更好的临床治疗效果,并有润肤、美容、祛斑、除皱之作用。

面部刮痧一般采用保健刮及按揉法为主,禁止出痧,下列诸点可供参考。

① 根据受病脏腑、器官取相应穴位:心病取心点;胃病取胃点。

② 根据穴位敏感点来选用穴位:探索敏感点,遇有明显压痛之处,即为敏感点,选用之,可获得良效(详见第七章)。

③ 根据脏象学说,选用与病变脏器有生理、病理关系的穴位,可加强疗效,如肺主皮毛、肾主骨、心藏神等。

第二节 刮痧运板诸要素

刮痧运板讲究力、协、柔、透四大要素。"力"者板压也,是指刮痧运板要善于驾驭的按压力度,恰到好处。"协"者,运板动作协调而连贯,具体的是指运板手法动作要有节奏性和力的平稳性(沿途用力一致),忌忽快忽慢、忽轻忽重。"柔"者乃柔和之意,但绝非软弱无力。运板要求轻而不浮,重而不滞,状如抽丝,延绵不断,但也不失深透感。"透"者指运板时要有一个明显的下按之势,有深透感。运板手法不能渗透入里,就达不到一定的刺激量,就难发挥刮痧应有的作用。

刮痧运板手法,必须重视技巧与力的完美结合,技巧的核心就是刚柔相济、以柔达刚。要达到理想的临床治疗效果,运板施刮时就必须巧妙组合应用力、协、柔、透四大要素,缺一不可。

板压与板速,运板技巧之灵魂也,"板压"为最。然手势不可过重,而令患者难受,若按法运之,泻其邪气,养其精气,其疾定当告愈。

1. 板压

刮板置于施刮部位的皮肤表面穴、区、带部位之上,运腕向深层组织垂直用力,将刮痧板下压至适宜深度,谓之"板压",板压刺激可浅至皮肤,深至皮下组织、筋膜乃至骨骼。

"板压"应用得恰到好处,为刮痧术最难掌握的要素之首。

刮痧疗疾,在正确运板动作下,必须将力凝集于板端与机体的接触面上,通过运腕将力量(板压)透过皮肤传到深部肌肉组织中去,再根据不同部位及穴位的敏感度,决定施压程度,这说明刮痧运板时除向刮拭方向和部位用力外,更重要的是要有对肌肤向下的按压力——"板压"。这是因为经脉、腧穴在人体有一定之深度,要想刺激到经脉腧穴,必须压板,使局部肌肤下陷,方能使刮拭的作用力传导到深层组织中去,机体则通过自身的各类感受器来感受不同的质与量(板压轻重、停留时间、运板频率)的各种刺激,并通过不同调控途径产生不同的整体生理调节,使机体内环境逐渐趋于平衡,用以维持机体的长治久安(稳定性),从而达到防治某些疾病的目的。这是刮痧运板的一大特色,借助"板压"这个外力,挤压机体的某些特定的穴、区、带,活跃局部的血液循环,消瘀散结,松解肌肤紧张度。更重要的是,通过刮板的挤压、按摩形成一个良性的刺激,可反射性地活跃全身的血液循环,促进心脏、血管、微血管和淋巴液的循环,而达到祛瘀生新,阴平阳秘,从而起到促进疾病自愈的作用。

运板注意事项。

(1) 板压之大小和轻重应视患者病情、体质、耐受程度,所选穴、区、带的敏感度而各异。如患者瘦弱,切勿在督脉经多刮、重刮;若遇棘突突出者,可在佗脊刮两侧或在两棘突间按、揉、挑、刮,一般采用补法或平补平泻手法。

(2) 行复合性手法运板(按揉法、点按法、弹拨法),落板时宜先着力,变换手法及移动刮板时,宜轻慢,继而稍重,周而复始循环之。

2. 力的作用

运板时刮拭面尽量拉长,沿途用力一致,除沿刮拭方向和部位用力刮拭外要有一个明显向下按压之势,是力的应用之又一关键。

检验力的应用标准是"渗透有知",而渗透有知又是运板之目的。

"板压"产生了力,力渗透到肌肉、组织中去,激发了经络穴、区、带的治疗效应,而这个板压–力–渗透度如何掌握?是广大学员及进修者觉得茫然而难以掌握之处。确实如此,有两种情况运板时必须掌握。

(1) 一部分学员往往在运板时光注意向前运板刮拭的力,忽视刮板向下按压和沿途用力一致的运板要求。大有"神存于心手之际,可得解而不可得言也"之意。临证施刮时"板压"之轻重,患者之感受,术者之板感等细微变化的感受,只能存在于术者自己的心手之间而体会到,一时难以用语言说清楚。这样运板的弊端是刮板只在皮肤表面摩擦,其效甚微。长此以往,个别病例会出现表皮疼痛,更甚者可出现表皮水肿。沿途用力不一之误,有前轻后重——容易击打关节和凸起部位而伤及肌肤;或前重后轻——飘板,失去刮拭面尽量拉长、沿途用力一致之优势。上述 3 种错误的运板手法中,前重后轻之飘板,疗效受其影响,其余两种会给患者带来不适感,甚者可造成医源性损伤,应慎之。

(2) 一部分学员误以为刮痧必须刮出痧来,想要出痧多,出痧快,便会重压刮板而强行出痧。要知道,"板压"绝非越大越好!因为这会给人一个不良的感觉,显得运板动作生硬、粗暴、强压硬刮。这在理论上是片面的,实践中是有害的。出痧过多,一伤患者肌肤,二伤正气,严重者还会造成局部皮损,更甚者会发生疲劳、晕刮,更应慎之。

当然,治疗刮必须有一定的刺激量,太轻达不到适宜量的刺激强度,对治疗、康复无益,这样就会否定板压的重要作用。特种刮痧运板技巧注重的是"力的适当运用和运板技巧的完美结合",这是一个优良刮痧医师之必备能力。

3. 如何掌握板压适中

刮痧运板必须具备一定的力量(板压),以达到一定的刺激强度,才能获得临床治疗效果。临证施刮时,必须掌握好适宜的刺激强度。首先要阐述清楚与刺激强度有关的因素:运板手法刺激强度常与板压的大小,施刮之穴、区、带的部位,运板方式和着力面积(如点、按与摩、揉的着力面积不一样,刺激强度则各异),以及操作时间与次数有密切关系。上述诸因素必须结合起来,才能体现板压适中。

(1) 运板压力　一般规律,刺激强度与板压力度成正比关系,即板压越大刺激越强。

(2) 治疗部位　运板手法力度与施刮穴、区、带部位的敏感性和被刮拭部位的肌层厚薄有相当关系。如施刮过程中用同一板压施刮,在经络穴、区敏感的部位刮拭,就觉得力度较强,而在非经络穴、区处刮拭,就相对显得刺激较弱。再如肌层的厚薄不一,用同样的板压刮拭,患者反应刺激强度各异。如于腰臀部肌肉较丰处施刮,一般力度(板压)可以接受;用同样的运板手法,如果使用在胸、脘部肌肉不发达的部位,刺激量则偏重,患者立刻觉得难受了;把治疗青壮年的运板手法用于儿童、老人、体弱者身上,就会造成不良后果。因而临证时,当因人而异,青壮年肌肉发达,正气足,耐受力强,施刮时运板手法可适当地加重,以增强刺激量;儿童、老人肌肉不丰而松弛者,则需酌情减轻板压,减轻手法力度,以免造成医源性损伤。又如穴位的大小、深浅不一样,运板施刮时则应各异。如足三里、环跳和列缺,前两个穴位宜重刮,后者则应轻刮之;又如少商与上巨虚、丰隆,少商位于拇指外侧距指甲角 0.1 寸处,其穴小而浅,刮之则板压宜轻柔,余两穴大而深,施刮时板压应稍增,但比起环跳又要小些;再如软组织损伤的初期,因局部肿胀、疼痛剧烈,除施以倒刮外,必须注意运板手法宜轻、慢、柔;对于宿疾、慢性劳损,局部感觉迟钝、麻木者,运板手法刺激强度酌情增大些;久病体虚者则板压以轻、慢为宜,初病体实,施刮时板压可适当加重。

(3) 着力面积和受力方式　刮痧运板手法的力度与着力面积、受力方式有关,一般成正比关系。

相同的板压,着力面积大(如摩法)则刺激强度小;反之,着力面积小(如点、按、敲法)则刺激强度大。

摩法系全板覆于患部作回旋状环行运板,有节律的摩动手法,因其全板覆于患部,接触面积大,即使加压,刺激量也并不强大。而点法、按法,其板压并不太大,但刺激量非常强,因点法、按法是用刮板厚角接触施术部位,其着力面积小,单位面积受力不同之缘故(压力与压强)。

再者运板形式不同,其刺激量亦有差别,如点、按之法,其运板形式大多相同,点法由按法演化而来,但也有明显差别,其刺激量亦各异。点法以刮板厚角端直立着力于施刮部位,刮板接触肌肤面积较按法为小,其不同点是点法按而压之,戳而点之,有一个冲击力量;而按法则是用刮板厚角侧端接触肌肤,着力面积较点法为大,又逐渐用力下按,按而留之,可见运板形式不一,点法的冲击力量比缓慢的按而留之的刺激量要强得多。因而临证时,特别要注意运板的技巧性和选择适当的板压相结合,方可取得理想的临床治疗效果。

4. 刮拭时间长短

刮拭时间指每一个患者接受刮痧治疗一次所需的总时间。一般来讲,刮拭时间短,则刺激强度小,刮拭时间长,则刺激强度大。刮拭时间太短,则达不到治疗效果,但刮拭时间过长,也可对局部组织产生医源性损伤。据临床观察,刮拭时间长短并不绝对与治疗效果成正相关,但也不是没有联系。任何一概而论的太过或不及都是无益的,应根据具体情况各异,选择的部位和运板手法要因人、因时因地而异。

(1) 病程长,病情复杂,刮治时间可长些;反之则可短些。

(2) 运板手法刺激强,出痧多,痧色紫黑者,刮拭时间可适当缩短些;反之则可适当延长。

(3) 若病变部位局限,病轻者,刮拭时间可短些;反之则可长些。

总之,刮治时间要根据所选运板形式、运板手法的性质、疾病的性质、患者的体质、耐受程度及刮拭范围的大小具体酌情而定,加减临时再变通,灵活掌握,一般刮治一个患者以 15~25 分钟为宜。

5. 治疗有序

刮痧治疗要有序,应根据人体各部位的解剖特点、生理弧度,根据病情需要制定刮拭顺序。治疗过程中,同一部位的穴、区、带刮拭完毕后,再进行另一部位的穴、区、带刮拭。其要有二:一是减少患者变换体位之苦;二是避免遗漏刮拭部位。

(1) 方向　临证施刮时一般原则是要朝一个方向反复进行刮拭,切不可来回刮,痧现紫黑色即止。刮完一个部位再刮另一个部位,不可无目的地乱刮。

(2) 要求　从上到下,由内而外,先左后右,先项背、腰骶部;后刮胸腹部,由浅入深,循序渐进;再刮四肢部,刮上肢应由肩经肘至手,刮下肢则由股经膝至足。刮背腰部(骶丛刮、骶髎刮例外),纵行从上向下,横行(沿肋间隙)由内而外。刮胸部,纵行从上到下,横行(沿肋间隙)由内而外。腹部一般采取纵行(如三脘刮、腹部五带刮)从上到下刮。刮拭时应视具体情况,临时适当调整。面部另述。

(3) 刮痧先刮头(特殊情况除外)　刮痧先刮头,刮头要致密,刮头必刮项丛刮,学会刮头则学会刮痧的一半。

(4) 一般刮痧顺序　头→项→背→腰→骶→胸腹→上肢(内侧、外侧)→下肢(内侧、外侧)。先项背、腰骶,后胸腹,再四肢。

(5) 运板手法之强度应由轻逐渐加重,运板频率应由慢逐渐加快。施刮完毕时则反之,即由重渐轻,由快渐慢。人体各部位刮拭顺序,将于治疗各论中详述。

(6) 对年老体弱、气血亏损者及妇孺,运板手法不宜刺激过强,刮痧时间不宜过长。选取穴、区、带应少而精。

(7) 操作要卫生,时刻注意保暖　术者要注意个人清洁卫生,指甲要常修剪,手上不得佩戴戒指等饰品,以防擦伤患者皮肤和影响运板手法。

天冷时注意室温,术者注意双手保暖,刮前应将刮板捂热,特别在使用摩法刮痧时更应注意,以免因寒冷刺激而引起局部肌肉痉挛,从而影响治疗和疗效,不可在空调出风口处行刮痧治疗。注意每刮完一个部位立即盖好,再刮其他部位。每治疗一个患者后,应清洗刮板和双手,防止交叉感染,最好实行一人一板制。

第三节　刮痧运板基本要求

1. 运板基本要求

在明确诊断,辨证与辨病相结合选取穴、区、带的前提下,以特定而规范的运板技巧和动作,以力的形式,在体表进行刮拭,术者必须具备一定的体能(功力),因而初学时就要学员养成循规蹈矩的习惯,根据要领去练习,才能事半功倍。本节所述之沉肩、垂肘、运腕、用指,对初学者尤为重要,按法习之,可增进功力。

(1) 沉肩　一把抓式握板,大拇指指腹置于刮板薄角一侧,肩关节放松,自然下垂,不可使肩关节耸起呈抬肩状,并且注意腋部不可紧挟,要求放开。若肩部不放松,操作不可能持久,而且术者上肢极易疲劳且产生酸痛、疲劳、无力感,从而影响蓄力的因素,将使运板动作受到牵制,影响治疗效果。

(2) 垂肘　肘关节自然下垂,利于导力,注意要使肘部位置略低于腕部,垂肘动作虽小而不起眼,但它却起着承前(使肩部不致酸痛、耸肩)启后(保证运腕有力而持久)的作用,确保了板压顺利实施。有一点必须提醒初学者,注意腕部尺侧要略低于桡侧,术者不致疲劳,更利于导力。

(3) 运腕　一把抓式握板(注意:初学者常会用力握板,使刮板无活动余地,刮不了几板,拇指掌指关节处很快产生酸痛感,进而影响垂肘、沉肩之姿势)。要求拇指、示指、中指三指握板,拇指指腹置于刮板前端一侧,以便发力,环指、小指挟持刮板尾部,刮板底端贴于掌心,此乃正确握板法也。

施刮时腕关节放松,腕部略悬屈,腕部有一个明显向下按压之势而发力,要求用自然压力,切不可施蛮力,运腕时切不可呈绷紧状,要求运动自然灵活,刮拭时腕部发力,通过腕部自然而有节奏地摆动,力从大鱼际根部、拇指掌指关节处发出,作用到被刮拭的部位上。刮中有推、按、揉动作参合之势。

特别提示:A. 正确握板;B. 腕关节放松;C. 腕部有一个明显向下按压之势而发力,此乃关键之处;D. 运好腕是保证复合性手法实施之主体。

(4) 用指　一把抓式握板,将刮板握于手心,一侧紧贴大鱼际根部及拇指指腹部,刮则以示指、中指、环指三指夹持刮板,根据临床需要用刮板的前 1/3 处或后 1/3 处接触被刮部位,以指导向,施行各种运板手法进行刮治。施刮时,刮板紧贴被刮部位(有一种吸附感),朝一个方向呈直线状反复进行刮拭,动作要求轻柔而有节奏感、渗透感。

2. 运板施压要求

根据不同部位及穴位的敏感度,决定施压程度。如刮头部根据其头发之多少、厚薄,抑或无发者,则运板力度各不相同,少发、无发者轻刮之,发多、发厚者稍加压力。又如肌肉不丰、消瘦者,以及胫前、列缺穴、乳突等部位需轻刮之,否则将会伤及肌肤、血管、神经。又如血海穴、骶丛刮之骶孔部较为敏感,亦宜轻刮之。除刮拭部位及穴位敏感度外,运板压力之大小尚需根据治疗对象所患疾病性质、耐受程度等不同而各异,即所谓因人而治,因病而治,因部位不同而治。轻刮,轻而不浮,不等于无力,要有一定的压力(板压),要求做到不飘板,有渗透力;重刮,重而不滞,施行重刮时,要求不呆板、不跳板、不强压硬刮,沿途用力一致,刮拭面尽量拉长,仍然有节奏感而延绵不断。

3. 运板频率

从刮痧运板频率快慢来看,频率快的手法为泻(结合板压和时间),频率慢的手法为补(结合板压和具有补的作用之穴、区),古有"急摩为泻""缓摩为补"之说。

临证时根据患者病情及选用手法而定,一般泻法为运板频率快,板压重;补法则是频率相对缓慢而板压则轻(详见第五章),临床常用平补平泻法为多,一般采用 120~160 次/分为宜。

第四节　刮痧运板原则

刮痧运板手法是一项技术与艺术的完美结合。刮痧集保健、治疗、康复、部分疾病的协助诊断为一体,对疼痛性疾病有立竿见影之效,对内脏功能失调引发的常见病也有显著疗效,而运板原则为初学者必须严格掌握的要点,始终贯彻于临床中,方可获得优良的治疗效果。刮痧运板原则可概括为 27 个字:轻灵勿滞,均匀柔和,持久有力,沿途用力一致,渗透有知,不强求出痧。运板手法必须根据要求去练习。

刮痧运板手法作为一种特定的运板技巧动作，要求术者能熟练掌握其运板技巧和功力，初学时就应严格要求，才能事半功倍。

因而必须进行认真、刻苦的练习和一定时间的临床实践，尤其是对某些技巧难度较高又较复杂的运板手法，如弹拨法、按揉法、消灶法等复合性手法，更应持之以恒，坚持长期反复的练习，还要在自己身上先体验板感，不断改进、提高，方能练出一套高超的刮痧运板手法，临证时才能运用自如，得心应手，收到良好的治疗效果。真可谓"一分功夫，一分疗效"，所以要掌握好运板技巧，没什么捷径，唯有多看、多问、多练、多实践、多悟，温故而知新。"熟读王叔和，不如临证多"，实践出真知。

1. 轻灵勿滞

临证运板时，要求轻柔、灵活，刮拭面尽量拉长，状如抽丝，沿途用力一致，中途不停顿，一气呵成，运板不呆板、不跳板，要保证上述要求，关键在于沉肩、垂肘、运腕，特别是腕关节要放松，动作灵活而柔和，运板要由轻到重，不可突然用力或使用暴力，注意运板刮拭时动作要有连贯性，且又要均匀而有节律感。

2. 均匀柔和

均匀——刮痧运板时，其运板形式具有节奏性运板路线，沿途用力要一致、稳妥，一气呵成。

柔和——运板时不要用滞劲、蛮力或突发性暴力，亦不能柔软无力，应做到落板不要敲，沿途用力要一致，起板勿忘上扬功。

刮痧运板手法贵乎柔。正确的运板技巧施治于临床，能运行气血而不致有所伤，故刮痧运板手法宜均匀柔和，若一味施压硬刮，非但不能去病反而增害，宿疾未除，又添新痛。刮痧虽聚众长，然运板手法当慎之，法不可乱施。若元气素弱，一旦被伤，势已难支，若手法再误，则万难挽回矣，术者临证当正确选用运板手法，当审慎之！

临证运板刮拭时，术者以腕力刮拭，要求稳、准、灵。稳即不飘板，动作轻健；准即每一板均落在(要穴)同一起点上，如刮四神延时，其重点要穴在百会穴，因而要求向四个方向刮拭时，板板均应从百会出发，这是初学者应养成的良好习惯，且沿途用力一致(复合性手法除外)；灵即运板动作不呆板，轻灵而又不失力度,具有渗透感,重刮而不滞,运板路线不呈拖状,轻刮而不浮,不失渗透感。

医者需具父母心,医非仁爱不可托,仁爱者同情也。他人疾苦,与我无异,为医者,唯以治病救人为上。《医宗金鉴》曰:"法之所施,使患者不知其苦,方称为手法也。"刮痧运板也是如此,运板时需轻灵、均匀、柔和。柔和并不是软弱无力,而是用力要柔和,力度适中。当一个部位刮治完毕需要更换另一部位时(尤其是敏感部位),施刮前应向患者交代清楚,不致影响刮治效果。运板时动作要柔和、灵活,切忌施以暴力。运板手法应使患处受益,而他部无损,方为刮痧运板手法达到优良也。

3. 持久有力

持久指刮痧运板操作过程中,能够严格地按照规定的运板技术要求和操作规范进行运板刮拭,且能持续运用一定时间,保持动作和力量的连贯性及被刮部位能维持一定时间的治疗效果(该部位要有得气感——板感)。

有力是指刮板下具有一定的下压力度,此板压力度应根据治疗对象、病情、施刮部位、穴位敏感度、耐受程度,选用何种运板手法来决定,做到轻而不浮,重而不滞,法之所施,使患者不知其苦,方称手法。

施刮时按操作规程,运板技巧能较长时间地运用于临床施治之中,连续治疗 5~7 人手法不走样,保持运板方法正确,保持刮治力度及频率的连贯性,不断断续续,以保证施术质量,达到一定的刺激量,最终达到防病治病及保健的最佳效果。唯正确的运板技巧,方能达到持久,亦不致术者过度疲劳。有力,一指正确的运板技巧,而非蛮力。刮治过程中必须分清轻重缓急,灵活掌握补泻手法,使被刮部位有一定的刺激量,且有渗透力,不是浮力,用力要适宜,术者应根据患者的具体情况、病情、主证、兼证、体质、刮治部位,临证变化而用,随时变更板压,方能取得理想的治疗效果。有力,另指术者有耐力,这主要靠平时多练习,正确掌握运板技巧。用力的基本原则为安全、有效、减少患者痛楚,既保证治疗效果,又不伤及正气,更可防止晕刮。

4. 渗透有知

渗透的关键在于恰到好处地应用板压。在施刮中,术者运板于患者肌肤之上时,患者对刮板刺激(运板手法)的感应(酸、麻、胀、重、痛或舒适感)和手法对疾病的治疗效应均依赖于此。

渗透,要求术者运板时要有一定运板压力,而不是暴力,其运板要领是落板沿途至终板用力要一致,要求运板手法的刺激不仅作用于体表,而且能够使运板手法的效应力传之于内,必须渗透肌肤达经脉、筋骨,取得通其经脉、调其气血、活血化瘀、理筋通络、解除粘连之功,从而达到消除致病因素、治愈疾病之目的。

5. 小结

(1) 持续运板手法可以逐渐降低患者肌肉的张力和组织黏滞度(因某种原因造成)。在刺激量的积累下,使手法功力(适当板压刺激下)能够逐渐渗透到组织深部。

(2) 均匀而协调的运板动作,使患者不知其苦,能使运板手法更趋柔和,患者易于接受。

(3) 掌握好力度(板压)与技巧(运板技巧)相结合,其核心是运板手法既有力度又较柔和,达到"刚柔相济"的境界,克服一讲力度便"死压""硬按"之弊端。认识到力量(板压)是基础,运板技巧是关键,两者必须兼而有之,不可偏废。

(4) 术者体力充沛是运板手法的物质基础,有了充沛的体力,方能使运板手法得到充分发挥,运用起来方能得心应手,临证施刮数人乃至十余人运板技能不走样。反之,一旦术者体力不足,即使运板技巧娴熟,手法高超,临证时大有力不从心之苦,刮治一二人尚可,5人以上则运板手法面目全非,对己对患者均不利。

(5) 要想学好刮痧运板技巧和手法,必须做到学、练、用、悟(见另述)。学好刮痧运板手法,非一日之功,必须勤学苦练,滴水穿石。在自己身上找板感,在亲友身上练习运板,最后施之于临床,要有"医者父母心"。要使运板手法持久、有力、均匀、柔和,达到刚中有柔,柔中有刚,刚柔相济,复合性运板手法(点按法、按揉法、弹拨法等)运用自如的境界,必须勤学苦练,领悟其中道理,不断虚心听取病家反馈(华师说,患者是医生的老师,其意深远而精辟)。这样,运板手法才能由生而熟,熟能生巧,乃至得心应手。

第五节　如何提高刮痧临床疗效

刮痧疗法作为人们保健、防治疾病较好的非药物辅助疗法之一,直到今日之所以为广大医生、患者所欢迎,莫不与其临床疗效明显相关。刮痧临床疗效受多方面因素的影响,为使广大刮痧爱好者能尽快掌握刮痧术,并取得疗效,立足于保健和临床防治疾病,提高刮痧临床疗效,特作如下经验之谈,以期给诸位一点启迪。

1. 勤求古训,博采众方,立足于用

勤,即勤奋好学,有求知欲望;博,即博览群书,熟读经典;用,即验之临床,不断改进。要求熟悉经络,深明经旨,熟悉医学古典之精义,并且从中摘取精华和经验,当临证施刮前作为辨证论治之法则,做到融会贯通,灵活应用。疾病辨经准确,穴、区、带配伍得当,娴熟的运板技巧,是决定刮痧取得满意的临床疗效之关键。

如选经配穴前,首当确定疾病部位,判断病变所属经络、脏腑,"经络所过,主治所及""凡疾病的治疗皆本于脏腑,一切从脏腑出发",这是刮痧治病所必须遵循的准则,也是特种刮痧疗法的理论基础,辨证论治离不开脏腑,刮痧是中医学外治法之一,"气血流通即是补""气血流通病自已",此乃外治之理,本同内治之理,法异同归,其理则一,所以外治法亦离不开脏腑。学好中医古典精髓,指导临床,更能提高防治疾病的效果。

掌握中医学从整体调节的观点去临证,学习特效穴、区、带,注重调理脾胃,理解治病必求于本,熟悉特种刮痧疗法适应证、禁忌证、注意事项,在掌握辨证与辨病相结合的前提下制定治疗原则,选穴、配方遵守操作规程,苦练运板技巧,滴水穿石,方能水到渠成。

2. 善于学习,不拘古说

师古人之意,而不泥古人之方,乃善学古人也。学习古人治疗疾病的思路和方法,如"肾开窍于耳""肺主皮毛",可作为临床治疗耳鸣耳聋及皮肤病之指导,临证时加减,临时再变通。不同体质的患者,对刮痧疗法的耐受性及敏感性亦不相同,应根据体质特点,注重身体差异,进行选经配穴,选择特效穴、区、带,注重运板技巧,使治疗更有针对性,是提高刮痧疗法临床疗效的重要因素之一。临证时更要不拘泥于生搬硬套古人治疗疾病的一方一药、一针一刮,这才是最好的学习方法,这样才能灵活变通,青出于蓝而胜于蓝。

一个人的精力和时间是有限的,因此要善于学习,学习前人留下的和他人摸索出来的经验,还要不拘古说,有自己的见解。

如"四总穴歌"即为疗效卓著的取穴方法,这些秘方妙法是前人一辈子或几代人的经验总结,把这些东西学到手,对提高刮痧疗效显然有不可低估的作用。古之刮痧只治伤风、感冒、中暑等证,临床治疗范围局限。今医学博士吕季儒先生为刮痧的当代应用开了个好头。我们利用经络腧穴知识,针灸、推拿手法的内容,进一步提高刮痧临床治疗效果。在减少患者痛楚的前提下注重实践,发现新知。师古人之意,而不泥古人之方,方为善学古人也。

3. 学会运用特效穴、区、带

除刮痧运板手法外,还必须根据诊、辨、记(诊:即四诊;辨:即辨证与辨病相结合而论治;记:即医者记录治病之实录)和具体病情来制定刮痧治病选取特效穴、区、带的基本原则,调整经络、脏腑的不平衡状态,即调整太过与不及状态,所谓太过与不及都是在致病因素作用下引起的邪盛(太过)或正虚(不及)的结果,抓住这两个纲,即能很好地处理疾病之病种繁多,病情千变万化之复杂。临证时辨证选穴,施以适当的运板手法进行刮治,通过神经、体液、经络之效应,起到调整阴阳平衡之作用,对邪实者(太过)用泻法(抑制作用)刮之;对虚弱者(不及)采用补法(兴奋作用)刮之,其疾病定当不药而愈。

穴位是针灸、刮痧治病的作用部位,也是某些疾病在体表的反应部位。如上齿痛取合谷、下关、厥阴俞、内庭。具强壮作用之穴、区、带,该部位能改善营养吸收障碍,提高免疫功能,增强抗病能力,如项丛刮、肩胛环、培元刮、膻中刮、天元刮、大椎、命门、膻中、天枢、关元、足三里、三阴交;又如润肠通便之腹部五带刮、骶丛刮、大肠俞、天枢、阳陵泉、支沟、承山;发汗取项三带、肘窝刮、委中三带、大椎、合谷、曲池、外关等临床疗效甚佳。又如疾病按系统选取特效穴、区、带。

(1) 呼吸系统疾病:项丛刮、项三带、肩胛环、膻中刮、曲池、外关、合谷、丰隆。

(2) 循环系统疾病:项丛刮、肩胛环、膻中刮、肘窝刮、灵神刮、内关、足三里、丰隆、三阴交。

　　(3) 消化系统疾病：三脘刮、天元刮、肩胛下环、阳陵泉、足三里、上巨虚、公孙、太冲。

　　(4) 泌尿生殖系统疾病：培元刮、骶丛刮、天元刮、曲池、外关、血海、阴陵泉、三阴交、太溪。

　　(5) 运动系统疾病：项三带、培元刮、骶丛刮、天元刮、骶髂刮、委中三带、膝病八步赶蟾刮、阳陵泉、悬钟、昆仑。

　　(6) 神经、脑血管系统疾病：全头刮、项丛刮、项三带、肩胛环、膻中刮、骶丛刮、灵神刮、内关、丰隆、太冲、太溪、敲足趾。

4. 不明脏腑经络，开口动手便错

　　学医之道，不可不明脏腑经络，刮痧疗法以经络学说为指导，经络学说是中医学理论的一个重要组成部分，贯穿了生理、病理、诊断等各方面，对临床各科疾病的治疗具有极其重要的指导意义，为学医者所必须掌握的内容，"不明脏腑经络，开口动手便错"。若不明经络而行医，便犹如人之夜行而无烛，欲想求得明确的诊断和较好的疗效，是十分困难的；治病不明脏腑，何异于盲子夜行，脏腑是辨证之核心，临床治病，若不了解脏腑知识，则辨证无法则，何以辨得明，困难重重，延误病机，医之过也。所以学医者必须通晓脏腑经络，刮痧亦然，在明确诊断的基础上选经配穴，其正确与否，对取得临床疗效至关重要。

　　疾病定位要准确，当诊断该病变属于某脏、某经之后，辨证与辨病相结合，选取相关穴、区、带，才能做到经穴配伍得当，再加娴熟的运板技巧和刮痧手法，是决定刮痧临床疗效的三要素。

　　具体做法：明确诊断，确定疾病部位，判断病变性质，根据疾病的病因、病位、病性，以及标本、缓急，遵循"经络所过，主治所及"的原则，以及患者当时的体质状况而选经配穴，其目的是注意个体差异，不可千篇一律，使治疗更具针对性，是提高刮痧疗效的重要因素。特种刮痧疗法在选经配穴上，特别注重取穴少而精，强调穴、区、带的联合效应。经穴与经气、脏腑之气相通，刮痧虽施刮于人体体表某经某穴，然而通过经络的调控作用，使治疗效应可达于内在经脉、脏腑，故疾病方可不药而愈，循经取穴是刮痧疗法选穴原则之首，故前人有"宁失一穴，勿失一经"之说，这是刮痧术之灵魂所在，刮痧效应之保证。

　　补虚泻实，是刮痧疗疾之根本大法，是调节经络气血的唯一手法，通过术

者娴熟的运板技巧,在"板压"的作用下,刺激经络穴、区、带,激发经气,从而通其已闭之经脉,调其失和之气血,使经脉通畅,进而调节脏腑功能,促进阴阳平衡,从而达到防治疾病之目的。(选经配穴详见第三章第二节)

5. 难不在穴,而在手法

纵观刮痧疗疾,无非理、法、方、刮,刮痧选经配穴确定后,刮痧手法是关键。

《针灸易学》曰:不知难不在穴,在手法耳;明于穴易,明手法难;明于穴而手法不明,终身难医。

刮痧治病,法同针刺、推拿,刮痧运板手法是调节经络之气、实现补虚泻实的重要环节,刮痧医师不可轻视,凡临证刮痧,虚则补之,满(实)则泻之,是刮痧疗疾的基本原则(详见第五章)。对正气不足的虚证,用补的运板方法施刮,使正气逐渐充实,"正气存内,邪不可干";对邪气盛的实证,用泻的运板方法刮拭,使邪气逐渐被清除。若虚证患者,误以为泻,不但治疗效果差,还会因刮痧运板手法不当而消耗患者正气,轻则使患者疲乏,甚则会出现晕刮反应。实证患者用补法运板方式,一则刺激量不足,达不到渗透有知,产生不了抑制作用,对功能异常亢进之症(肌肉痉挛、抽搐、疼痛等)则少效,因而刮痧治病必须按虚则补之、实则泻之的法则进行刮拭,这是刮痧治病的基本法则。特种刮痧疗法治病,注重脏腑经络学说理论,通过"四诊"所得进行分析、归纳,采用八纲脏腑辨证方法,确定疾病性质和病位,应用三焦定位为原则、中轴疗法为法则、背俞腹募相搭配为刺激重点,制定刮痧治病的施刮原则和方案,有针对性地采用补泻手法和运板技巧,以达到治疗疾病之目的。一般说来,病在里(在脏腑)、久病、正气不足,多见虚证,老年人患病时也多见虚证,临证施刮时则需用补的运板方法刮之;病在表(在皮肤、在经络)、新病、急性病,多见邪气偏盛、正气未衰之实证,壮年人或身体强壮者患病时也多见实证,临证则需用泻的运板方法刮之。这是中医治病之根本大法之一,补、泻反,病难安,刮痧补、泻手法不得要领,何以补虚泻实,断难取效愈病,应认真习之。

刮痧容易,辨证难;辨证容易,取配穴难;取配穴容易,运板难;运板容易,无懒汉。

6. 综合治疗

人体疾病发生发展是多方面的因素综合作用的结果,疾病的痊愈同样也是多方面因素综合作用的结果。刮痧疗法是临床各科较好的辅助疗法,然病之所生,其因各异,欲需速治非一法而所能,必须博采众长,治病审因,临证变通取之,方能获得理想的效果。刮痧疗法通过运板技巧,给予人体一种以出痧为形式的良性持久的刺激,能调动人体自身抗病能力而起治疗作用。然而刮痧术亦有其局限性,如对复杂的病情、体质极虚等难以接受刮痧治疗者,可先予药,待病情稳定后再选用其他疗法,或刮痧,或针灸,或推拿。亦可刮痧配拔罐,历来有"刮痧拔罐病祛大半"之说。刮痧排毒清肠,百病可除,临床观察贴耳穴配合刮痧,其效亦佳,因而或刮痧,或针灸,或推拿治之,杂合以治,其效更显。总的原则是有利于患者的康复,只有不断调整自身愈病能力,维持脏腑阴阳气血平衡,才能保持健康。

7. 法虽有定,变通在人

刮痧以板为工具,运板技术是刮痧临床不可忽视之关键,尤其是板压(运板力量)至关重要。刮痧刺激量是否适当,直接影响治疗效果。因此,苦练运板技巧,掌握适宜之刺激量也是提高疗效之关键。刺激量决定于板压、板速、时间、取穴多少、出痧多少等因素(详见第五章)。此外,不同机体对刺激的反应有所不同,刺激量大小很难用什么方法表达,一般是根据疾病的性质,患者体质、耐受情况而定。刮治后病情缓解持续时间短,说明刺激量不足,可加强板压或延长刮拭时间,取穴多些。反之,患者难以耐受,病情反而加重,需过些时间才缓解,则说明刺激量太大。一般来说,多数虚证患者宜给予弱刺激,大多实证患者宜给予强刺激。然而,也不是一成不变的,应灵活掌握。如疼痛、休克患者需用强刺激;失眠、麻木患者则取轻刺激为好。刺激量大小,不仅根据病情轻重、病程长短,还需视患者年龄、体质、胖瘦、施治季节、穴位所在部位而定,即因病而异,因人而异,因时而异,因穴而异。"病无常形,医无常方",同一疾病,由于患者体质及影响疾病的因素不同(个体差异),故其证候往往各有不同,其刮痧运板手法、选配穴亦应各异,因此术者万不能执一方(按常规)通套而统治万病,而应根据证候的具体情况随机应变,临证必须详细辨证分析,若临床不精于辨证,拘泥于一病一方,定然不能获全效。在自己身上多找板感,是提高运板技巧的唯一捷径,久之必有大进。

8. 注重调理脾胃

脾胃为五脏之本,具有消化饮食、吸收营养、布散津液之功能,因而五脏六腑必须依赖脾胃方能获得营养,脾胃强弱关系到其他脏腑的功能。临证时,若见多个脏腑同病,应当先从调理脾胃功能着手施治。脾胃为后天之本,胃主纳谷,脾主运化,人体元气皆依赖脾胃之气滋养。一旦胃气损伤,即使饮食如常,但因脾胃之气既伤,而元气亦不能充。经络中通行的气血,来源于后天脾胃之生化,故经气又称谷气。脾胃受损则生化之源不足,经气即虚,治疗效果就不理想。临床调理脾胃除选用该两经穴位外,尚需取胃俞、胃仓、脾俞、意舍、佗脊刮、中脘、章门、内关、内庭等穴。人以胃气为本,胃气一败,百药难施;胃气者,脾胃之气也,人赖水谷精气以生存。胃主纳谷,水谷入胃,通过腐熟,水谷精微化生精、血、津液而维持生命,可见胃气是提供人体营养物质之源泉,五脏六腑、四肢百骸皆以此而滋养。一旦脾胃功能衰败,则后天生化无源,诸恙丛生,甚至可危及生命。所以《内经》云:"有胃气则生,无胃气则死。"当以调理脾胃为先机。历来医家临证治病,均十分注重胃气,安身之本,必资于食,处处兼顾胃气。因此,注重调理脾胃,实为养生治病最主要的关键所在。

9. 刺激量、疗程及疗效

特别对慢性病的治疗,疗程的确定具有很重要的意义。治慢性病要有恒心,但不能死守数穴,一刮到底。常刮一穴,因穴位易产生疲劳性,而交替用穴,才有调息之机,因而应制定治疗方案,初治疗效不显不等于今后无效。临床观察,有的病刮治一次即能见效,有的病则往往需要刮治数次、十余次方能收效;即使是同一种疾病,在不同的患者身上见效快慢也不同,有的刮治一两次好转、痊愈,而有的却会一时难愈,需反复多次,方能获效;有的疾病治疗需要每天 1 次刮治,或每星期 2 次刮治,有的疾病则需每天 2 次刮治;有的疾病在发作时治疗有效,如急性胃肠炎;而有的疾病在刚发作时刮治,其效显著,部分病例还能控制发作,如头昏、畏寒、全身无力、面色及手足皮肤苍白、休克症状者,急取水沟、内关、合谷、膻中刮、项三带、肩胛环,可以阻止病情发展,并可消除已出现的症状,赢得宝贵时间,送医院查治。因刮痧治病"以通为用",然经络之疏通,疗效之显露,需要一个治疗量的积累,要有一个过程,只要诊断正确,辨证精当,就可坚守原方。若沉不住气,屡变其方,不仅前功尽弃,而且还会增加患者痛楚。

初学者,掌握急性病宜早治的原则,明确诊断,正规治疗后可辅以刮痧疗法巩固疗效;减少慢性病复发,则宜缓图之,治疗刮 2~5 个疗程后,嘱患者行保健刮而善其后；发作性疾病则须在发作时或在发作前予以对症选穴刮痧治疗。凡新病体力未衰者,每次刮拭 5~9 个部位,可以每天刮治,下一次刮拭应视痧退后再刮,或更换新部位刮拭,老弱妇孺、怕痛、耐受性差的患者,则需减少刮拭部位,一般以四五个部位为宜。

久病、保健刮,采取轻手法,可每天一两次,一般采用整体疗法方法刮拭,此时要求轻柔,刮拭面尽量拉长,配合热水泡足,其效甚佳。

临床观察,某些疾病,初刮 1~3 次其效日进,按一法久刮之,反而见效迟缓,此时应注意间隔时间,使被刮部位皮肤、肌肉、血管、神经休养生息,以供祛瘀生新的机会,更换刮拭穴、区、带,配合其他疗法,则又可显刮痧之优势,因而应注意精减刮拭部位,避免滥用泻法刮之,遵守"法之所施,患者不觉其苦"的原则,以期尽量减少患者不必要的痛苦。巩固疗效也是临床关键之所在,症状已除,不等于彻底治好,病根已除。一些慢性病、疑难病,病程长,往往十分顽固。因此对于顽症痼疾,临床治愈后,应该耐心地巩固疗效,并教会患者自我保健刮,以整体调节治疗为上策,力求能根治。临床观察,由于病因、病机不同,病程长短及患者体质差异,耐受程度不同,与疗效产生的时间有直接关系,一般规律是病程越长,其病因越复杂,相应脏腑的功能障碍也显得越严重。临床观察可见,病因简单,病程短,则刮痧治疗显效快;病因复杂,病程长,刮痧治疗显效则慢。医患双方都要有信心,需要坚持治疗,才能提高疗效。

10. 学、练、用、悟、记

刮痧运板手法作为保健、防病、治病、康复的主要手段,那么,手法的熟练程度,就成为治疗、康复成败的关键之一,必须勤学苦练,方能取得较好的疗效。

(1) 学　刮痧运板手法,作为一种疗疾特定的技巧动作,要熟练地掌握其技巧与功力,绝非易事。必须持之以恒,认真刻苦地练习和长时间地参加临床实践,不断听取患者的反映和总结,方有长进。

① 善于学习,不拘古说:"特种刮痧术"在继承传统不泥古、开拓创新不离源的精神指导下开启了思维之门,但一个人的精力和时间是有限的,因此要善于学习,学习前人留下的和他人摸索出来的经验,还要不拘古说,有自己的见解。综观刮痧术,其临床之要素为辨证取穴、配穴及运板技巧。

② 学会运用特效穴、区、带:穴位是针灸、刮痧治病的作用部位,也是某些

疾病在体表的反应部位。如上齿痛取合谷、下关、厥阴俞、内庭。临床观察表明，不少患者有病时，常在某些穴位上出现病理反应，并随疾病的进退而变化，在此反应部位刮之立效。通常在背俞穴、募穴、原穴、郄穴、合穴上容易出现异常反应。其形式有：感觉过敏，手指轻压穴位时患者即有疼痛、酸、麻、胀等感觉，实证多为压痛，虚证多为酸、麻、胀；穴位处组织松弛、凹陷、隆起、坚硬，凹陷多出现在脾胃虚弱患者之脾俞、胃俞、肝俞处；穴位皮下出现结节、条索状物，其形状多为棱形(麦粒大小)、圆形(豆大)、椭圆形(黄豆大小)、扁平形、串珠状等。如胃下垂患者在足三里可扪及条索状物，中脘处出现结节，胃俞凹陷。临证时可遵循"以痛为俞"进行刮拭，另加四神延、项丛刮、项三带、肩胛环、骶丛刮、委中三带、膻中刮、三脘刮、天元刮等，临床疗效甚佳。

③ 学习中医学基本特点：中医学的基本特点是整体观念和辨证论治。中医学的理论体系中，始终贯穿着整体观念这个基本思想。辨证论治是中医学理论体系的特点之一，也是中医诊断和治疗疾病的基本原则。

(2) 练　刮痧运板手法，是一种运板技巧与力的运用完美结合、技巧性强的规范动作，必须认真、刻苦地训练。要求在自己身上找板感，在亲友身上去练习运板，临证时才能应用自如，得心应手。

初学时必须认真地按照运板动作要领、要求去练，应思想集中，做到板到、眼到、心到，待患者如亲人，日积月累，不断总结，方能学好运板手法。

刮痧不同于针灸、拔罐，它是一个具有单一动作、术者体力消耗大的治疗方法。因而术者必须练体能，不怕苦和累，要学会双手运板，方能克服上肢及项背部酸、胀、痛、无力等现象，持之以恒，滴水穿石，刮痧运板技巧非一日之功，非一朝一夕之事，而要经过一个漫长的时间(8 个月左右)，方能练出一手好的运板技巧和手法。此外应克服急躁情绪，循序渐进。运板手法的练习，随时间的增进、病例的积累、手法种类的增加和反复演练，虚心听取患者意见，定能掌握板压(力的大小)这个刮痧运板之秘诀。

劳逸结合，贵于恒。冰冻三尺，非一日之寒。刮痧运板功夫的积累，不是蛮练、硬撑、强拼而来，须注意练养结合，劳逸得当，把握理论提高、手法练习两头并重。蛮练、硬撑则运动过量，有碍身体。遇难而退，放弃练习，则无法提高刮痧运板功力。即当你练得感觉疲劳时，暂停手法练习，可复习一下理论方面的知识，这样就会两不误。

　　下面简述一下练的方法：

　　① 刮痧运板基本手法的练习，是刮痧运板手法成败的主要关键：其目的是锻炼各单个运板手法操作的技巧性和功力，将单个的手法练熟，举手就来，临证时以上述单个运板手法为指导，便可衍生出多个复合性手法。如点按法，就是点法和按法有机结合而来。又如按揉法等。

　　练习运板，首重形似，在握板方法上先根据老师教的去做，假以时日后，掌握了运板技巧可随自身条件而各异，先做到姿势像。要领：术者含胸舒臂、沉肩、垂肘、收腹、吸臀、呼吸自然，在此基础上去练习运腕、用指，刮拭面尽量拉长，沿途用力一致，从一开始就养成良好的运板姿势和习惯。

　　② 初期要求是形似：练习运板的初期，要以掌握运板动作正确姿势和要领为主，养成良好的习惯。临证时，手随心转，法从手出，从而使运板手法能正确地应用和发挥。不要急于注重板压(加力)。何以如此？因为在运板动作不正确、不熟练的情况下就去注重板压(加重手法压力)会给患者造成医源性损伤，也会引起术者肩部、腕部、手指肌肉的紧张、僵硬、疲劳，而影响运板手法的正确动作姿势的获得，对术者来说，长久不正确运板，还会带来关节、韧带等损伤的可能性。必须通过一个较长时间的刻苦练习，认真总结，不断提高。在运板手法正确、规范、熟练后，就会自动地达到最佳的板压力学状态，力度也就会自然产生。一个训练有素的刮痧者，根本不需要刻意地去压板而达力度之产生，同时也可避免给患者带来不适之苦。

　　③ 左右开弓，交替施刮，是防疲劳、保证运板手法质量的又一关键：为保证刮痧的治疗效果，术者必须苦练双手运板法，左手、右手同时练习，临证时方可左右手交替施刮。一方面是减少术者疲劳，另一方面是方便。因而必须练习左右手刮法，注意两手交替运板，切不可只偏重于右手的练习。

　　(3) 用　中医古来师徒相传，其法有三。其一，熟读经书；其二，侍诊于侧；其三，临证抄方，再放单飞。这三者最重要的一点就是用。"熟读王叔和，不如临证多"，就是说，读一辈子书，抄一辈子方，难成大器。唯有放单飞，去临证，在临床实践中去用，去提高。特别以刮痧这一行为最，只有大量参加临床实践，才能知道刮痧运板之秘诀在于手法、技巧、力度(板压)三要素。这三要素是刮痧运板疗疾之关键所在，刮痧之要术。

　　要掌握好手法、技巧、板压，最难掌握的还是这个刺激量的问题——板压。

手法、技巧易学,而"量"之适度一时难以说清,不能用固定方式的几克、几百克定量来说明,大有"只可意会,难以言传"之意。像中药一样,方、药皆易学,唯独剂量难掌握。因为这个量(板压)综合了老师十余年的经验,初学者必须持之以恒,勤学苦练,勇于实践,必须克服一蹴而就的思想,要明白短期内无论如何是练不成的。因为这个"量"是理论的、抽象的,只有经过一个较长时间的实践积累过程,才能掌握手法、技巧、力度三要素。

(4) 悟 "师傅领进门,修行在自身",要想学好刮痧手法、技巧,除熟读经书、验之临床外,关键还要有悟性。悟的第一个方面是善于学习,博采众长,掌握中医学从整体调节的观念去临证,理解治病必求于本。悟的第二个方面是不拘古说,有自己的见解。要有师古人之意,而不泥古人之方,乃善学古人也。悟的第三个方面是法虽有定,变通在人。就穴位而言,要掌握好穴位的共同性和穴位的特殊性。在治疗各论中,书中所列举的穴、区、带组方和配方,经临床实践,是行之有效的,但亦不是固定不变的。在临床应用时应根据患者的具体情况,在辨证与辨病相结合的前提下,结合经络、腧穴主治进行灵活加减化裁,才是学好刮痧这门学科应有的悟性。

(5) 记 "好记性不如烂笔头",记,是温故而知新的基石,是临证的一面镜子。

记分两方面,一是课堂笔记,看书心得,验方、妙法摘抄,对今后临证有所帮助;二是医案,即今之病史记录。案者,治病之实录,临证之指南也。病史实录是治病之如实笔录,是宝贵的史料,是提高诊治水平和疗效的镜子,为今后临床能精确选用辨证论刮打下基础。一个好的刮痧医师,必须深刻认识到,医学知识的积累与拥有是无止境的,要活到老学到老;医案是精益求精的基石、镜子。中医学具有深奥的理论,必须勤学、苦练、积累,才能从众多的中医学说中提纲挈领地抓住实质,"博而返约,一矢中的",特别是刮痧术,不仅要知其然,更应知其所以然。

刮痧,看似简单,有一看就明、一听就懂、一学就会、一用就灵之特点,然而却不是短时期内就能得心应手、一蹴而就的保健治疗技术,要想掌握这门看似简单,妇孺皆可为之的非药物疗法,除熟读中医基础理论外,还需过两关,一是苦练运板技巧,不断地在自己身上找板感,然后用之临床,做到板随手转,手随心转,正确地掌握、运用运板技巧;二是必须通过长时间的临床实践、摸索,不断总结经验,虚心听取患者反映,不断修改治疗方案,方可取得理想的治疗效果。

除学、练、用、悟、记之外,尚需坚持"五多":多看老师演习带教,自己效仿之;多看运板手法要领、要求及运板动作技巧,自己平素玩习之;多练习臂力、腕力、指力、渗透力,日久必见其效;多在自己身上找板感,提高感性知识;多参加临床实践,实践出真知。

刮痧运板技巧诸要素:

A. 腕部应用最关键,有转腕、按压、旋揉、停顿、上扬;B. 板压只需入木三分;C. 转换力度;D. 随刮拭部位而异。

总之必须牢记力、协、柔、透四大要素。"力"者,板压也,指刮痧运板要善于驾驭的按压强度——板压要恰到好处。"协"者,运板动作要协调而连贯,具体是指运板手法动作要有节奏忙和力的平稳性,沿途用力大小要一致,又要随机应变,忽快忽慢,忽轻忽重。"柔"者,柔和之意也,但绝非软弱无力,运板要轻而不浮,重而不滞,状如抽丝,延绵不断。"透"者,渗透力也,指板力渗透有知,被刮者有酸、胀、痛的感觉,术者板下亦可感觉有阻碍感。

要在技巧与力的完美结合下去完成,技巧之核心是"刚柔相济,以柔达刚"。

小小一块刮板,能调节脏腑之虚实,疏通经络之瘀阻,从而平复不正常之病态,延年益寿,真可谓起沉疴于顷刻,吾怎能不求矣!

第七章
刮痧与阳性反应物

"有诸内者,必形诸外。"欲知其内者,当以观乎外。诊于外者,斯以知其内。

中医诊察疾病,主要观察其外部的征象。所谓"病藏于中,症行于外",欲知五脏六腑内部的病变,而通过外在的形体(阳性反应物)及官窍,相应判断之,是中医诊病之原则。

《灵枢·外揣》:"司外揣内。"

《灵枢·本藏》:"视其外立,以知其内脏,则知所病矣。"

《灵枢·经水》:"审切、循、扪、按,视其寒温盛衰而调之⋯⋯"

《灵枢·官能》:"察其所痛,左右上下,知其寒温,何经所在。"

上述均说明经络所过,主治所及,以痛为俞乃刮痧选穴之准则,刮痧运板之大法也。

根据临床观察,凡是来诊刮痧患者都存在着一定的自觉症状。这些自觉症状一般以如下一些形式为主诉:寒、热、肿、痛、酸、胀、麻木,另外还有与内脏器官的生理功能相关的自觉症状。如肺疾之咳喘、咯痰,心疾之胸闷、心律和心率变化,胃疾之厌食、呕吐,泌尿系统疾患之尿频、尿急、尿痛等症状。

在各种自觉症状中,痛是最常见和最具普遍性的一种症状,而这种症状又具有规律性。任何有局部病变存在的地方都会有压痛反应。《灵枢·背俞》篇:"⋯⋯肾俞在十四椎之间。皆挟脊相去三寸所,则欲得而验之,按其处,应在中而痛解,乃其俞也。"《素问·缪刺》篇:"邪客于臂掌之间,不可得屈,刺其踝后,先以指按之痛,乃刺之。"上述两段经文说明脏腑经络发生病变后都会出现压痛反应,这个压痛反应点才是病邪之所在。《灵枢·官能》篇:"得邪所在,万刺

171

不殆。"因此以上述中医经典理论为指导,在临证施刮前,要全力找出有明显压痛反应的相关腧穴作为治疗的依据。其中最具特色的是华佗夹脊穴、膀胱经背俞穴及腹募穴。在此反应点上刮拭后,再辅以拔罐及"消灶"手法即可达到补虚泻实、祛寒清热、消肿止痛之目的。因此作为一个刮痧疗疾的临床医生,必须学会这一方法,对于临床协诊、治疗均有帮助。

第一节　协诊部位和方法

1. 背俞穴与阳性反应物

五脏六腑之经气直接输注于背、腰部的腧穴,称为背俞穴。背俞穴位于背部足太阳膀胱经第 1 侧线上,几乎与内脏等高位而上下排列,分别冠以脏腑之名,共十二穴。背俞穴治疗范围极广,不但可以治疗与其相应的脏腑病证,也可以治疗与脏腑相关的五官九窍、皮肉、筋骨等病。如肝俞穴,肝主筋开窍于目,刮肩胛环(肝俞)养血,养筋,养肝明目,可治疗筋脉挛急和目疾(夜盲、近视等)。又如肾俞,肾主骨开窍于耳,培元刮(肾俞)补肾壮骨,养耳益聪,治疗骨关节病和耳鸣、耳聋、阳痿等疾病。其他如肺主皮毛等可仿之。背部是历代医家治病所重视的区域,有"五脏六腑皆系于背"之说。主要因足太阳膀胱经挟脊柱两侧而行,五脏六腑的俞穴均在背部的膀胱经上。如五脏六腑有病即可在脊柱两侧发现阳性反应物,临床应用可根据脊柱分段与内脏关系理论而应用背俞穴。背俞穴几乎与内脏等高位,大致可以确定病变脏器之所在。五脏六腑一旦有病可以通过脏腑经络联系而反应到体表。"有诸内者行诸外",如果某一背俞穴上出现阳性反应点(压痛点),在非药物疗法中这是某些疾病的重要体征,故一个好的刮痧医生,临证不是仅靠问病史下诊断就刮痧的,否则常常会把阳性反应物忽略掉或刮拭掉,失去一个好的协诊和治疗点的机会。要知道这个不起眼的阳性反应物常常是某些疾病的重要体征、重要刺激部位。因此临刮前的触、按、观察脊柱两侧是诊治某些疾病的重要步骤之一。

2. 腹募穴与俞募配穴刮

五脏六腑之气直接汇聚于胸腹部的腧穴称之为腹募穴。"募"有汇集之意,六脏(五脏加心包)六腑共有 12 个募穴。《难经本意》载:"阴阳经络,气血交贯,脏腑腹背,气相通应。"俞募之气是相通的。脏腑之气血由内向外汇聚于此,是治疗六腑病必刮之处。为提高临床疗效常和背部的背俞穴同用,则称为"俞募"配穴法。俞募穴内应脏腑,与相应脏腑之气血直接相通,脏腑一旦受邪将会直接反应于俞募穴周,这就为协诊和治疗提供了理论依据。五脏病多取背俞穴施刮,六腑病多取腹募穴刮治。若采取俞募穴配而刮之则其效更宏。在此理论指导下,膻中刮配肩胛环,三脘刮配肩胛下环,天元刮配培元刮、骶丛刮可起到鼓舞脏腑正气、调理脏腑之气的作用,使气血正常运行,从而祛除脏腑之邪气,邪去正安。

3. 协诊分区

特种刮痧协诊分 3 个区:

(1) 项背区　项三带、肩胛环。

临床应用:协诊治疗头面五官科病证,上肢酸、麻、胀、重、痛及运动功能障碍,尤以治心、肺、胸、背部病证为主。

(2) 背腰区　肩胛环、肩胛下环。

临床应用:多用于协诊治疗肝、胆、脾、胃肠、三焦、上腹部、背腰部病证及有关组织器官之病证。

(3) 腰骶区　培元刮、骶丛刮。

临床应用:多用于泌尿生殖系统疾病的协诊和治疗,并可用于肝、肾、大小肠及有关组织器官的病证,且具有强壮之作用。骶丛刮应用范围较广(详见第二章第五节)。

第二节　阳性反应特点

1. 经穴表层的阳性反应

观察某腧穴色泽、形态、凹凸、温度等方面,若有异于正常者,属于阳性反应。在此基础上确定属何经、与哪个脏腑相对应,进一步探索阳性反应物,进而可用寻摸法、按揉法、移压法作进一步检查而确定。

2. 阳性反应物

在皮下或肌层摸到圆形、扁平形、菱形、椭圆形、条索状及不规则形状的结节或链球形气泡,均为阳性反应物。不同形状的阳性反应物,反应在不同部位,则表示不同的病证。如菱形及粗条索的出现一般多为急性病,即实证;扁圆形和细条索状一般多为慢性病,属虚证。如肺俞穴出现菱形结节,多为肺炎(急性期),即实证;若出现条索状则为慢性支气管炎;若出现扁平、椭圆形结节一般多为结核病。又如厥阴俞位于第4胸椎棘突下旁开约1.5寸处(在胸部则是第4、第5肋间),正对心脏之中部,是心包的背俞穴,主治心脏疾病。若厥阴俞处皮下组织摸到阳性反应物则可协诊心疾。刮之再配以相应穴、区、带,则可以治疗胸闷、胸痛、乳疾、心律失常、心绞痛等疾病。

3. 经穴压痛

相应的经穴出现明显压痛或敏感亦属阳性反应,这在背俞、腹募穴周查找不到阳性反应物的情况下应用之亦有效,要求是"宁失其穴,勿失其经"。

经穴压痛点,其义有三:一是反映了这个压痛反应点相对应的脏腑器官组织发生病变;二是压痛反应点的存在不仅为临床协诊提供帮助,而且在治疗以后尚可提供该局部病变是否真正得到临床治愈的信息,即临床上随着疾病的治愈,其相应的压痛点也消失;三是在治疗过程中,压痛反应点会有移位的现象。压痛反应点与临床表现有一致的也有不一致的,临证时要作具体分析再进行施治。注重整体调节,随症加上一定配穴,方可提高临床疗效。

刮痧术注重失穴勿失区、带的原则进行刮治,临证时背俞穴、腹募穴不敏感,可以丢开穴位按特刮原则辅以在与病变同一脊段支配的相应体表区查找敏感反应点,或者在与病变相对应的健侧穴、区、带进行刮拭,常可收到较好的疗效。

第三节　寻找阳性反应物的方法

临床中可根据上述穴、区、带及其主治范围,于背腰部检查为主。寻找时应靠指腹的触诊,一般按先上后下、先中间后两侧、先左后右的顺序仔细观察背腰部皮肤有无光泽改变。如观察某局部皮肤潮红与否,有无局限性皮损、脱屑、瘀点及有无凸起、凹陷等。寻找阳性反应物触诊循摸方法有下列4种。

1. 滑动法

用指腹(一般用拇指、示指)沿着经络路线轻轻滑动,便于发现经穴表层的阳性反应物。

2. 按揉法

用拇指或示指指腹于检查部位按而揉之,仔细辨别指下感觉及患者反应。按揉法较滑动法用力稍重,便于发现皮下组织的阳性反应物。

3. 移压法

用力稍重。以指腹尖端探查深层的阳性反应物，呈螺旋形前进，或左、右、上、下移动以探查之，运用时有压揉动作在其间。即压测其疼痛程度，压中有按揉法则可察其阳性反应物之大小、形态。

4. 推动法

以拇指指腹沿着经络路线推察。一般适用于郄穴和腰骶部触诊查找阳性反应物。

穴位压痛参考

呼吸系统疾病多于风门、肺俞、中府、孔最等穴有压痛;

消化系统疾病多于中脘、天枢、大肠俞、下巨虚等穴有压痛;

心血管系统疾病多于心俞、厥阴俞、神堂、内关、神门等穴有压痛;

肝胆系统疾病多于至阳、肝俞、胆俞、阳陵泉、胆囊点有压痛;

妇科疾病多于次髎、三阴交等穴有压痛;

泌尿系统疾病多于次髎、肾俞、三阴交、太溪、足临泣等穴有压痛;

骨关节系统疾病多于肾俞、大杼、委中等穴有压痛;

肛门疾病多于大肠俞、孔最等穴有压痛。

第四节　寻找阳性反应(压痛点)的顺序

1. 一般顺序

按先上后下、先中间后两侧、先左后右的顺序仔细观察和触摸。

2. 特殊顺序

触摸后正中线(督脉),再按各旁开 0.5 寸、1.5 寸、3 寸的顺序触摸,熟练者可同时用双手对称地进行左右两侧触摸。可用上述 4 种综合方法查之，以发现某局部有无压痛、结节、气泡及感知其肌肉紧张度，有无酸、麻、胀等敏感反应。

3. 注意事项

（1）先仔细观察肩胛环、培元刮、骶丛刮部位有无异常，检查后再行刮痧治疗，否则将影响诊治疗效。

（2）背俞、腹募穴区为望诊、触诊的重要部位。

（3）若某一侧发现阳性反应时应与其对侧比较，若在两侧同时出现则更有意义。多年临床刮痧治疗发现，背腰部脊柱两侧的阳性反应物多半为结节状、条索状、气泡状及触摸时觉指腹下有一种障碍阻力感，尤以背部特别明显。触按时患者觉酸、胀、痛、麻、木，个别患者始觉舒适感再按之觉有些酸痛感。平时患者不知该处有此感觉，这就是我们所讨论的阳性反应物，在刮痧界将这种异常反应统称为"隐形痧象"。

4. 背部纵行各带检查法

为便于叙述背部各纵行带同肩胛环、培元刮之纵行带检验法相配合，其方法如下：

（1）背部第 2、第 3 带　脊柱两侧各旁开 0.5 寸处，相当于佗脊刮（华佗夹脊穴）。

（2）背部第 4、第 5 带　脊柱两侧各旁开 1.5 寸处，尤以脏腑各俞穴为重点检查部位。以上部位采取从上向下循摸检查，可用滑动法、按揉法。

（3）背部第 6、第 7 带　新增，即膀胱经循行于背腰部的第 2 侧线诸穴，脊柱两侧各旁开 3 寸。该两带采取从下向上循摸检查，可用按揉法或移压法。

5. 其他部位

中医学认为经络内属于脏腑，外络于肢节，内脏与体表密切相关，经络学说中"气街"之理论还阐明头、胸、腹、背是经气汇合通行的共同通路。"四街者，气之径路也"，因而腹部的募穴、四肢的郄穴及原穴和特定穴亦应同等重视。仔细地寻找阳性反应物，其方法是按以上顺序，可应用滑动、移压、按揉、推动等方法查找，亦可作为治疗经穴，即以痛为俞法。重点应放在背俞、腹募穴上，该两处是脏腑的经气输注和聚集之处，所以胸、背部与脏腑、周身关系密切，内脏的病变往往会通过经络反映到胸、背体表，而胸、背体表的一些治疗性刺激如针灸、点穴、拔罐、刮痧也能通过经络影响到内脏及有关部位。在经络效应下，使疾病不药而愈。

第五节　操作规程

人体患某些疾病时,每因病种和病变部位不同,出现在体表的局部压痛点(阳性反应)及病变附近或远隔部位的反射性压痛点位置亦各有不同,即使在同一次患病过程中,也可出现流窜不定的压痛点。这些压痛点出现的范围大概有这样一些规律供参考:四肢多在病变部位的同侧面位于病变处的上下条状区;某些疾患出现于躯干部的阳性反应压痛点大部分环绕躯干的横条状区域内。寻找某些阳性反应点(压痛点)应以同等压力按上述顺序从病变的局部开始向附近及较远的有关部位边按压边移动。检查比较中不断询问患者感觉如何,选择患者反应强烈的压痛点,做好标记。此点便是"反应压痛点",辅以刮痧、拔罐治疗可以提高临床疗效。

上述诸法唯脊柱两侧和腹募穴最具特色,既操作简便,又切合实用。学员们经过学习、临床带教后均能初步应用,且收到较好的治疗效果。

1. 体位

在脊柱两侧寻找阳性反应宜采用俯坐位或俯卧位,要求充分暴露背、腰、骶部,头向下低,背呈弓形则更好;刮拭腹募穴宜采取仰卧位。

2. 要求

患者宜放松入静,自然呼吸,协助检查。

术者应思想集中,修剪指甲,清洁双手,平时多练基本功。临证时方能手随心转,法从手出,运用自如,检测率高。

3. 注意事项

(1) 明确诊断,辨证施刮　通过上述检查方法,明确诊断,根据疾病的性质和临床需要,以少而精的原则,辨证论刮。

(2) 注重医患交流　讲明治疗后可能出现的正常反应(如酸胀、沉重、疲乏、无力、微痛等)。

(3) 刮拭次数和疗程　每星期 2 次或隔天 1 次。7~14 天为一个疗程,两疗程之间休息 4~7 天,痧未退尽仍有治疗效果。

（4）根据辨证辨病来选运板手法,针对疾病不同性质采取不同的运板手法与治疗效果有密切关系。

（5）取穴准确是关键　凡背俞穴运板刮拭时反应强烈的, 其效则显,对于背俞穴不敏感者,给予一定量的刺激,亦能获得疗效,这说明临证时必须取穴准确,给予足够的板压(刺激强度)和恰当的总刮拭时间是取得临床疗效的关键。

（6）板压要适中　应用该法时,运板力度应先轻后重,逐渐加压,切忌用力太猛,以免伤及肌肤,或因患者难以忍受而影响疗效,甚则会发生晕刮现象,应掌握法之所施,以患者不知其苦为原则。

（7）遇有体质过度虚弱或过度疲劳者、出血倾向者、局部皮损者应慎刮。妇女妊娠期禁刮。

（8）宁失其穴,勿失其经　离穴不离区带,穴位即在其中,但不可离之太偏,刮拭面应尽量拉长,这是刮痧术之优势所在。但作为视诊查找阳性反应物及作为主要刮拭治疗点,则又要选准压痛点。运板手法精,医患双方配合,是取得临床预期疗效之关键所在。

第六节　常见病例举隅

1. 感冒

（1）诊疗经穴　大椎穴一侧或双侧肌腹隆起或紧张;风门穴一侧或双侧肌腹紧张或有结节。

（2）取穴　项三带、肩胛环、曲池、外关、合谷。

（3）运板技巧　颈夹脊两旁重点刮拭,亦可行走罐治疗。肌紧张处、结节处用按揉运板法刮拭后加局部拔罐。

2. 扁桃体炎、咽炎

（1）诊疗经穴　第6、第7颈椎一侧或双侧可扪及圆形或椭圆形结节,按之有酸胀感或痛感。

（2）取穴　项丛刮、项五带、曲池、外关、鱼际、少商。

（3）运板技巧　第2、第3纵行带(颈夹脊)重点刮拭,于结节处作按揉法刮之,局部加拔罐。

3. 支气管炎

(1) 诊疗经穴　肺俞穴一侧或双侧,急性期可扪及椭圆形结节,慢性期可扪及圆形或扁平形结节。

(2) 取穴　项三带、肩胛环、膻中刮、曲池、内关、足三里、丰隆。

(3) 运板技巧　第2、第3纵行带重点刮拭,于结节处行按揉法运板刮之,刮后于双侧肺俞穴辅以拔罐。

4. 胃病(胃炎、胃溃疡、十二指肠球部溃疡)

(1) 诊疗经穴　脾俞、胃俞、胃仓一侧或双侧,但多见于右侧。有圆形或扁平形结节或条索状物,局部敏感有压痛。

(2) 取穴　肩胛下环、三脘刮、鸠尾穴。

(3) 运板技巧　脾俞、胃俞穴用按揉法运板刮之,辅以拔罐。胃仓穴以消灶法刮之。

5. 便秘

(1) 诊疗经穴　左侧或右侧温溜、脾俞、大肠俞有结节,或敏感有压痛。

(2) 取穴　腹部五带刮、肩胛下环、培元刮、支沟、阳陵泉、太溪。

(3) 运板技巧　温溜穴以按揉运板法刮之;脾俞穴以弹拨运板法刮之,辅以拔罐。

6. 肩周炎

(1) 诊疗经穴　肩外俞(寻肩周压痛点)。肩外俞最敏感的压痛点处有圆形结节或敏感压痛表现。

(2) 取穴　项三带、肩前带、肩后带、肩髃、曲池、外关、阳陵泉。

(3) 运板技巧　按揉肩外俞。痛点处首诊行摩法,肩髃一点四向挑。阳陵泉取对侧行弹拨运板法刮之,并于出痧多处辅以拔罐。

7. 腰腿痛

(1) 诊疗经穴　腰、骶椎右侧或左侧,或双侧推诊时可触及敏感压痛点,并触及圆形或链珠状结节。白环俞附近可触及圆形结节。坐骨神经痛患者可在胆俞(病侧)触及圆形或扁形结节,或敏感压痛。

(2) 取穴　培元刮、骶丛刮、委中三带、阳陵泉、悬钟、昆仑。

(3) 运板技巧　按常规刮拭上述穴、区、带,于结节处行按揉运板法刮之,并辅以拔罐。

8. 神经衰弱

（1）诊疗经穴　厥阴俞可触及圆形或椭圆形结节。心俞、肝俞左侧或右侧可有阳性反应。

（2）取穴　项丛刮、肩胛环、骶丛刮、膻中刮、内关、神门、足三里、三阴交、太冲，分两组交替刮治。

（3）运板技巧　常规运板手法刮拭。厥阴俞用按揉运板法刮拭，辅以拔罐。心俞、肝俞用弹拨运板法刮拭。

9. 头痛

（1）诊疗经穴　风池下或天柱穴有圆形结节。

（2）取穴　四神延、颞三片、维风双带、项丛刮、项三带、列缺、神门、内关、足三里、丰隆、三阴交、太冲，分两组交替进行刮拭。

（3）运板技巧　风池用按揉法运板，天柱用弹拨法运板，余进行常规刮拭，日常行项丛保健刮。

10. 月经不调

（1）诊疗经穴　脾俞或肝俞、关元俞附近有圆形结节或条索状物。

（2）取穴　培元刮、骶丛刮、天元刮、曲池、内关、合谷、足三里、三阴交、太冲。

（3）运板技巧　按常规运板法刮拭。在脾俞、肝俞处用按揉法运板，关元俞用点揉法运板。

11. 皮肤病（荨麻疹、皮肤瘙痒症、湿疹）

（1）诊疗经穴　大椎、肺俞、膈俞、曲池等穴有结节或压痛。

（2）取穴　项三带、肩胛环、膻中刮、三脘刮、曲池、外关、合谷、血海、丰隆、三阴交、太冲，分两组交替刮之。上半身多发者加鸠尾配身柱、至阳；下肢多发者加骶丛刮、血海；皮肤瘙痒症加大杼；湿疹加三阴交、丰隆。

（3）运板技巧　按常规运板法刮拭。弹拨肺俞、膈俞。大椎以泻法刮拭出痧，均加拔罐。

12. 心悸

（1）诊疗经穴　心俞（左侧）可见圆形结节。

（2）取穴　膻中刮、肩胛环、内关、灵神刮、足三里、丰隆、三阴交。

（3）运板技巧　按常规运板法刮拭。心俞以点按法运板加拔罐,丰隆以弹拨法运板。

13. 痔疮、脱肛

（1）诊疗经穴　大肠俞、关元俞有圆形或扁平结节。

（2）取穴　四神延、培元刮、骶丛刮、二白、承山、隐白。

（3）运板技巧　按常规运板法刮拭。大肠俞、关元俞用弹拨法运板,并辅以拔罐。

14. 卒中后遗症

（1）诊疗经穴　肝俞、肾俞有结节或条索状物。

（2）取穴　项丛刮、肩胛环、骶丛刮、三脘刮、肩前带、肩后带、曲池、外关、中渚、合谷、风市、足三里、阳陵泉、丰隆、三阴交、太冲、昆仑,分两组交替刮之。

（3）运板技巧　按常规运板法刮之。肝俞、肾俞用按揉运板法刮之,并辅以拔罐。

15. 耳鸣、听力减退

（1）诊疗经穴　肾俞、三焦俞可触摸到扁平形或圆形结节,敏感有压痛。

（2）取穴　项丛刮、培元刮、膻中刮、天元刮、外关、合谷、足临泣。

（3）运板技巧　按常规运板法刮之。肾俞、三焦俞用弹拨运板法刮之,并辅以拔罐。

在对病情有了一定了解后,着重以触诊来检查经络穴、区、带上的异常变化即阳性反应。依据从十四经中查出来的阳性反应资料,特别是以背俞穴区和腹募穴区为重点,参以四诊,用经络学说及中医基础理论进行分析、综合,在辨证的基础上选取穴、区、带。首诊患者不要急着刮痧,应先从背腰部和胸腹部视、触诊以期发现阳性反应物,为诊治打下基础。尤以阳性反应点为其重点刮治处,再选择运板方式和运板手法,获取预期的板感,达到治疗和保健之目的。结合阳性反应物进行刮治可增强刮痧疗效,它不仅可用于治疗某些急性病,对一些顽固缠绵的慢性病亦有较好的疗效;该法尚可试用于某些诊断不明、症状比较复杂的病证(有病必有点),不仅可用来治疗某些病证,同时也可以根据经络学说、中医基础理论来进一步探讨、分析病情,提供诊断线索和发现病情症结。刮痧结合阳性反应,应用于临床具有速效、简便、实用、安全等优点。阳性反应点(压痛点)、阳性反应物(结节、气泡)的出现,根据现代医学的观点来看这种联系可能与节段性的神经支配有关。某一内脏器官的感觉神经纤维与相应的皮肤、肌肉、运动神经纤维都进入同一脊髓段,因此内脏疾病就往往在属于同一体节的体表反映出感觉过敏、疼痛或压痛,而这些阳性反应又大都符合神经节段的划分;中医学膀胱经脏腑之背俞穴又几乎与内脏等高位,有异曲同工之妙。当刮板以不同的运板方法刺激经络穴、区、带时,通过体表神经和相应内脏神经的反射联系及相互作用,通过经络效应即可调整内脏功能,达到保健、治疗疾病之目的。这说明中医学经络穴位作用原理和现代医学的神经节段理论基本相吻合。

第七节　阳性反应刮痧的特点及运板原则

1. 阳性反应刮痧的特点

疾病随阳性反应的消退而缓解,消失而告痊愈。治疗前查得某部发现指压酸胀,初无明显阳性反应物和明显压痛点,则表示病在初期,或者系多年慢性病,症情不严重;如发现疼痛,说明其病情在进展;如疼痛明显或局部肿胀有结节,则提示内脏器官可能有器质性病变,应去医院作进一步检查处理,非刮痧之所能。明确诊断后辅以刮痧治疗其效更佳。经治疗后如发现上述阳性反应逐渐减轻至消退,则表示病情显著好转而接近痊愈;如症状消失但压痛点仍然存在的话,说明局部的病变现象治疗不彻底,并未完全被消除,一旦整体状况欠佳,以上疾病便会复发。只有在阳性反应压痛点消除后,局部的病变才真正得到治愈。以下所编顺口溜是对阳性反应的概括,便于记忆。

"反应压痛有规律,点在相应敏感区,寻找应以同等力,滑压指下便了然。同是反应压痛点,胸背近脊更可贵,以痛为俞祖先创,近人发掘理应当。"

疾病在体内或体表的症状,大都表现在某部位腧穴或阳性反应在体表外部的反映。任何有局部病变存在的地方大都会有压痛反应,以风池为例略述之。如果在风池穴出现压痛反应,患者就可能出现项强不舒、鼻塞、头痛、眩晕、失眠等症。风池穴由轻渐重以按揉运板法刮之,术后即可使上述症状消失。通过上面论述说明:第一,阳性反应(压痛点)部位的神经组织对与其相关的发生病变器官或组织的支配关系;第二,反映了某个局部的器官或组织发生病变,正是由这个有压痛反应的神经组织发生病变所引起的;第三,压痛反应点的存在不仅是治病的必刮之所,也是客观依据,且是在治疗以后衡量其局部病变是否真正得到临床治愈的标志。因而刮痧配合阳性反应区消灶法运板是提高临床疗效、缩短治疗时间的捷径之一。

2. 阳性反应及阳性反应物刮痧运板原则

临证时先辨证、审因、初步拟诊,再视触背俞、腹募穴区及有关经络穴区有无阳性反应及阳性反应物。在整体治疗后以阳性反应及阳性反应物为中心,从点按法、按揉法、弹拨法(理筋法)、消灶法中选一两个手法进行刮治,其效定速。

(1) 刮痧以"宁失其穴、勿失其经"为准则 针灸以针为工具,取的是点(穴位),运针后患者感知其针感沿经络分布规律呈线状放射感(经络线);而刮痧则不然,讲究的是穴、区、带,是面与带的效应。据考,经络线在人体约有1毫米宽度,因而针灸要求取穴准,然刮痧则以板为工具,刮痧运板时刮板与皮肤接触要有一定的宽度,为2~3厘米。在体表某特定部位进行刮拭时,经络必在其中,要穴定在刮拭带范围之内。这就充分体现出刮痧之优势——以穴、区、带代线,在区、带内找点,这与中医学皮部论十分吻合,离穴不离区、带,穴位必在其中,但也不可离之太偏,刮痧必须尽量拉长刮拭面之故也就在于此。因十二皮部本身就是沿十二经脉线分布的一个宽带,一板下去势必刺激到经络穴、区、带,刮痧充分体现和发扬了宁失其穴、勿失其经之论述。

(2) 对已查知的阳性反应点之刮痧运板法 运板时即以由轻渐重的运板手法进行刮拭。一般先采用按揉法,继则采用理筋运板法。要求是先从痛点与正常皮肤、肌肉交界处,痛点与非痛区域接壤的边界处起板刮拭,逐渐向痛点正中(也就是最痛处)延伸,仍需注意先轻渐重,以患者能忍受为度,不急于一两次收效,可假以时日,3~5次刮拭后灶消,疾病随之而解。

(3) 阳性反应物之刮痧运板法 一般采用按揉法从阳性反应物之中心部位向四周刮拭。继则采取消灶法,再则采用理筋法刮之(消灶法较理筋法手法较重些),亦不强求一次收效;必要时辅以拔罐。拔罐原则也应在阳性反应物的边界与健康组织交界处先拔之,起罐后再用理筋法逐渐驱散之。下一次刮痧、拔罐则须视逐渐软化后的边界逐渐向阳性反应物之中心处接近,遵循先轻渐重的顺序逐渐向阳性反应物中心扩展,直至完全消除。按此法进行刮拭一可减少患者疼痛,二可提高刮痧疗效。

刮痧治病功在调节,效在运板。刮痧疗法是调整人体功能状态,控制和延缓疾病发展的非药物疗法,是中医外治法之佼佼者。外治法总纲是"气血流通即是补""气血流通病自已",阳性反应、阳性反应物就是阻碍气血流通之症结所在。如何让气血流通是刮痧术之首务,而消除阳性反应、消除阳性反应物则是刮痧获速效的捷径之一。

第八章
刮痧临证备要

"胆欲大而心欲小,智欲圆而行欲方"。人命至重,有贵千金,一方济之,德逾于此,医非仁爱不可托,最难却是医。世间只有人的生命是最宝贵的。医生是救死扶伤,保护人类健康的使者,医负重任,也最难当。因为医者必须医术、医德两者兼备,相辅相成,才能成为真正的名实相符的医生。辨证是施治的前提。辨证立法、选法是施刮之核心。施刮之要即运板技巧。刮痧运板手法的优劣,是取得刮痧临床治疗效果之保证。

作为医生,在临床工作中,既要当机立断,大胆地去做,在做的过程中,又要小心谨慎,周密思考,不能莽撞。同时临证考虑问题,要灵活变通,不可墨守成规,要谨守病机,辨证施刮。刮痧疗疾,当以辨证为首务,辨证是中医认识疾病和诊断疾病的方法,是将四诊所收集到的病史、症状及体征资料加以综合分析和归纳,以判断疾病发生的原因、病变的部位、疾病的性质、邪正盛衰状况以及发展趋势等为依据。

第一节 证、因、穴、刮

中医刮痧治病,有一定的逻辑思维过程。纵观刮痧疗疾之要,简言之,即证、因、穴、刮四字一以贯之。辨证为首务,治病必审因,穴按方遣,以刮统方,然后重在运板手法和运板技巧,方能收到良好的治疗效果。

1. 证

证是疾病的原因、部位、性质以及致病因素和抗病能力相互斗争的概括,是疾病过程中某阶段中各种症状的结合。它直接反映疾病的本质,指导刮痧医生选配经穴、运板手法和运板技巧,因而一个优秀的刮痧医生必须掌握辨证和熟练运板技巧。辨证是中医诊断疾病之总纲,只有在辨清"证"的基础上才能谈"治"。根据不同的辨证结果,确定不同的刮治方法,虚则补之,实则泻之,从而选择不同的运板方法和技巧。

辨证是施治的前提和依据,施治是辨证立方、选穴成方、确立补泻手法来治疗疾病的手段和方法,两者不可分割。

"证"与"病""症"的概念各异。"病"是一个诊断的总称,如感冒、哮喘等。"症"是患者本人的异常感觉,是症状,如发热、恶寒、头痛、咳嗽等临床表现。"证"是根据病因、病位、病变性质以及正邪盛衰等方面而作出的病理概括。如感冒是一个病的诊断,当出现发热、恶寒、头痛等一组症状和体征时,提示病邪侵入部位尚在表,称为表证;若综合患者咽痛、咽红、口微渴等热病现象时,则可归纳为表热证;若患者伴有的不是热象,而是鼻流清涕、舌苔薄白的寒性病象,则应当归为表寒证。此时则应该分别用辛凉解表法和辛温解表法来治疗。这便是"证"不同于"病"与"症"的基本概念。

证是疾病的原因、部位、性质以及致病因素和抗病能力相互斗争的概括,是指导辨证论治的基础。

2. 因

因是致病因素,即引起人体疾病的原因,《医学源流论》载:"凡人之苦,谓之病,所以致此病者,谓之因"。中医十分重视治病审因,临证非常注重病因为本,按病因选穴、配穴成方,确立运板手法,精于此,刮痧便走出了"东刮刮、西刮刮"而迷失方向的糊涂法。

引起人体疾病的原因是多种多样的,其主要内容包括六淫(风、寒、暑、湿、燥、火)、疠疫、寄生虫、七情(喜、怒、忧、思、悲、恐、惊)及其他致病因素等(该内容中医书籍中广见,此略)。

病因学说在临床诊断和治疗上有着重要的价值,凡治病,须先识因,不知其因,病源无目。它既是辨证的内容之一,又是治病的依据之一,简要概括为"审证求因""随因论治"。

3. 穴

腧穴是脏腑、经络之气输注于体表的部位,可由内而外反映病情,由外而内接受适当的刺激,以通其经脉,调其气血,平衡阴阳,调和脏腑,从而达到扶助正气、祛除病邪、恢复健康之目的。腧穴是刮痧防治疾病之基石。

(1) 腧穴的治疗特性　当刮板在人体表面特定部位,以特殊的运板手法和技巧刮拭时,刺激腧穴发挥治疗作用,其关键在于娴熟的运板技巧给予穴、区、带以适当的刺激。腧穴的治疗特性(主治规律)取决于腧穴所处的部位、腧穴归属的经脉及腧穴的特定属性,以及恰到好处的运板刺激强度,术者掌握这些规律有助于发挥腧穴的治疗作用,如近治特性和远治特性(见第三章)。

(2) 整体治疗特性　四肢为经络之根,四肢肘、膝关节以下诸穴能治全身病,对全身整体功能的调整和治疗有重要作用。如:足三里从古到今首推为保健、治病之要穴,"若要安,三里常不干","肚腹三里留",足三里具有提高人体整体的免疫、抗病功能,是治疗虚证之要穴,民间有不花钱的"老母鸡"之美誉。又如:大椎、曲池退热;合谷、复溜止汗;曲池、血海、三阴交止痒等。

(3) 双向调节性　某些腧穴具有双向调节作用。当机体处于不同状态下,用同一腧穴能治疗两种性质相反的病证,发挥两种相反的治疗作用。如天枢,便秘时可以起通便作用,腹泻时又可以起止泻作用;内关可使心动过速者心率减缓,心动过缓者心率加快;阴陵泉可以利尿,又可治尿频、夜尿等;百会可升提清气治疗内脏下垂之疾,肝阳上亢时可平肝潜阳;素髎清热开窍,苏厥救逆,升压亦可降压;合谷为人身气血之大关,发汗亦可止汗;足三里治疗胃痉挛,又能治疗胃弛缓症。

正确的运板手法和技巧,是保证腧穴充分地发挥双向调节作用的基础之一。

(4) 多面性和可变性　六总穴歌:腹肚三里留,腰背委中求,头项寻列缺,面口合谷收,妇泌三阴交,心胸内关谋。这6个穴位是古今医家之经验总结,阐明一个腧穴能治疗多种病证,甚至治疗多系统、多经脉、多部位的病证。

下面以合谷配内庭、太冲为例来说明腧穴作用的多面性和可变性。合谷可治头痛、面瘫、目赤肿痛、耳鸣、耳聋、齿痛、失音、咽喉肿痛、伤风感冒、牙关紧闭、闭经、痛经、丹毒疔疮、无汗、多汗等。

合谷配太冲称"开四关"。合谷穴具有调和气血、通经活络、行气开窍、疏风解表、清热退热、通降肠胃、镇静安神之功;太冲具调和气血、通经活络、疏肝理气、平肝息风、清热利湿之效。合谷主气,清轻升散;太冲主血,重浊下行。两穴相合并用,一气一血,一升一降,相互制约,相互为用,行气活血,调整整体功能,相得益彰,治痛尤佳。其主治范围广,疗效显著,主治风湿痹痛、头痛目眩、高血压,有镇静止抽、通络止痛之功。合谷配内庭为同名经相配,内庭为足阳明胃经穴,具有清热泻火、降逆止呕、理气止痛、和胃化滞之效。合谷以清泻手阳明大肠经之热为主,内庭以清足阳明胃经之热为要,两穴合用,同经相应,同气相求,互相促进,清泻肠胃之热功效增强,主治风火牙痛、牙龈红肿疼痛、咽喉肿痛、腹胀、肠鸣等症。

通过上述例证,给刮痧爱好者一个提示:"加减临时再变通""病有增减,穴有抽添,方随证移,效从穴转,功由板出"。

4. 刮

刮者,运板技巧也。凭吾十余年临床、教学、带教之心得乃悟,纵辨证精确、选配穴得当、患者密切配合,然运板技巧不济,欲取得理想的临床治疗效果,难哉。

刮痧临证,先究其病源,后攻其穴道,手随心转,应板取效。

疾病的发生和发展,临床证候的表现错综复杂,糊里糊涂地刮,难以克尽其功。刮痧治病,必须根据脏腑、经络学说,运用四诊八纲的辨证方法,明确疾病的部位,是在经还是在脏,是在表还是在里,疾病的属性是热还是寒,属虚还是属实,在上述基础上进行相应的选配穴成方,确定运板手法,或补刮或泻刮,以通其经络,调其气血,使疾病不药而愈。刮痧运板手法为防病、保健、康复成败的关键之一。刮痧疗疾当以辨证施刮为先机,经络学说为核心,注重整体调节,识得标本、缓急,强调运板技巧为保证。痛则不通,通则不痛。不痛者,无积也,刮痧治病,以通为用。凡有病证,皆以气血为主,通则无积,不通则积,新病则积小,久病则积大。不论大小、内外病证,如能按规范运板刮之,而使经络气血畅通,则病无不愈者。

第二节 病机

病机指疾病发生和发展变化的机制。掌握病机变化和病变部位是刮痧临证立方、防病治病之依据。

众所周知,经络内联脏腑,外络肢节,具有输送气血和营养内外的反应系统和传导系统,重点在一个"通"字。根据疾病发生、发展变化的性质而选配穴成方、确定刮痧手法和掌握运板技巧是提高刮痧临床疗效的关键所在。

1. 正气不足是疾病发生的内因

正气即真气,又称元气,指人体功能活动及抗病能力。

《时病论》:"最虚之处,便是容邪之处。"

中医学十分重视人体正气在发病中的作用,一般而论,人体正气旺盛足以抵抗邪气侵袭,即使遭到邪气侵犯,也能消除不利影响,因而不会发生疾病。《素问·刺论》有"正气存内,邪不可干"之说。当人体正气不足、卫外不固、无力抗邪时,病邪容易乘虚而入,同时脏腑功能因之减弱,则不能消除不利影响,即可导致人体物质结构的损伤和功能活动的紊乱,于是"百病丛生"。《素问·评热病论》说:"邪之所凑,其气必虚。"若正气充沛,气血旺盛,则卫外固密,病邪难以入侵,大大减少发病机会。如常刮项丛刮、肩胛环,可扶助正气,提高人体免疫功能,预防感冒。

2. 邪气侵袭是发病的重要条件

外邪侵袭人体必须通过内因而起作用,但它却是使内因发生变化的必要条件。

任何疾病都是由致病因素所引起的。邪气能损害人体正常生理活动而导致疾病,所以它在疾病的发生中是重要的条件。疾病的病理变化与感受外邪的性质轻重以及邪气作用的部位有密切关系。如病邪侵袭关节,则关节肿痛,影响关节活动功能。若病邪侵袭心脏,其后果则较严重。因此刮痧疗疾就必须掌握病机的变化和病变之部位,缜密观察,综合分析,选穴成方。仅仅采用随症选穴、对症处理的方法刮治是不全面的。

3. 影响正气的因素

中医学认为致病因素(邪气)是发病的重要条件,正气不足或相对不足是发病的内在根据。由于人的体质不同,故对于外邪也有不同的易感性。

邪气之所以能够侵袭人体引起疾病的发生,其根本原因在于人体的正气虚弱。故邪之入侵,必有正气虚弱的内在因素存在。人体的体质、精神状态、生活条件、工作环境及饮食调养、身体锻炼等,均与人体正气强弱有密切关系,其中尤以体质为最。体质壮实,则脏腑功能活动旺盛,精、气、血、津液充足,其正气充足,抗病力强,邪气难于入侵,即使交邪,病邪易被祛除也难于发展;体质虚弱,则脏腑功能减退,精、气、血、津液不足,其正气也减弱,抗病力衰退,邪气易于入侵而发病。

第三节　标、本

标与本,原意是指枝节和根本。中医学用此来说明疾病发生、发展过程中的各种矛盾的主次关系。如正气为本,邪气为标,标者末,本者根源也。

明代张介宾《景岳全书·传忠录》说:"万事皆有本,而治病之法,尤惟求本为首务。"本,是发生疾病的内在病理变化,即阴阳之偏胜偏衰。任何疾病的发生,都有其发生、发展的根本原因。临证时应找出疾病的本质,寻求产生疾病的根本原因,针对这些根本原因(疾病之本质)予以处置,是辨证论治的基本原则。因疾病的发生、发展一般总是通过若干症状而显示出来的,但这些症状只是疾病的现象,还不是疾病的本质。只有对这些症状及发病情况进行综合分析、判断,才能透过现象看到疾病之本质,找出疾病的根本原因,从而确立恰当的治疗方案,进行恰当的治疗。《素问·标本病传论》曰:"知标本者,万举万当。不知标本者,是为妄行。"

中医学标本的治疗原则是"急则治其标,缓则治其本",意为标象紧急(如高热、大出血等),不除之可在短时间内大量耗损体内津液、正气,如大出血则止血(中西医同治),高热神昏则清心开窍,加配项三带、水沟、拍肘窝、腘窝。待危症缓解之后,必须追根究源,从根本上着手施治,以达到消除病根的目的。急则治其标,虽为权宜之计,但主要有利于治本;缓则治其本,才是根治疾病之法。

"标"与"本"是两个相对的概念,是用来说明疾病过程中矛盾的主次关系和临证时灵活施治的时机的一个指导性概念。

本是发生疾病的内在病理变化,即阴阳之偏胜偏衰。标是指一切体表与体内各种可感知的病变现象而言,是疾病外在症状,疾病的现象,标植根于疾病之本。

从正、邪双方来说,正气为本,邪气为标;从病因与症状来说,病因为本,症状为标；从疾病先后来说，旧病为本，新病为标。

所以，本是本质，如树之根，标即现象，如树之枝叶。刮痧治病，必须通过现象看清本质，才能正确地选经配穴、选定运板手法，才是临证正确的治疗方法。在某种情况下治标又是必须的，如旧病、新病同时存在的情况下，以先治新病为原则。因为久病痼疾的治疗是难以一时奏效的，久病病势又较缓和，治疗也不易，更难根除，故不能从急治疗。而新得之病，病势急迫，变化多端，但容易治疗，权衡之，故先治新病为妙。此时刮治当以泻法运板施刮，取项三带、肩胛环、膻中刮、曲池、内关、足三里、丰隆。若高热时则速取肘窝刮、鱼际、少商、委中三带刮之。因新病外邪尚未深入，正气未伤，当用解热、镇痛、消炎、化痰之穴、区、带，用泻法刮之，邪祛而不会伤正，病亦易于康复。若此时不采取有效措施，阻止病邪传变，将会伤及正气，对治疗不利。

治病救人，法当辨证论治，辨病之久暂、证之虚实，辨患者体质状况、耐受程度，治当有标本、缓急、轻重之分，并先后有序。急治：取具有解热、镇痛、苏厥之穴、区、带以泻法运板刮之，给予邪气迎头痛击之势而立见效应。缓治：取具有扶正、补虚、强壮、顾及胃气之穴、区、带，以补法运板刮之而达多方调整脏腑气血之功能。如天元刮、培元刮、肩胛环、灵神刮、足三里、内关。

方义：因新病邪盛正实，能承受泻法运板刮治，故可选取解热、镇痛、消炎之穴、区、带，以重手法急治。久病邪正俱衰，不堪具有泻的作用的穴、区、带及重手法长时间运板刮治，只能多方协调，选取具有扶正补虚作用、顾及胃气的穴、区、带，以补法运板刮之，而达缓图之。

若治疗不分久暂，不论虚实，不明标本，不察缓急，不辨轻重，先后失序，治无主次，乱刮一通，强求出痧，更甚者使患者遍体痧痕累累，则势必发生实证误补而助其邪，虚者妄攻而伤其正的"实实、虚虚"之误，有悖"实则泻之，虚则补之"的中医治疗原则，是医之过也。故清代程杏轩先生之《医述·治法》指出："识得标，只助本，治千人无一损"，刮痧医者务当遵之。"见病医病，医家大忌"，临证时谨守病机，辨证论治，是一个优良刮痧医生所必须遵守的治疗法则，是中医临证治病之灵魂所在。因为病有标本虚实，治有逆从缓急，故术者治病必须从本入手，兼顾其标。若见病而不辨病，见症而不辨证，头痛医头，脚痛医脚，舍本求末，必然不能取得良好的治疗效果。故谨守病机，辨证论治，急则治其标，缓则治其本，切莫"见病医病"，诚属我辈之警言也！本书可为初学者之阶梯，借此登堂入室,必有长进。

第四节　临证需知

胆欲大而心欲细,运板时要心无杂念。作为一个刮痧医生,在临床工作中,既要当机立断,大胆去临证,在操作过程中,则又要小心谨慎,周密思考,板随心转,法从手出,密切注意患者反应,不能莽撞。同时考虑问题又要灵活变通,不可墨守成规。要谨守病机,辨证施刮,注重医患交流,防止不良反应发生。时刻想到人命至重,贵若千金,人身疾苦与我无异,方为良医也。

刮痧治病,在刮板挤压、按摩、牵拉刮拭下,皮肤局部汗孔开泄,微血管扩张至破裂,痧现皮下,病邪随痧现而外散,若刮拭时间过长,运板手法过重,出痧多则伤人正气。因而临证时必须遵守:师古人之意而不泥古人之方,医不执方,医必有方。以下几点必须注意。

1. 风寒是刮痧之大敌

人体是一个恒温有机体, 它要求外界气温与自身体温保持一定的平衡状态。风者,百病之始也。风邪袭人,从口、鼻、皮毛而入,必伤于肺,肺气一虚,则百脉皆病。风邪为外感六淫之首,是鼓荡其他五邪伤人的重要因素。寒为杀厉之气,寒邪一旦侵入人体易致气血阻滞而发生疼痛,且最易伤人阳气。虽寒邪致病多在冬季,但刮痧应时时防寒。刮痧后毛孔开泄,腠理暂时疏松,此时必须十分注意避免风寒袭体,应避风而刮,同时注意保暖,防止风寒从开泄的毛孔入侵体内。倘如此,不但影响刮痧疗效,还会导致风寒侵袭人体而引发新的疾病。预防之法乃避风而刮,刮好一个部位盖一个部位,尽量减少暴露某一部位过久。若遇阴雨天刮痧,嘱患者防风雨袭体。

2. 凡治病者,总宜给邪出路

刮痧治病首务,乃辨证论治,辨证首务当分有邪无邪。有邪者祛邪,若不祛邪,则邪壅致变,危象必呈。祛邪之法虽多,但总使邪有出路为先机。刮痧出痧,离经之血也,就是最好的、最安全的、最方便的使邪有出路之策略。邪有出路,症易解,此乃祛邪愈病之捷径。纵观邪之出路有三:其一是"开鬼门",即从肌表而透散(刮痧、放痧、拔罐、解表法等);其二是"洁净府",从二便而出;其三是从口中涌吐而出。

因此,凡上医治病,不是穷追猛打,强行出痧,使患者遍体鳞伤而伤正气,而是"识得标,只助本,治千人无一损"。

3. 不强求出痧

通常刮至皮肤汗孔清晰可见,无论出痧与否,都可使邪外出而排除病气,有治疗作用。不强调出痧多少,不一味追求痧的出现。经临证观察,出痧快慢、多少系受多方面因素影响,如疾病轻、重、寒、热、虚、实状态,患者体质状况、耐受程度,当时气温情况,长期服药特别是应用激素治疗后的患者,均有不同差异。

一般情况下,血瘀之证出痧多,虚证出痧少;实证、热证比虚证、寒证易于出痧;服药多者特别是应用激素类药物治疗后不易出痧;阴经不易出痧,或出痧少;寒冷季节室温低,痧出迟缓;肥胖之人及肌肉丰满而体格强壮者,出痧则少而轻。出痧多少与治疗效果不完全成正相关。

然而热证和实证出痧快慢、多少与治疗效果关系密切。

第五节 刮痧疗法操作规程

1. 术前准备

(1) 明确诊断,立方施刮 病不辨则无以治,治不辨则无以痊。辨证论治,治病审因,是中医学的特点,同一病名在不同患者或不同地区、不同阶段可反映为不同的症状;不同的疾病又可反映为相同的症状。故临证时应审因论治,抓住疾病的本质,根据患者的年龄、性别、形体胖瘦、体质强弱、证之虚实,立方施刮,并向患者说明刮痧情况,解除恐惧心理,以求密切配合,方能取得理想的治疗效果。

(2) 刮具准备 工欲善其事,必先利其器,刮痧治病,工具之要莫过于板,要求厚薄相宜、棱角突出、光滑无瑕、便于握持。板应消毒,最好一人一板制。检查刮痧活血剂质量情况,备好消毒纸及清洁用品。

(3) 临证前对患者皮肤进行必要的擦洗,或嘱下次来诊前自行做好清洁准备,以利刮治和预防感染。

2. 刮痧方法

（1）握板法　一把抓式握板,用板之 1/3 处在人体不同部位进行刮痧保健和治疗。用板的前 1/3 还是后 1/3 处,则根据患者体位、所刮部位和术者运板需求而定。总之,按有利于运板需要和患者舒适而定。

（2）板的运用　治疗刮选用薄面,需加刮痧活血剂;保健刮选用厚面,不需用刮痧活血剂,亦可隔单衣刮。当行按、点、挑、揉等手法时用厚角;刮拭手指、足趾、部分凸起处(如脊柱)时用刮板一端缺口处。

（3）运板要求

① 角度小于 90°,但大于 45°。90°刮常会跳板,使所刮之处沿途受力不均,有空板、跳板出现;大于 90°常呈削状,不利于刮拭面尽量拉长的要求;小于 45°失去刮力,常呈拖状,对穴、区、带(经络)刺激强度不足,只在表皮摩擦,渗透不到肌肤深层,刮痧疗法要求有一定的刺激强度方可奏效。

② 运板要领为轻灵勿滞,均匀柔和,持久有力,渗透有知,状如抽丝,一气呵成。即刮板应贴着肌肤,轻巧灵活、不呆板、状如抽丝样,有节奏地朝一个方向进行刮拭,要求板力渗透有知。这里所说的"有知",主要是指被刮者的施术部位有酸、胀、痛的感觉,而不是表皮之疼痛,其次是指术者板下有时可感知有阻碍感、气泡感(多发生于佗脊刮和背俞穴上)。

③ 术者运板姿势要求沉肩、垂肘、运腕、用指。运板要求轻而不浮,轻柔不等于无力;重而不滞,看似用力,但不是削或压拖,而是一气呵成,要体现一个"刮"字。

3. 体位选择

要求被刮者全身放松、呼吸自然、闭目养神、入静待刮,保持持久舒适的体位,以利于刮治。刮痧治疗时要选择好适当的体位,这直接关系到临床治疗效果。要求患者选择舒适、肌肉放松、且能相对保持一个稍长时间接受治疗的体位;而且要选择有利于运板技巧发挥的刮痧顺序,尽量减少被刮者变换体位之苦。现将临床常用刮痧体位分述如下。

（1）坐位

① 正坐位:适宜于刮拭头面、颈项、胸、肋间隙、上肢及肩前带等部位。

② 俯伏坐位:适宜刮治后项部、肩部、背部、四肢外侧面及肩后带等部位。

（2）卧位

① 仰卧位:适宜刮治面部、颈前部、胸腹部、上肢掌面、下肢前侧、外侧和内侧等部位。

② 俯卧位:适宜刮治后颈部、肩背部、腰骶部、臀部、下肢后侧、内侧、外侧等部位。

③ 侧卧位:适宜刮治胁肋部、臀部、上肢及下肢外侧等部位。

4. 刮痧顺序

刮痧治疗要有序,其要有二,一要减少被刮者变换体位之苦,二要避免遗漏刮拭部位。

(1) 方向　刮痧时要朝一个方向刮拭,切不可来回刮,痧现紫色即止,刮完一个部位再刮另一个部位,不可无目的地乱刮。

(2) 要求　从上到下,由内到外。刮痧先刮头,刮头要致密,刮头必刮项丛刮。刮上肢应由肩经肘至手;刮下肢则由股经膝至足;刮面部另述;刮背部,纵行从上到下,横行(肋间隙)由内而外;刮腹部一般采取纵行(三脘刮、腹部五带刮),从上到下。

(3) 一般顺序　头→项→背→腰骶→胸腹→上肢(内侧、外侧)→下肢(内侧、外侧)。先背腰,后胸腹,再四肢。先左后右,先轻后重,先浅后深。

法虽有定,变通在人,治疗要有序,更应根据临证时病情而制定顺序,视疾病性质而定。如对急性肠胃炎、高热、中暑等患者则不拘泥上述顺序,急则治标,可先选止吐、止泻、退热穴位刮之。亦有根据生理部位之需要倒刮的,如骶丛刮、骶髂刮;视疾病需要倒刮的,如下肢静脉曲张、下肢肿胀、骨折经石膏固定后的关节功能障碍。

5. 刮痧要领

刮拭面尽量拉长,沿途用力要求一致。刮痧疗效取决于多方面的因素,而刮拭面尽量拉长是诸因素中之要,其不同于针灸、点穴、按摩、拔罐,强调的是穴、区、带,因而要求刮拭面尽量拉长,在运板过程中又要求一板到底,延绵不断,状如抽丝,无停顿、跳板的现象发生,而且只能朝一个方向反复刮拭,切不可来回刮,要求沿途用力一致,不可前重后轻(飘板),亦不可前轻后重(击打关节或凸起部位)而损伤肌肤。刮拭时要求充分暴露被刮部位之皮肤,先涂以刮痧活血剂,按刮痧顺序、病情需要而决定选择运板方式进行刮治。一个部位(穴、区、带)刮拭完毕,再换另一个部位进行刮拭。

6. 运板手法

在明确诊断的前提下,根据疾病性质、病变部位、患者体质及耐受程度辨证立方,确定采取何种运板手法进行刮治,方能取得理想的治疗效果。

(1) 根据病情选择运板手法 内脏痛、慢性病、难治性疾病宜采用复合性手法治疗,一般选用点中有揉、点按结合或弹拨法治之。骨伤科疾病、新伤宜以轻柔运板法治之,慢性病则酌情增强运板力度和采用弹拨法施治,刺激强度可稍增,以利于松解粘连和使小关节复位,最常用的是佗脊刮和膀胱经第 1 侧线刮拭。如遇四肢损伤后局部肿胀,则需轻轻倒刮,以利于消肿。

(2) 根据部位选择运板手法 面部美容刮,宜以轻手法刮拭,切不可出痧;肋隙刮宜用刮板厚角沿肋间隙生理弧度用平补平泻手法刮治;膝病需取八步赶蟾刮之犊鼻一点四向挑、挑鹤顶,选用挑法;治腰腿痛时需取环跳、阳陵泉、悬钟等穴,运板要求各异,环跳宜选点、按、挑结合的复合性手法施治,阳陵泉则宜选点、按、揉、刮法以治,而悬钟则宜选取刮法、弹拨法为好。临证时可灵活变通,随病情需要、部位各异而决定运板手法。

7. 刮痧次数

每个部位(穴、区、带)一般刮 25~30 次。针刺以针为工具,十分讲究穴位的准确性和针刺手法的得气感(气至病所),由此可见针刺是以点和内在的线(针刺后循经传导感应,气至病所)结合而治病。而刮痧则以板为工具,不破皮,施术于肌肤之上,强调刮拭面尽量拉长,是穴、区、带的效应。以曲池穴为例,针刺和刮痧截然不同。刮痧要求在曲池上 15 厘米处起板向下刮至手部,刮拭面尽量拉长,同时在此部位上,一般要求连续刮 20~40 次,一般取中间值 30 次,刮至皮肤潮红(出痧)为宜,然后再换另一个部位进行刮拭。然而法虽有定,变通在人,任何事情都不能绝对化,当刮到 10 次左右,被刮处出现紫色或紫黑色痧痕时,便可更换另一个部位进行刮拭,否则会损伤肌肤。有些患者或某些部位(穴、区、带)不易出痧,就是刮 50 余次也不出痧,30 次刺激量足矣,不必再刮,因为刮痧特别强调"不强求出痧"。另有部分患者对刮痧特别敏感或怕痛,没刮几板就叫痛不已,术者必须轻刮之。这样就有一个刺激量不足的问题,但有个弥补方法,即力度不够次数补,就是增加刮拭次数,以加强刺激量。因此要求术者在临证时灵活掌握,不可拘泥于刮拭次数,而应注重刺激量的恰到好处。

8. 刮痧间隔时间及疗程

刮痧时间长短,具体视患者病情、体质、耐受程度和所采用的运板手法而异。一般而言,时间短则刺激量不足,时间长刺激量便大;时间太短则不易达到治疗效果,操作时间过长,则不利于疾病康复,反而易引起不良反应,如疲劳、乏力、嗜睡、晕刮等。所以刮拭时间应根据上述情况而定,要灵活掌握,选 4~7 个刮拭部位,一般每个部位(穴、区、带)刮 30 次,历时 20~30 分钟为宜。两次刮痧间隔时间一般以 3~7 天为宜,但具体要看前次所刮出的痧痕是否退尽,根据刮痧治病原理"自家溶血"的理论,痧未退尽,仍有治疗、保健作用,因而不以时日而定下次刮治时间,应以痧痕退尽与否而决定下次刮治时间,同时也保护了皮肤,使该部得到修整。若病情确实需要再刮,则可在同一条经络循行路线上取邻近或功效相同的穴、区、带进行刮治,即遵守"宁失其穴,勿失其经"的原则。一般以 7~10 次为一个疗程,两个疗程间隔时间各异,慢性病、难治性疾病则多在第 1 和第 2 疗程间休息 3~5 天,第 2 和第 3 疗程后各休息 5~7 天,第 3 和第 4 疗程后各休息 10 天,以后则间隔 15~30 天。为巩固疗效,嘱患者可自行保健刮。总之,根据病情而定,若两个疗程后疾病仍无改善,则应嘱其作进一步检查,切勿延误病情,再次明确诊断后,应注意修改刮治方案。

第六节 刮痧注意事项

人命至重,贵若千金,人身疾苦,与我无异。术者临证胆欲大而心欲细,在临床工作中,既要当机立断,大胆去做,更要在施术过程中小心谨慎,周密思考,切不可莽撞,待患者如待贵人,同时考虑问题又要灵活变通,不拘古说,不墨守成规。刮痧运板技巧,作为保健、治疗之手段,临床观察虽有良好的保健、医疗效果,若不按操作要求进行刮治,也会出现一些不良反应,在对患者进行治疗时必须注意安全、有效,以减少患者痛楚为原则。必须注意下列各点,方能取得理想的治疗效果。

① 病不辨则无以治,明确诊断是关键,并应严格掌握禁忌证,排除不宜选用刮痧治疗的病,不延误患者病情。

② 诊室应安静、清洁、空气流通,刮痧治疗时应注意室内保暖,尤以冬季

更应避风寒,即使夏季亦应避免直接用风扇吹被刮部位,更不可在空调出风口处进行刮治,以免风寒之邪侵袭而加重病情。

③ 刮治时患者应充分暴露被刮部位,并事先做好皮肤清洁工作;临证前应备好刮痧工具,特别要注意消毒工作,防止交叉感染,最好遵守一人一板制;如无条件,每刮一人后必须将刮板清洁消毒后方可再用,切不可马虎行事。

④ 远道步行来诊者、病重、体弱者,需令其稍休息片刻后,方可进行刮治,并随时注意患者面色、神态及全身情况,视患者耐受程度和反应,随时调整板压、部位,必要时可增加刮拭次数来弥补刺激量之不足,防止晕刮的发生。

⑤ 刮痧治疗后 1~2 小时内不能洗冷水澡,刮痧后应稍事休息,有汗者应擦干后方可离开诊室,汗出当风必致病,切忌当风受凉。

⑥ 不可在过饥、过饱、过度紧张和过度疲劳、剧烈活动后、酒后等情况下进行刮痧治疗,以免发生晕刮。

⑦ 患者体位宜舒适、耐久、肌肉放松,能维持较长时间,更有利于术者施刮要求,术者根据病情立方选择穴、区、带,按操作顺序进行刮治,尽量少变换患者体位。临证时术者还要全神贯注,手随意动,功从手出,板压适中;注意医患交流,密切注意患者反应,如面部表情、肌肉紧张度、舒适与否,据此随时调整板压,避免增加患者痛苦和损伤肌肤。

⑧ 对病情虽重但体质尚好的患者,可行泻法刮治,一般多采用平补平泻法;对病情虽轻但体质较差者,宜先行补法刮治,穴、区、带选择多少,运板手法轻重应根据病情、年龄、体质、耐受程度而定。冬季刮治时间可稍长,夏季则可适当缩短刮治时间。

⑨ 治疗刮必须用刮痧活血剂,可保持皮肤一定的润滑度,切忌干刮而伤及皮肤。

⑩ 刮治首诊患者,取穴宜少,手法宜轻柔,刮治时间宜短,但应保证治疗效果,一般每个部位刮 25~30 次为宜。

⑪ 刮治完毕后,请患者喝一杯温开水,以补充体液,促进机体气血运行和代谢,以利代谢物从尿中排出,有条件者最好辅以热水泡足 20 分钟,可增强刮痧效果。

⑫ 刮痧运板要求轻灵、柔和、有序,不可忽轻忽重,密切注意患者感受和反应而随时调整板压,见痧现紫黑即止。

⑬ 不强求出痧。

⑭ 两次刮痧间隔时间一般以 3~7 天为宜,但应视前一次痧痕消退与否而定,如病情需要,可避开该痧痕,另选新的穴、区、带进行刮治,切不可带痧刮痧,以免伤及肌肤。

⑮ 头面部和毛发部行治疗刮、保健刮均不需用刮痧活血剂,保健刮亦可隔单衣而刮,不受时间限制,以舒适为度,若选择临睡前 1~2 小时施刮则更好。

⑯ 注意颈部安全,特别对小儿刮痧更要注意头部(囟门)、颈部(颈椎)安全,切不可蛮刮。刮痧时应一手扶持患者头部,一手持板进行刮治。颈总动脉处、心前区禁刮。

⑰ 在刮治过程中如遇患者诉说头晕、恶心,这是晕刮先兆,应立即停止刮治,如见晕刮(症见面色㿠白,冷汗不止,或吐,或欲泻,脉微弱)立即停刮,速让患者平卧,取头低足稍高位,休息片刻,饮温开水一杯即可缓解。若尚未恢复,可速挑刮水沟,刮百会,点按内关、涌泉,刮膻中等,以促使其恢复。

⑱ 糖尿病、血小板减少、皮肤划痕症阳性者刮痧应慎重,一般采取轻柔运板法施刮,不强求出痧;下肢静脉曲张、四肢肿痛、骨折(处理)后早期宜倒刮,采用补法刮治。

⑲ 刮痧治疗后 1~2 天内所刮部位若出现疼痛(但不剧烈)或有虫行感,局部出现风疹块样变化,均属正常反应。

第七节 刮痧禁忌证及禁刮部位

1. 禁忌证

刮痧术是以刮痧板为工具,用规范的运板技巧,直接作用于人体皮肤表面的特定穴、区、带进行刮拭,采用辨证取穴、配穴成方,用以防病治病的非药物疗法,虽安全有效,但也有禁忌证,临证时必须加以重视。

(1) 患有严重心脏病、急性传染病、严重肝肾功能不全及危重患者禁刮。

(2) 年老体弱者、大病后及手术后患者慎刮;身体极度衰弱或出现恶病质者禁刮。

（3）有出血倾向的疾病如重症贫血、再生障碍性贫血、咯血、白血病、血小板减少及凝血功能障碍患者禁刮。

（4）精神病患者发作期、高度神经质、精神特别紧张及对刮痧恐惧、有晕针史者禁刮。

（5）糖尿病合并周围血管病变、静脉曲张严重、脉管炎患者禁刮。

（6）患接触性皮肤病（疥疮、体癣等）、皮肤高度过敏者、皮肤划痕症阳性、紫癜者禁刮。

（7）破伤风、狂犬病患者禁刮。

2. 禁刮部位

下列情况应避开局部施刮。

（1）凡传染性皮肤病，疖、痈溃烂处及不明原因包块、黑痣处禁刮。

（2）急性创伤、扭挫伤之局部及骨折处禁刮。若四肢关节扭伤，局部明显肿胀疼痛者，应先作冷敷、止血，待内出血停止后，酌情倒刮，否则将会加重局部出血，带来不良后果。

（3）口、眼、鼻、耳、前后二阴、脐孔处禁刮。

（4）大血管分布处，特别是颈总动脉（人迎穴），心尖搏动处禁刮。

（5）孕妇及月经期妇女的腹部、腰骶部，以及四肢感应较强的穴位，如血海、三阴交、合谷等穴及乳房处禁刮，其他穴、区、带宜用较轻柔、舒适的手法，以补法施刮。

（6）小儿囟门未闭者，其头部、颈、项部禁刮。

第八节　刮痧中特殊情况及处理

经刮痧治疗后，皮肤表面出现痧痕（红、紫、黑斑、黑疱等），临床称之为"出痧"，是一种正常的刮痧治疗效应，数天后可自行消退，不需作特殊处理。刮痧后1~2天出现被刮部位肌肤有轻微的疼痛、发痒、虫行感、皮肤表面发热或出现风疹样变化等情况，均属正常现象。刮痧疗法虽安全有效，无毒副作用，但是如果手法运用不当，患者体位不适，或者精神过于紧张也可出现一些异常情况，如晕刮现象，或刮治后出现极度疲劳等。

1. 晕刮

(1) 临床表现　患者在刮痧治疗过程中,发生头晕,目眩,心慌,胸闷气短,汗出,面色苍白,四肢发冷,恶心欲吐,或神昏仆倒等。

(2) 发生原因　由于术者未掌握好刮痧注意事项及未向患者说明刮痧疗法概况,患者过于紧张、怕痛,或体质过于虚弱;临刮时,患者处于过饥、过度疲劳、大汗后,或者选取的体位不适而坚持过久;术者运板手法过重,出痧过多且敏感部位选取过多;未注意医患双方交流。

(3) 处理方法　一旦发生晕刮先兆或晕刮,此时术者切不可慌乱,应立即停止刮治。速将患者平卧,取头低足稍高位,静卧片刻,或给饮温糖开水(糖尿病患者除外),即可恢复,并应注意保暖。对经上述处理仍未见好转的重症晕刮者,术者速取刮板厚角点按其水沟穴(向鼻部点按)、内关、百会、足三里(泻法),或挑刮涌泉穴,任选一两个穴即可使患者神志恢复正常,令其休息片刻再离开诊室。必要时应配合其他措施。

(4) 预防措施　首先明确诊断,选好适应证,并注意患者体质、精神状况、对刮痧了解程度及对刮痧耐受程度。选择正确体位,以舒适、放松且能耐久接受刮治的体位,如卧位为好。对初次接受刮痧治疗而又精神紧张者应先做好解释工作,消除患者思想顾虑,首诊运板(板压)宜轻,选穴、区、带宜少,刮治时间宜短。对饥饿、大汗后、过度疲劳者,宜待其恢复体力后方可刮治。保持诊室空气畅通和环境安静。术者在治疗过程中精神应高度集中,随时观察患者变化,询问患者感受,防止晕刮。

2. 过度疲劳

(1) 临床表现　患者经刮痧治疗后感到神疲乏力,胸闷气短,纳差,甚至昏沉欲睡等。

(2) 发生原因　患者在过度疲劳、体质虚弱的情况下接受刮治;治疗时患者体位不适;术者运板手法过于强烈,选取穴、区、带过多,且敏感穴过多,刮治时间太长;最重要的还是出痧过多,致局部组织损伤太过而损伤正气;医患交流不够。

(3) 处理方法　无需特殊处理,患者休息片刻即可缓解、恢复。亦可在头面部作轻手法刮拭,可配合灸关元、足三里。

(4) 预防措施　治疗时患者体位必须舒适,能保持较长时间的治疗不觉疲劳、难受;对年老体弱者、精神紧张患者,尽可能采用卧位,同时刮拭手法不可过重;严格掌握操作规程,加强医患交流。

3. 疼痛

(1) 临床表现　患者经刮痧治疗后,特别是初次接受刮痧治疗的患者,局部皮肤出现疼痛、肿胀、麻木等不适的感觉,此现象夜间尤甚。用手按压疼痛加重,少数患者会有虫行感、冒冷气或热气等。

(2) 发生原因　运板技术不熟练;局部刮拭时间过长;刮拭手法过重。

(3) 处理方法　一般不作特别处理,1~2 天后,此种症状即可自行消退。若疼痛较为剧烈,可在局部施行轻揉的摩法,无皮下出血者,亦可配合湿热敷,但亦应警惕有无其他症状。

(4) 预防措施　对初次接受刮痧治疗者,应注意选穴少而精,刮治时间不宜过长,手法不宜过重,宜以轻柔手法刮治,特别某些部位(如血海、阴陵泉)刮拭时间不可过长。

4. 瘀斑

(1) 临床表现　患者在接受刮痧治疗中及治疗后,其治疗部位出现皮下出血。局部皮肤肿起,并出现青紫、紫癜及瘀斑现象,极个别见小血管破裂而肿起。一般出现在下肢为多见。

(2) 发生原因　患者第一次接受刮痧,施术者刮拭手法过重,时间过长;老年人毛细血管脆性增加;血液病患者,如血小板减少等。

(3) 处理方法　局部小瘀斑,一般不作处理。局部青紫严重,面积大可先止血、冷敷,待出血停止后再作局部摩法。同时配合湿热敷以消肿止痛,促进局部淤血消散、吸收,此时应特别注意消毒,切不可弄破皮肤。

(4) 预防措施　若非必要禁用泻法刮拭。年老、幼儿、妇女,阴经循行部位(如血海、三阴交等穴)施刮应采用轻柔手法,特别是在骨骼凸起部位刮拭手法不宜太重。急性软组织扭、挫伤患者不要急于刮痧治疗和施用湿热敷。一般在皮下出血停止后 24 小时方可配合轻手法刮治,同时密切观察,加强医患交流。

第九节 刮痧拔罐,病祛大半

纵观非药物疗法中,唯拔罐之罐斑与刮痧之痧痕十分相似,均使皮下浅层肌肉充血,从而刺激人体皮部经筋,经络穴、区(含走罐)、带以达到活血化瘀、疏通经络、调整气血、平衡阴阳、促进新陈代谢、调动脏腑功能之功效。拔罐能增强刮痧之疗效,有利于疾病早日康复。

刮痧拔罐,古即有之,因故而今人少用,实为一大损失。刮痧与拔罐,真可谓强强联合,从而达到共同增强疗效的一种复合性治疗方法。临床观察,疗效确切。其方法有下列两种。

① 先刮痧,后拔罐。该法临床较为常用。

② 先拔罐,后刮痧。

按常规进行刮痧,亦分为下列两种方法。

① 先以轻手法,短时间进行刮拭,若皮肤出现红色,即可在其刮痧部位再进行走罐。

② 以中等度手法,即平补平泻法进行刮拭。时间可稍长些,待皮肤出现红色、紫色或紫黑色痧时,于出痧明显处留罐;亦可采取阿是穴、阳性反应处留罐,多用于背腰部。临床常用于治疗颈椎病、肩周炎、腰肌劳损、坐骨神经痛、腰椎间盘突出症、支气管炎、哮喘、高血压病等。对疏通经络气血、平衡阴阳、调整脏腑功能、净化血液、排除体内毒素、增强刮痧疗效有明显作用。

第十节 刮痧浴足,疗效倍增

足下藏玄机,包含妙理;十指抚乾坤,治足长寿。

寒从足下栖,双足温,一身轻,百病少侵身。《丹溪心法》曰:"血见热则行,见寒则凝";中国民谚有"神仙最怕脑后风""神阙进风一身病""寒从足下栖"。冬天人们有一个共同的感觉,晚上泡热足,一睡到天明,足下如不温,欲睡一身冷。综上所述,均说明保持双足温热的重要性。刮痧后能坚持泡足,身体某些部位在刮板挤压、按摩、牵拉刮拭下使该部位血管、神经受到刺激,使血管扩张、毛细血管破裂而出痧,激发经气;再辅以浴足,使足部血液循环加快,有利于沉积在足底的尿酸结晶和代谢物等有害物质随血行运导至排泄系统,随汗液、尿液排出体外,达到减轻病势、促进康复之作用。

刮痧后,饮水、浴足、保暖,是提高刮痧临床疗效的三要素。

第十一节 杂合以治,实为治本

杂合以治是中医学调治疾病所应用的整体观念。随着科学文化技术的发展,医学界曾走过一段弯路——分科过细。单科、单项,把一个整体的人给分割了。这样一来,除给患者增加经济负担、精神压力外,更给患者增添痛苦。同时,对于疾病病因复杂的患者无法克尽全功。唯有应用中国古老传统的疗法,方能降服病邪、确保安康。正如古人所言:要得安,三里常不干;刮痧拔罐,病祛大半;刮痧浴足,疗效倍增。推拿、按摩为养身之要术。

综上所述,针灸、刮痧、拔罐、推拿、中草药保健等均为国粹,上医则会依据患者病情辨证选方施治。痧证系患者整体阴阳失调的病变,非一方而能克尽全功。民谚有"一个篱笆三个桩,一个好汉三个帮",痧证必须"杂合以治",才能彻底地调适病体,治愈疾病。当针则针,当灸则灸,用药亦然。如果死守一法,一刮到底,仅是暂时地疏解表象而已,有悖"治病必求其本"之理。

某些腧穴具有特殊的双向调节作用——即在机体不同的状态下,同一腧穴能发挥出两种相反的治疗作用。腧穴的这种治疗特性是特别宝贵的,临床上有十分重要的作用,它给非药物疗法增添了光彩,为老百姓所喜爱;它使针灸、刮痧、推拿、拔罐疗法在治病上具有更广泛的适应证,更好的疗效。但在临床应用时,也需注意刮痧的施治原则,当以辨证为首务,补虚泻实为原则,正确地应用运板技巧和手法,才能更好地发挥腧穴的双向、良性调节作用。

① 百会:升、降作用。对脏气下陷者(内脏下垂、脱肛)可提升清气,治疗下垂之疾;肝阳上亢时可平肝潜阳。

② 素髎:升压、降压。清热开窍、苏厥救逆,治鼻病、酒渣鼻。

③ 内关:减慢、加快心率。可使心动过速者减慢心率;使心动过缓者加快

心率。

④ 合谷：止汗、发汗。多汗者可止汗,无汗者可发汗。

⑤ 天枢：通便、止泻。为大肠之募穴,双向调节作用表现为对便秘者具有通便作用,对腹泻者具有止泻作用。

⑥ 安眠：镇静、兴奋。位于翳风穴与风池穴连线的中点处。具有镇静和兴奋双向调节作用,取镇静作用时加太冲、复溜、中极、大椎,取兴奋作用时加足三里、太溪。

⑦ 足三里：既能治疗胃痉挛,又能治疗胃弛缓症。

⑧ 中极：能利尿,也止遗录。

⑨ 内关、合谷、足三里：此三穴有双向调节血压的功能。

⑩ 大椎：温阳也能泄热。

⑪ 复溜：发汗也能止汗。

⑫ 太冲：平肝也能补肝。

⑬ 太溪：对肾阴、肾阳均有调节作用。

杂合以治乃中医整体疗法的具体实践,否则对难症则无法克尽全功,唯有中医整体疗法,才能快速而彻底地对患者疾病产生良好的治疗效果。

第九章
治疗各论

凡人少有不适,必当即时刮治,断不可视为小病,以致渐深;更不可勉强支持,使病更增,以贻无穷之害。

观其以往,以知其现在,治其现在,必须顾及将来,取穴不可过多,亦不可强求出痧。分组刮拭,以调穴机,刮之道"非精不能明其理,非博不能知其约"。博而返约,一板中的。

综观刮痧之要,不外理、法、穴、方、刮五字。理,辨证之理;法,治疗方法(补法、泻法);穴,熟知穴性(共同性和特殊性);方,配穴成方(如项丛刮、骶丛刮);刮,运板技巧。

本章介绍刮痧效果较好的人体部分常见病、慢性病的一般证、因、穴、刮,让初学者有章可循。本章介绍的临床常见病的治疗系笔者多年临床工作小结。应用刮痧术治疗,奏效快,且无毒副作用,以供同道参考。

整章虽病各异,但取穴方式贯串整体调节观念为主,对证配穴为辅,兼顾调理脾胃。配穴有协助主穴提高临床治疗效果的作用,如心胸内关谋等。

有些疾病需综合治疗,不可固守刮痧一法,当灸则灸,当拔罐则拔罐,当药者亦然,不可死守一方一法,否则对疾病康复不利。诸法同用,且有协同作用。

第一节 常见中医病证

1. 高热

凡体温在39℃以上者均属此证。高热是人体对病原的强烈反应,绝大多数是由急性感染所致。患者面色潮红,皮肤灼热,汗多,呼吸及脉搏增快,如发热过高(体温超过41℃)或过久,会使人体各系统和器官功能发生障碍,特别是脑、肝、肾等重要脏器造成损伤,若不及时采取必要措施降温,常可导致死

207

亡。刮痧可协助退热。

（1）取穴（图9-1）　项三带、肩胛环、肘窝刮、曲池、合谷、委中三带。

（2）运板技巧

① 项三带以大椎、肩井为重点，出痧后配合拔罐，可加速退热。

② 肩胛环具有解表清热，宣阳和阴，清肺止咳，补虚益损，镇静安神之功。肩胛环以纵五带为重点刮拭，第1带督脉宜轻刮之，余用泻法，视痧痕配以拔罐。

③ 肘窝刮、委中三带以泻法刮之，令其出痧；委中三带酌情拔罐，其退热效果迅速。

（3）按语

① 高热为临床常见急症之一。治疗遵循中医"急则治其标，缓则治其本"的原则，首当退热，可首选项三带、肩胛环、肘窝刮、委中三带，具操作方便、见效迅捷之特点。

② 根据具体病情，可采用多种方法治疗，不可拘于一法而延误病情。

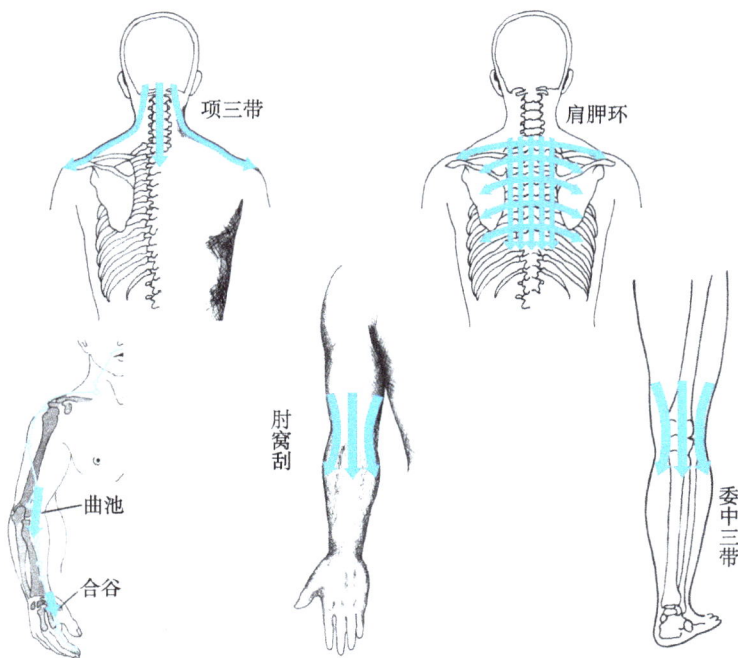

图9-1　高热取穴

③ 四肢部、背部刮拭,刮拭面尽量拉长,不拘泥于某一穴,而是注重穴、区、带之联合效应。

④ 项三带、肩胛环对恶寒、发热、项背部不适有良好效果,特别对项部冷痛感疗效迅捷,刮后患者感觉特别舒适,诸症半天至一天随之而解,且热解后不易反复。

2. 昏厥

昏厥也称晕厥,俗称昏倒。昏厥是一过性脑缺血、缺氧引起的短暂意识丧失现象,临床表现为突然头昏目眩,心慌恶心,面色苍白,全身无力,随之意识丧失,昏倒在地。起病急、病情重时应慎重处理,必须进行中西医结合抢救治疗。

(1) 取穴(图 9-2)　四神延、水沟、内关、神门、足三里、涌泉。待症情稳定后,取项丛刮、肩胛环、膻中刮、三脘刮、内关、神门、足三里以巩固治疗。

(2) 运板技巧

① 四神延刮拭面尽量拉长,且可在刮拭后灸百会穴。

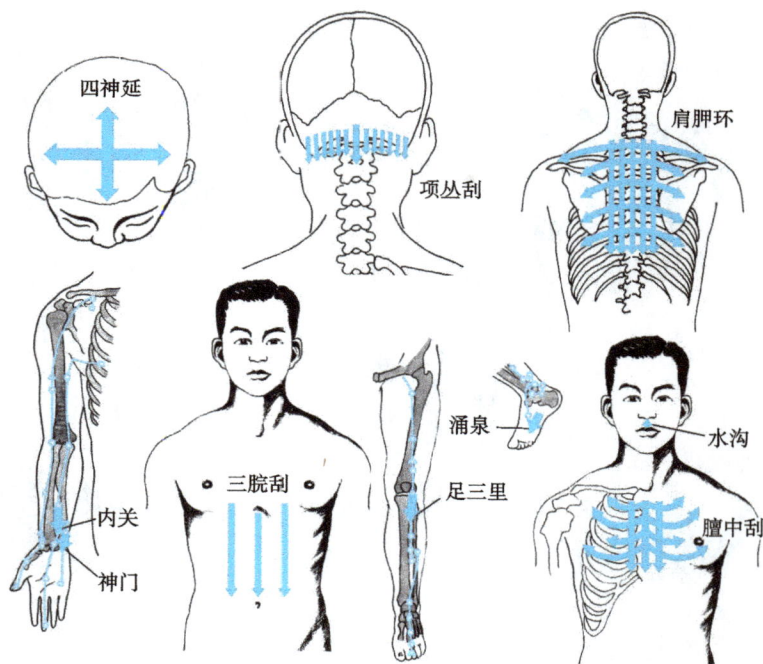

图 9-2　昏厥取穴

② 水沟一穴苏厥效佳,唯运板方向要求严格,用刮板厚角点于鼻唇沟上1/3处,腕部发力向鼻部行点、按、挑法,运板力量宜重,苏醒后可稍轻按之。

③ 刮拭足三里等穴时,需沿下肢前外侧足阳明胃经之循行路线,用平补平泻手法刮之,要求刮拭面尽量拉长,视出痧情况,酌情配以闪罐、灸痧痕处或在足三里穴处行点、按法,增强刺激量。

④ 涌泉一穴,也是苏厥要穴,宜用刮板厚角行点、按、挑运板法,方向朝足尖部挑。

⑤ 膻中刮按运板要求刮拭至皮肤潮红并少量出痧,用力宜均匀柔和,切忌施以蛮力,以免伤及肌肤及骨膜。

⑥ 三脘刮配丰隆、内关,为治痰厥(喉有痰声、呕吐涎沫、呼吸气粗、舌苔白腻)之最佳组合,为痰厥必刮之处。

(3) 按语

① 昏厥病情复杂而又危重,应送医院进行中西医结合抢救治疗,切勿延误病情。

② 昏厥复苏后,除对因治疗外,常刮项丛刮、膻中刮、三脘刮、内关、神门、足三里、丰隆可防止再发。

3. 咳嗽

咳嗽是呼吸系统疾病的主要症状之一。主要是外邪入侵,肺失宣肃,或脾失健运,聚湿成痰,或肝火刑肺而致。部分慢性咳嗽患者失治,迁延反复发作,可发展为咳喘。

(1) 取穴(图9-3) 项三带、肩胛环、天突刮、膻中刮、三脘刮、尺泽、内关、丰隆。咽痒咽痛、声音嘶哑者配颌带刮、项丛刮、鱼际;胸闷气急加肋隙刮、神门;发热加大椎、曲池、外关、合谷;便秘加腹部五带刮、阳陵泉、支沟。

(2) 运板技巧

① 项三带以风池、肩井穴为主,以平补平泻手法刮之,肩井处配以拔罐。

② 肩胛环之纵五带以大椎、风门、肺俞、定喘为重点,视出痧情况再配以拔罐。

③ 膻中刮,用刮板厚角刮拭,以天突、膻中为主,咳甚久治不愈者,配天突闪罐、前后肋隙刮,加强中府穴刮拭。亦可于佗脊刮两侧寻找阳性反应物或压痛点,使之出痧,可提高疗效。

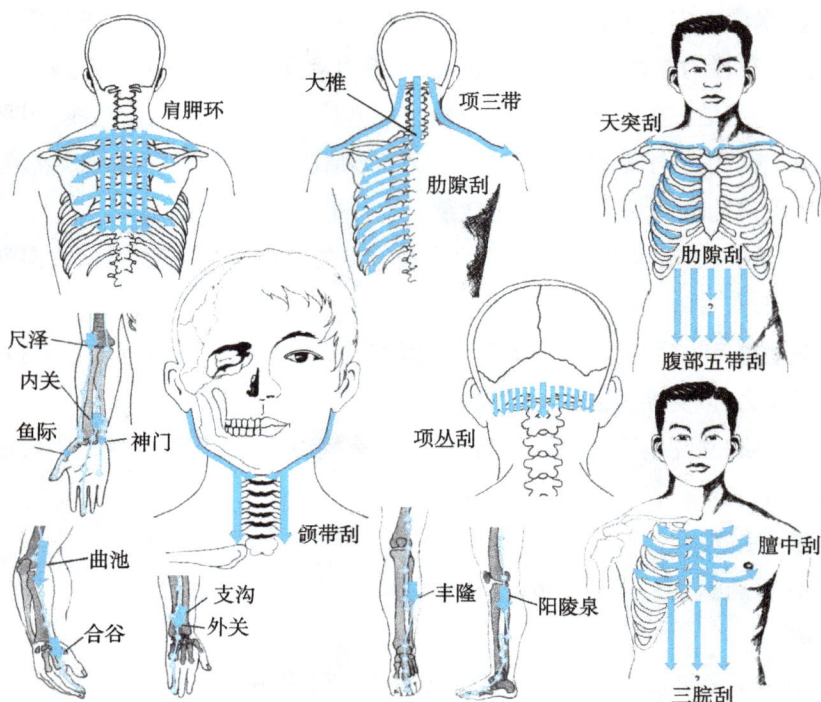

图 9–3　咳嗽取穴

（3）按语

① 咳嗽为临床常见病证,除积极治疗外,平时常刮项丛刮,有预防感冒之功。

② 本病治疗重点在肩胛环、前后肋隙刮、尺泽、鱼际、丰隆。

③ 治咳嗽者治痰为先,痰浊阻肺使肺气不宣,是咳嗽的主要病机,所以祛痰就成为治咳嗽的首要环节。然五脏六腑皆令人咳,非独肺也;肺为贮痰之器,脾为生痰之源,故咳为肺病之证,不离于肺,而又不止于肺也,其他脏腑病变及肺亦可导致咳嗽。

④ 咳嗽常见于上呼吸道感染、支气管炎、支气管扩张、肺炎、肺结核等疾病。

4. 自汗、盗汗

自汗、盗汗是由于阴阳失衡,腠理不固,而致汗液外泄之证。不因外界环境影响,白天时时汗出,稍动则尤甚者为自汗;夜晚睡时汗出,醒后汗止者为盗汗。本证多因体虚、气阴不足、精神紧张、功能低下或亢进等因素而引起。

(1) 取穴(图9-4) 项丛刮、肩胛环、肾俞、膻中刮、阴郄、足三里。

(2) 运板技巧 肩胛环取纵三带即可,一般取督脉(以轻手法刮之)、膀胱经第1侧线(两侧),以平补平泻手法运板,要求刮拭面尽量拉长,重点为心俞。阴郄穴可从心经灵道穴刮至少府穴。

(3) 按语

① 出汗是人体的生理现象,又是祛邪的一种方法,即热随汗解。但汗为心之液,乃精气所化生,所以不可过泄。汗证是指因阴阳失调、营卫不和、腠理不固而引起汗液外泄之病证。现代医学认为自主神经功能紊乱、结核病、休克、风湿热、甲状腺功能亢进症、一时性低血糖或某些传染病常可表现异常出汗。临床上有自汗、盗汗之分。自汗多为阳虚,常见于营卫不和、肺气不足等;盗汗多

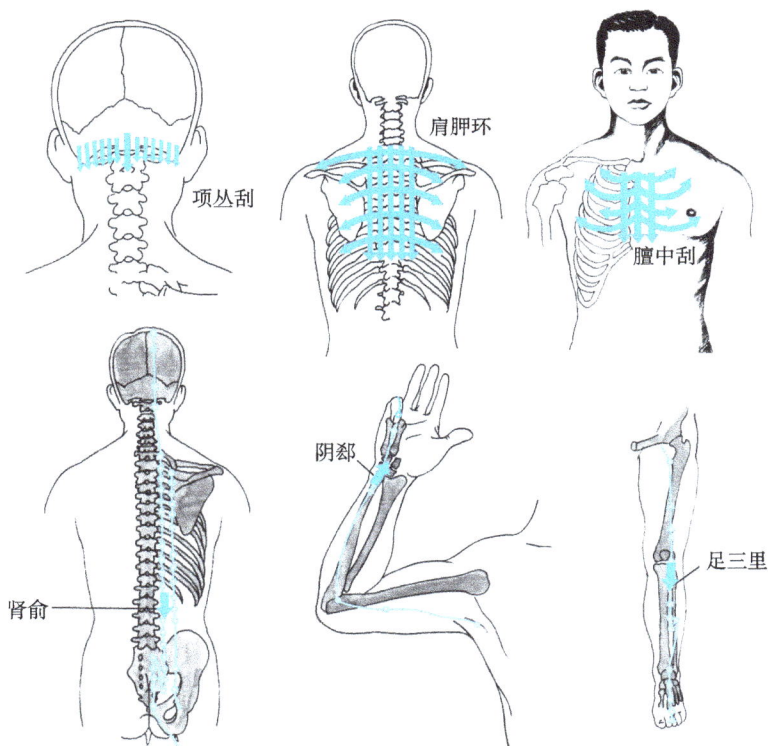

图9-4 自汗、盗汗取穴

为阴虚,常见于心血不足、阴虚火旺。

② 刮痧治疗本病以项丛刮、肩胛环、膻中刮、阴郄为主,通过娴熟的运板技巧,激发经气,提高机体的调节功能,使低下的功能旺盛起来,亢进的功能恢复常态。若配合灸百会、足三里、阴郄则效更佳。

③ 治疗汗证当以虚者补之、实者泻之、脱者固之、热者清之、寒者热之为原则。刮痧为辅助之法,若汗出过多,必须抓住病机,及时使用中西药合治,而调整机体阴阳气血以期汗止病愈,不可固守一方一法,应杂合以治方为上策。

5. 中暑

中暑是发生在夏季或高温条件下因感受暑邪而致的一种急性病。症见周身乏力,头昏,胸闷心悸,口渴,大汗,四肢无力,进而血压下降,昏仆。必须送院急速救治,亦可予刮痧临时救治。

(1) 取穴(图 9-5)　项三带、肩胛环、委中三带、膻中刮、肘窝刮、曲池、内

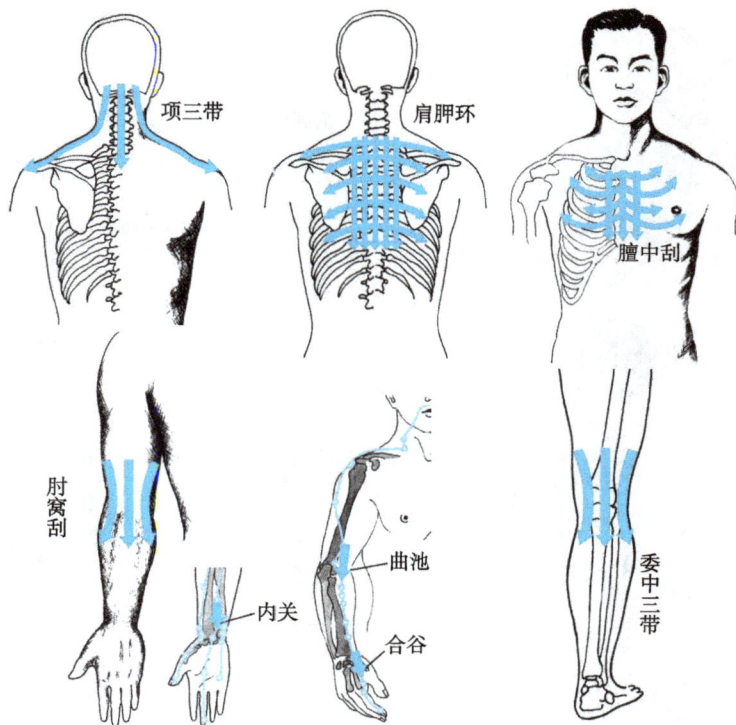

图 9-5　中暑取穴

关、合谷。

（2）运板技巧　项三带、肩胛环、委中三带均以泻法刮之，令其出痧，次刮肘窝刮、曲池、内关、合谷。每天可刮2次。

（3）按语

① 临床上根据症状、程度不同，有先兆中暑、轻症中暑、重症中暑之分。在高温环境中一旦出现周身乏力、头昏、心悸、胸闷、注意力不集中、口渴大汗、四肢发麻等症状为先兆中暑。出现先兆中暑后，继而产生面色潮红、皮肤灼热、伴发热(38℃以上)者为轻症中暑。先兆中暑和轻症中暑一经发现，应立即将患者撤离高温环境，移至阴凉处，给予上述刮痧处理，并给予含盐饮料。若除上述表现外，伴昏厥、痉挛、高热等症状为重症中暑，病情危急，必须争取时间送医院进行中西医结合治疗，途中可先行刮痧以争取急救时间。

② 治疗以清泄暑热为主，轻症佐以肩胛下环、三脘刮、天元刮、足三里、三阴交、健脾和胃；重症辅以开窍固脱，如用三棱针于大椎、委中、十宣处放血，急灸百会。刮痧疗法对中暑治疗效果较好，以项三带、肩胛环、膻中刮、肘窝刮、委中三带疗效显著。头昏恶心加项丛刮、内关、太阳、风池；腓肠肌痉挛加承山、承筋、阳陵泉；昏厥加劳宫、涌泉，点、按、挑均可；惊厥加印堂、灵神刮、后溪。

6. 湿阻

湿阻是指湿邪阻滞于脾胃，并以全身困重乏力、胸闷腹胀、口淡、口苦、纳呆、舌苔腻为主症的常见病证，多发于夏令梅雨季节，与过食生冷瓜果、油腻、甘肥之品以致影响脾胃运化功能有密切关系。刮痧治疗本病疗效甚佳。

（1）取穴(图9-6)　项丛刮、肩胛环、膻中刮、三脘刮、内关、足三里、阴陵泉、天元刮、三阴交、太冲、内庭、公孙。

（2）运板技巧　上述穴、区分两组进行刮治，手法采用平补平泻法或泻法。

（3）按语

① 湿阻之治分化湿、利湿、逐湿三法。轻者病在中焦以化湿为主；中者病在下焦以利湿为主；积而成水者以逐水为主。临床视症情灵活掌握，配合使用。方中阴陵泉、三阴交健脾渗湿；足三里燥湿以补脾；三脘刮、天元刮通调肠胃气机，共奏建中化湿之功。更有项丛刮、肩胛环达"通阳利湿"之效。湿阻一证，起病缓慢，常可迁延不解，且不易速除，以致病程较长。刮痧术疗效佳，若于入夏

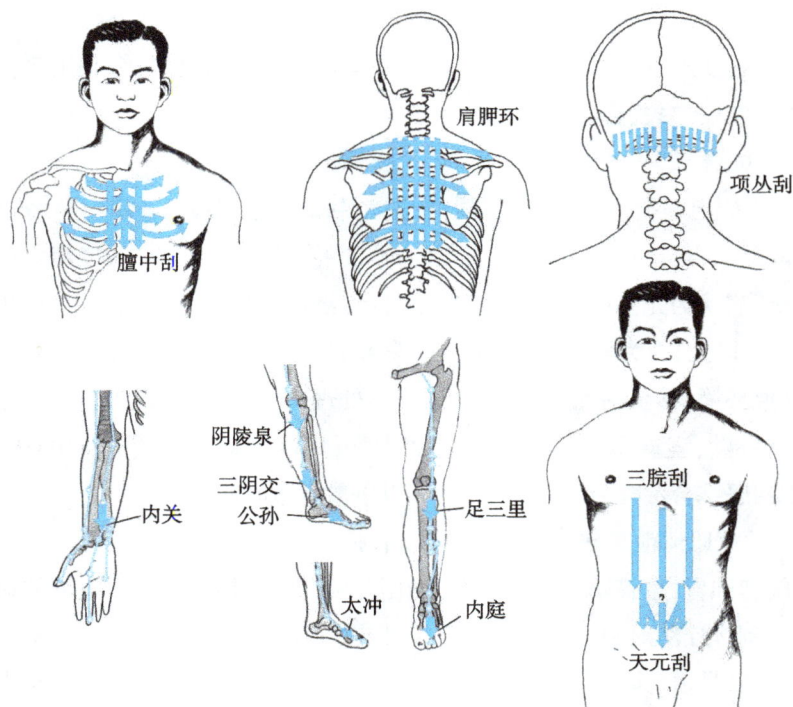

图 9-6　湿阻取穴

前常行项丛刮、肩胛环、三脘刮及足三里、三阴交、太冲等穴刮拭,可减少或防止湿阻发作。

　　② 湿阻一证,主症为头重如裹,全身乏力,四肢倦怠而酸重,胸闷腹胀,饮食无味。此乃因脾主四肢,亦主肌肉,湿邪困脾,故肢体困倦乏力;湿浊困遏,清阳不能伸展,故头如帛裹,因而行项丛刮、肩胛环、膻中刮、三脘刮为先,辅肘、膝关节以下诸穴。湿阻之证,亦应以预防为先。如常年患此证者,每至夏令梅雨季节,切勿恣食生冷瓜果、油腻及甘肥之品,特别是各类冰冻饮料,以防湿邪中阻。如已患湿阻之后,饮食更应以清淡和易消化之品为宜,再按上法行保健刮,较易及早痊愈,安度苦夏。

　　7. 呕吐

　　呕吐为临床常见症状,可见于多种疾病之中,如急或慢性胃炎、神经性呕吐等。由于胃失和降、气逆于上而致病。

（1）取穴（图9-7）　项丛刮、天元刮、三脘刮、脾俞、胃俞、内关、神门、足三里、太冲。

（2）运板技巧　神经性呕吐以项丛刮、内关、神门、足三里、太冲为主刮治，采用平补平泻手法。急、慢性胃炎以三脘刮、脾俞、胃俞、天元刮、足三里为主，背俞穴以泻法刮之，使之出痧，余可施以平补平泻手法运板刮之。

（3）按语

① 呕吐乃胃失和降，气逆于上，或饮食不洁、不节所致。胃主受纳和腐熟水谷等物，其气主降，以下行为顺，邪气一旦扰胃或胃虚失和，气逆于上，则发呕吐。现代医学认为多种疾病均可发生呕吐，如神经性呕吐、胃炎、幽门痉挛或梗阻、胆囊炎、胰腺炎等。

② 呕吐一证有虚实之分，实证多由外邪、饮食所伤，且发病较急，病程较短；虚证多为脾胃运化功能减弱，发病缓慢，病程较长，刮痧术治疗呕吐有较好的临床效果。一般暴病呕吐多属邪实，治宜祛邪为主，邪祛则呕吐即止；久病呕

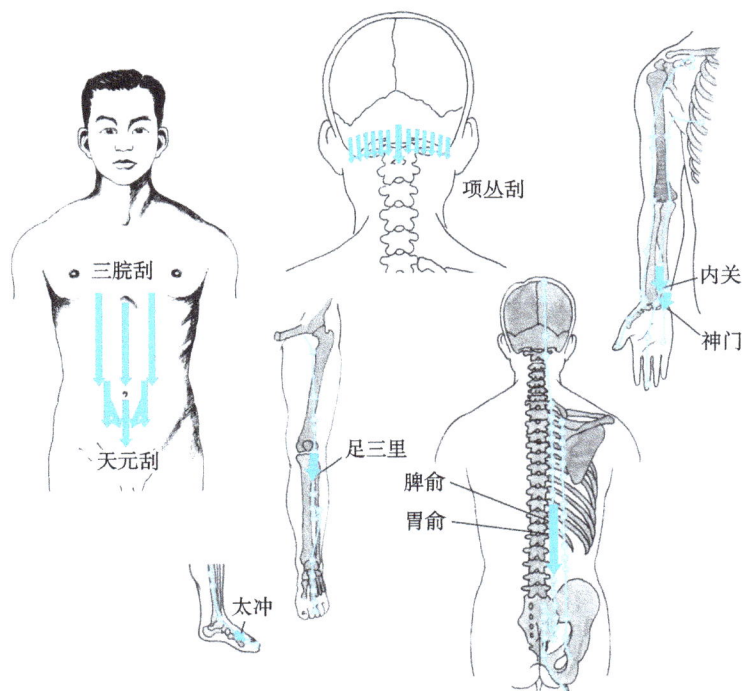

图9-7　呕吐取穴

吐多属正虚,治宜扶正为主,正复则呕吐自愈。呕吐时作时止,常因饮食稍有不慎或稍微劳倦即发,多起于病后。一旦呕吐不止,饮食难进,则需西医检查治疗。

③ 尚可在进食前以生姜蘸舌数次,可止呕吐;亦可用醋蘸菜食之,同效。

8. 胁痛

胁痛是以一侧或两侧胁肋疼痛为主要表现的病证,临床常见于肝、胆、胰脏疾患及肋间神经痛等。胁痛症状单独出现较少,多见于某一病的伴发症。刮痧对肋间神经痛疗效佳。

(1) 取穴(图9-8) 膻中刮、肩胛环、支沟、内关、阳陵泉、足三里、三阴交、太冲。

(2) 运板技巧 先取肩胛环,纵行带以侠脊刮为主,最好在相应部位寻找压痛点及阳性物,沿肋间隙作点、按、揉手法;随后取膻中刮,以平补平泻手法刮之,阳陵泉、足三里一带可行弹拨法刮之。

(3) 按语

① 《景岳全书·胁痛》记载:"胁痛之病,本属肝胆二经,此二经之脉皆循胁肋故也。"肝主疏泄,其性喜条达,情志失调、阴血亏虚、久病而致肝络不和、疏泄不利或络脉失养,均可导致胁痛。症见胀痛不舒,疼痛游走不定,此乃气郁之证;其痛绵绵,疼痛隐隐,时而刺痛,痛有定处,多属血虚。治胁痛当以通调气血为主。

② 肝俞疏肝理气,配膈俞(八会穴之血会)有助平肝行瘀,通络活血止痛;

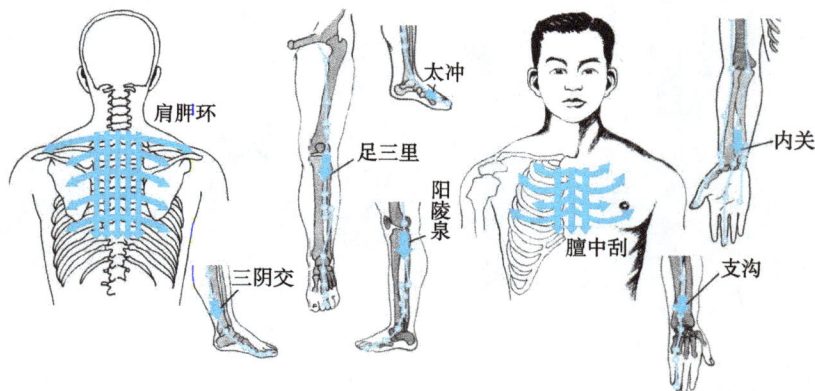

图9-8 胁痛取穴

内关宽中,为治胸胁疾患之要穴(心胸内关谋);阳陵泉、支沟伍用,调少阳经之经气,行气活络,为专治胁痛之古方;阳陵泉为足少阳胆经之腧穴,乃本经脉气所入,为八会穴之筋会,有疏泄肝胆、清热利湿、疏筋活络、缓急止痛之功,太冲为足厥阴肝经腧穴,为本经脉气所注,有疏肝理气、活血通络、平肝息风、疏泄湿热之效,两穴伍用,具有调和肝胆、活血散瘀、理气止痛之功效;足三里、三阴交培补脾胃后天之本,以资生化之源。

9. 胃脘痛

胃脘痛的发生多因饮食不节、劳累、受寒、情志失调所致,表现为剑突下至脐以上部位疼痛,多见于消化性溃疡,急、慢性胃炎,胃神经症,胃下垂等病。

(1)取穴(图9-9)　三脘刮、天元刮、脾俞、胃俞、内关、足三里、三阴交、太冲、公孙、内庭。

(2)运板技巧　三脘刮施以平补平泻手法,唯便血时禁刮。脾俞、胃俞可行弹拨法刮之,结合寻找压痛点、阳性反应物刮之效佳。

(3)按语

① 胃脘痛病因常见于病邪犯胃、肝气郁结、脾胃虚寒等几个方面。胃脘痛主要部位多数在胃脘近心窝处,少数痛时牵连背部,伴恶心呕吐、吐酸、嘈杂、大便溏泄或秘结,甚则呕血、便血。对胃脘痛之治疗,一般以"理气止痛"为临床常用之法,源于"通则不痛"。临证时应遵守审症求因、辨证施治之法,不可局限于通法。

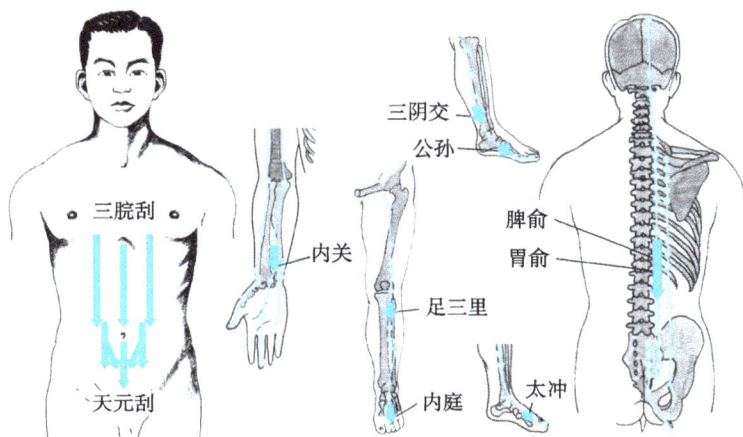

图9-9　胃脘痛取穴

② 胃脘痛的病因复杂,因而临证应谨慎,若症见黑粪,则三脘刮禁刮,尚需进一步检查治疗;若经久不愈,形体消瘦者则更应密切随访,以防肿瘤发生。

③ 三脘刮治胃脘痛,其意于中脘、梁门两穴为主穴施治。两穴均位于上腹部,其内正当胃脘,为胃气出入之门户,有理气和胃、舒脘增食、消积除满之功,尤以中脘为古今用于治疗胃脘痛之要穴,有调理胃肠、行气止痛、健脾和胃、强身健体之力。辅以足三里(四总穴歌),为本经循经远近配穴法,中脘以升清为主,足三里以降浊为要,两穴伍用,相互促进,相互为用,健脾胃,促运化,理气机,和气血,消除胀滞,通则不痛,止痛之功益彰。

④ 内关、公孙伍用,内关宽胸理气,和胃降逆,镇静止痛,宁心安神,公孙具有调气机、理升降、扶脾胃之功。临床常用于治疗胃痛、呕吐、饮食不化、肠鸣、腹痛、泄泻之疾。两穴合用,直通上下,理气健脾、宽中消积之功益彰。再加肩胛环之心俞、脾俞、胃俞,而统治胃、心、胸、腹的一切病证,何惧胃脘痛乎。

10. 腹痛

腹痛指胃脘部以下至耻骨联合部以上部位发生之疼痛。腹内有许多脏器,并为足三阴经、足阳明胃经及冲、任、带脉等经脉循行之处,因此有关脏腑、经脉受外邪侵袭或内有所伤,或气血运行受阻,均可导致腹痛。腹痛多发于急性胰腺炎,阑尾炎,急、慢性肠炎,肠痉挛等。

(1) 取穴(图 9-10) 三脘刮、天元刮、胆俞、脾俞、胃俞、大肠俞、内关、神

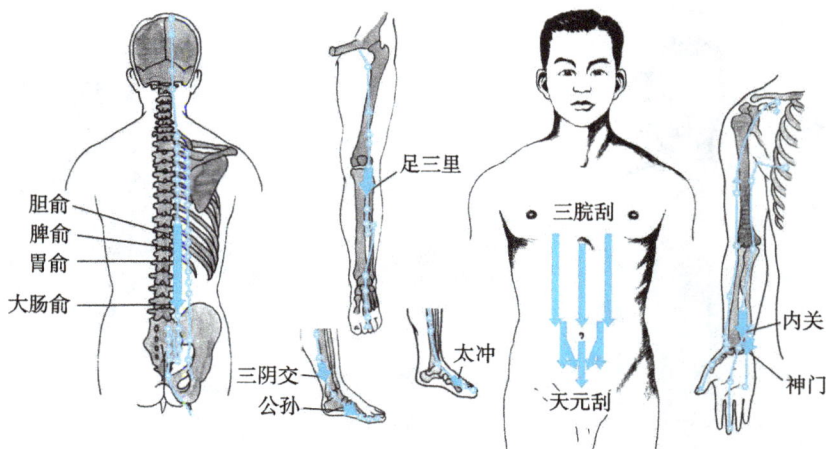

图 9-10 腹痛取穴

门、足三里、三阴交、太冲、公孙。

（2）运板技巧 首刮足三里、三阴交、公孙，一般采用泻法；次刮脾俞、胃俞、大肠俞、内关、太冲等，采用平补平泻手法刮之；三脘刮、天元刮采用补法刮之。

（3）按语

腹痛病因复杂，可见于各种胃肠道疾患，肝、胆、胰及泌尿生殖系统疾病，审证求因，临证时需作全面考虑。除上述病证外，尚可涉及妇科，必须根据病因、疼痛部位、疼痛性质作全面分析，以期明确诊断。

如就疼痛部位而言，脐以上痛者，多见消化系统胃肠之疾；脐以下痛者，多属厥阴肝经之病；绕脐痛者则多为肠虫症；转移性右下腹痛者，阑尾炎居多。

腹痛之治疗，以"通"为用，所谓"通"并非单指攻下通利一法，如用调气活血法、寒者温之亦属通也，临证必须灵活掌握。

上方取三脘刮，以升清降浊，通调胃气；取足三里、公孙，以健运脾胃；诸背俞穴是脏腑之气输注之所，刮之运中焦可通调脏腑之气也。

若见脐中痛不可忍者，急取肾俞、命门穴，大壮灸可解之。腹中雷鸣疼痛则取天枢、期门、行间刮后灸之，天元刮调理胃肠之气机，理气健脾。治腹痛，必须抓住主要矛盾，突出主要问题，分析主要症状，审察其相互关系。治腹痛，不可一法而终，当以杂合以治为要。

11. 腹泻

腹泻是指以排便次数增多，粪便清稀，甚至如水样便为主要表现的病证。多由于湿邪所胜和脾胃功能障碍而引起，四季皆可发生，但以夏秋季较多见。

（1）取穴（图9-11） 三脘刮、天元刮、佗脊刮（第9胸椎至第11胸椎）、内关、足三里、上巨虚、三阴交、公孙。

（2）运板技巧 按常规方法操作。配合灸神阙、天枢、关元效佳。

12. 便秘

便秘指大便秘结不通，排便间隔时间延长，或虽有便意但排便艰难而言。主要因为肠道传导功能异常，粪便在肠腔内停留时间过长，水分被吸收，造成粪便干燥、坚硬难下所致。

（1）取穴（图9-12） 三脘刮、天元刮、佗脊刮（第5胸椎至第4腰椎）、骶丛刮、足三里、上巨虚、阳陵泉、支沟。

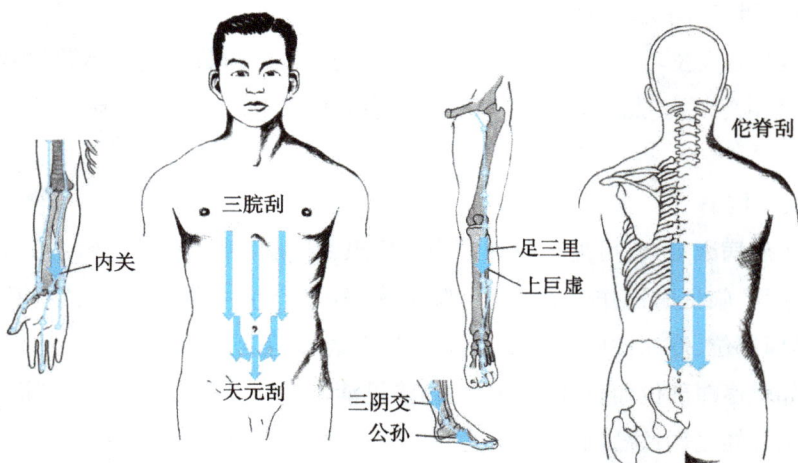

内关

三脘刮

天元刮

足三里
上巨虚

三阴交
公孙

佗脊刮

图 9-11　腹泻取穴

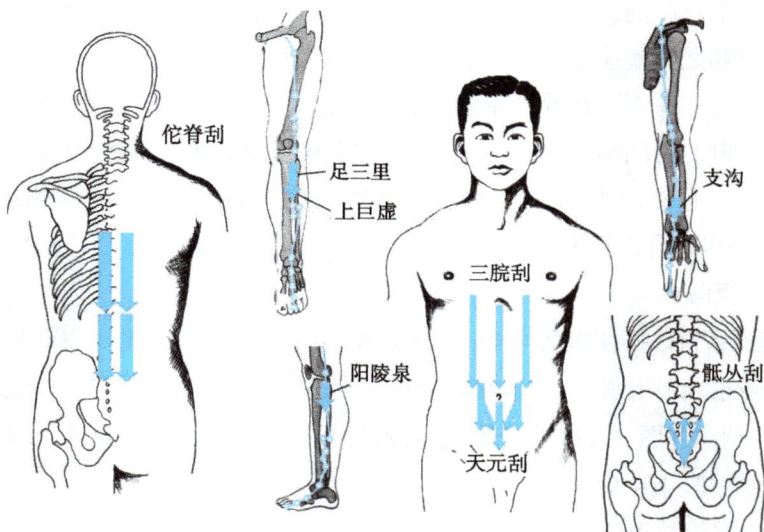

佗脊刮

足三里
上巨虚

阳陵泉

三脘刮

天元刮

支沟

骶丛刮

图 9-12　便秘取穴

　　（2）运板技巧　天元刮以平补平泻手法刮之，按中有揉；佗脊刮、足三里至上巨虚一带施弹拨法，如能寻找阳性物施刮则更好。平素以腹部五带刮行保健刮，其效甚佳。

13. 胸痹

胸痹是以胸痛、心前区痛为主要表现的病证,是患者的一种自觉症状。本证多因脏腑虚损、气机不畅、过食肥甘、劳累及精神紧张等所致。本病与现代医学之冠心病、心绞痛症状相似,是中老年人的常见病、多发病,治疗不及时或不当可引起较严重的后果。

(1)取穴(图9-13)　膻中刮、肩胛环、内关、灵神刮、足三里、丰隆、三阴交、太冲。

(2)运板技巧　肩胛环重点在佗脊刮(第1胸椎至第9胸椎)纵行带上以平补平泻法刮拭,亦可以弹拨法运板。此时应密切注意患者反映,于出痧明显处(常见于肺俞至膈俞一带)辅以拔罐。膻中刮以平补平泻法刮之,于膻中穴、中府穴处辅以拔罐或行艾条灸。内关穴以刮板厚角于两筋间由上而下刮之。灵神刮为重点刮拭部位之一,用刮板之凹槽沿灵道、通里、阴郄、神门刮至掌心。日常保健刮取项丛刮、膻中刮、三脘刮、肾俞、足三里、丰隆。

(3)按语

① 心、肺两脏居于上焦胸部,心主血脉,是血液运行之主导;肺主气,是一身气化之总司。任何原因引起心肺气虚、胸阳痹阻、心血不畅,不通则痛,均可导致疼痛。临证时,必须详细询问胸痛的起因、部位、性质、疼痛时间及伴发症状,以鉴别不同原因。先从祛邪入手,然后再予扶正,以恢复心肺功能。若症情严重者,非刮痧之可为,应急送医院救治。为争取时间可先行点按水沟,挑涌泉,点按太

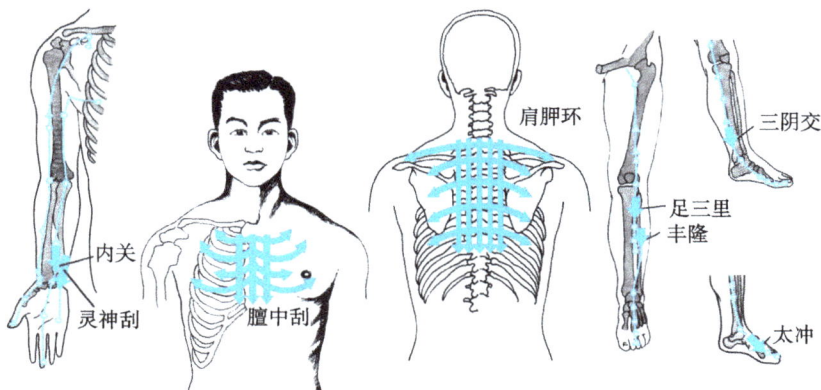

图9-13　胸痹取穴

冲,角刮内关,刮足三里而辅之。

② 内关为手厥阴心包经的络穴,通于阴维脉,合于心胸胃(心胸内关谋),合肩胛环之心俞内应于心,心气转输,输注之所是治心疾之要穴,具疏通心络、调理气血、养心安神之功,解胸痛,心俞作用在心,内关作用在心包,两穴相合,再用膻中刮、肩胛环,协同作用立增,理气止痛养心之效加强。

③ 灵神刮为手厥阴心包经治心疾四要穴之组合,常用于治疗心胸急性痛证。刮之可活血通络止痛。

④ 肩胛环中心俞、膈俞,可增强活血化瘀之功效,刮痧后于两穴辅以留罐则其效更宏。

14. 心悸

心悸是指患者自觉心慌不安,甚则不能自主的一种症状。一般多呈阵发性,发病多与精神因素有关,紧张、劳累、失眠等均可引起。一般常见于素体较虚之人,在治疗方面除镇心安神之外,还应适当着重于补法调治。

(1)取穴(图9-14)　膻中刮、项丛刮、肩胛环、肾俞、内关、灵神刮、足三里、丰隆、三阴交、太溪。

(2)运板技巧　膻中刮、肩胛环以平补平泻手法刮治;内关穴以点、按法

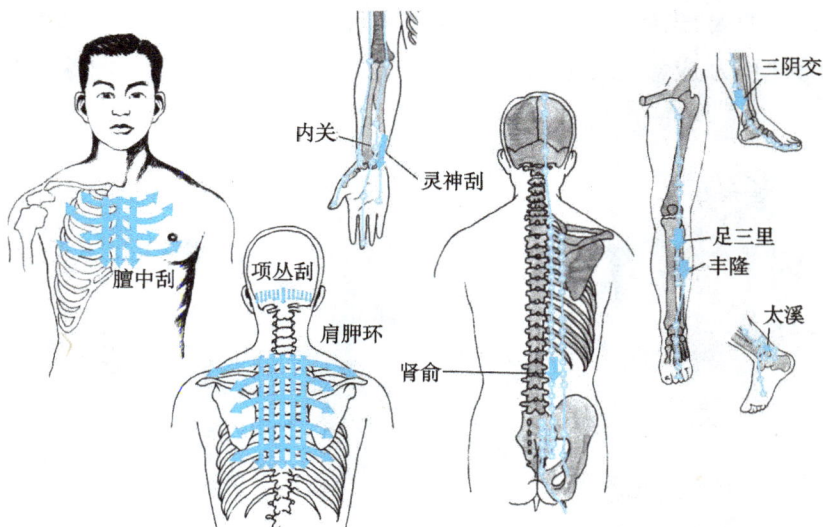

图9-14　心悸取穴

223

刮之;灵神刮则从灵道穴刮至少府穴,于神门穴处加强刺激。

（3）按语

① 该证属现代医学心律失常范畴。患者自觉心悸、心慌,甚则不能自主,统称为心律失常,心律失常可见于多种器质性疾病,也可见于单纯功能障碍。临床观察常表现为情绪激动或过度劳累而发作,刮痧对缓解胸闷、气短、呼吸急促、失眠、眩晕有良好效果。心悸症情复杂而多变,必须高度重视,应中西医结合治疗为好。

② 心悸治疗原则当以养心、安神、定悸为主,一般多用平补平泻运板法刮之,待症情稳定后以补法刮之而巩固疗效。素体虚弱者,宜采用灸法,其效颇佳。取心俞、厥阴俞、肾俞、足三里,旨在养心、宁神、化痰、定悸;项丛刮取其镇静安神,整体调节;内关善治心胸病,对心悸胸闷有良效,配膻中刮可速达通络止痛之功。

③ 灵神刮:取手少阴心经四要穴(灵道、通里、阴郄、神门)合用,临床观察,具有养心宁神之功,心悸不寐者更宜之。

④ 肩胛环集背俞穴于一体(厥阴俞、心俞),与膻中刮(中府、巨阙)合用为俞募配穴法,前后呼应。凡心悸、心胸痛者刮之均能取得良效。

⑤ 足三里、三阴交健脾和胃,以资生化之源而补养心血。

⑥ 肾俞、太溪以补法刮之,亦可配合艾条灸,可达滋肾阴而制心火的作用。

15. 不寐

不寐即失眠,是以经常不能获得正常睡眠为主要表现的一种病证。其症情不一,有难以入睡,睡而易醒,醒后不能再睡,睡眠不深,或整夜不得眠者均谓之失眠。本症可单独出现,亦常与心悸、眩晕、头痛、健忘等症状同时并存,患者颇为痛苦。刮痧治疗本病有较好疗效。

（1）取穴(图 9-15) 项丛刮、肩胛环、骶丛刮、三脘刮、内关、神门、足三里、丰隆、三阴交、太冲、太溪。

（2）运板技巧 按常规操作刮治(此略)。

（3）按语

① "胃不和则卧不安""虚劳虚烦不得眠",不寐的证型颇多,摘其要为虚、实两证。《景岳全书·不寐》篇载:"不寐证虽有不一,然唯知邪正两字则尽之矣。

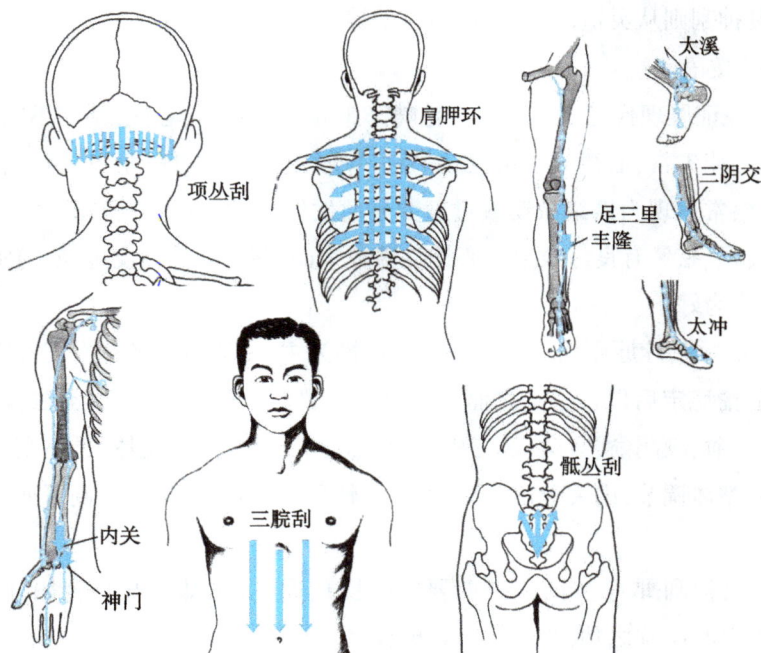

图9-15 不寐取穴

盖寐本乎阴,神其主也,神安则寐,神不安则不寐。其所以不安者,一由邪气之扰,一由营气不足耳。"虚证多属阴血不足,尤与心、脾、肝、肾之阴血不足关系甚密,法当调理脾胃,补心、肝、肾之不足。盖血之来源,受之水谷精微所化生,脾胃健则生化不息。因而本方取神门、内关、三阴交三穴合用,以宁心安神;肩胛环(心俞)、骶丛刮、太溪,以补益心肾,使心肾相交、水火相济而寐安。实证多因肝郁化火、食滞痰浊、胃腑不和而致,方中取肩胛环(肝俞)、太冲可疏肝泻热,使火气得除,则心神安宁而寐安;足三里、丰隆消食滞,除痰浊,和胃安中,胃和湿除,夜寐则安矣。更兼项丛刮,组方中有下脑户、风府、哑门、风池、翳风、安眠诸穴,均居后项部,刮之能调节大脑功能,有助于入睡。

② 本证除上法刮治外,可辅以药物治疗。患者平素更应注意调节精神因素,必须解除烦恼。上海有句民谚"寻开心",根据自身条件去寻开心,如打太极拳、上老年大学、跳舞等等。消除顾虑,避免情绪紧张,睡前不吸烟,不饮酒,不喝浓茶、咖啡等刺激之品。临睡前热水泡足亦可有助睡眠。

16. 痹证

痹证由于经气闭阻而致,以肢体疼痛、麻木、酸胀、屈伸不利及关节强直畸形为主症。相当于现代医学之风湿性关节炎、类风湿关节炎、坐骨神经痛等病。刮痧治疗本证见效较快。

(1) 取穴(图 9-16) 项三带、肩胛环、佗脊刮、培元刮、骶丛刮、委中三带、肩髃、曲池、合谷、天井、足三里、阳陵泉、悬钟、昆仑、太溪。分两组进行刮治。

(2) 运板技巧 痹证新病多实,以泻法刮之,且以佗脊刮为先导,配合寻找阳性物、压痛点施以弹拨法刮之;久病多虚,以补法刮之,配合灸治则效更佳,应扶正祛邪相结合。慢性经久不愈者以项丛刮、肩胛环、培元刮、骶丛刮、三脘刮、天元刮缓图之。下肢病变明显者以膝病八步赶蟾刮施治,踝关节及足趾

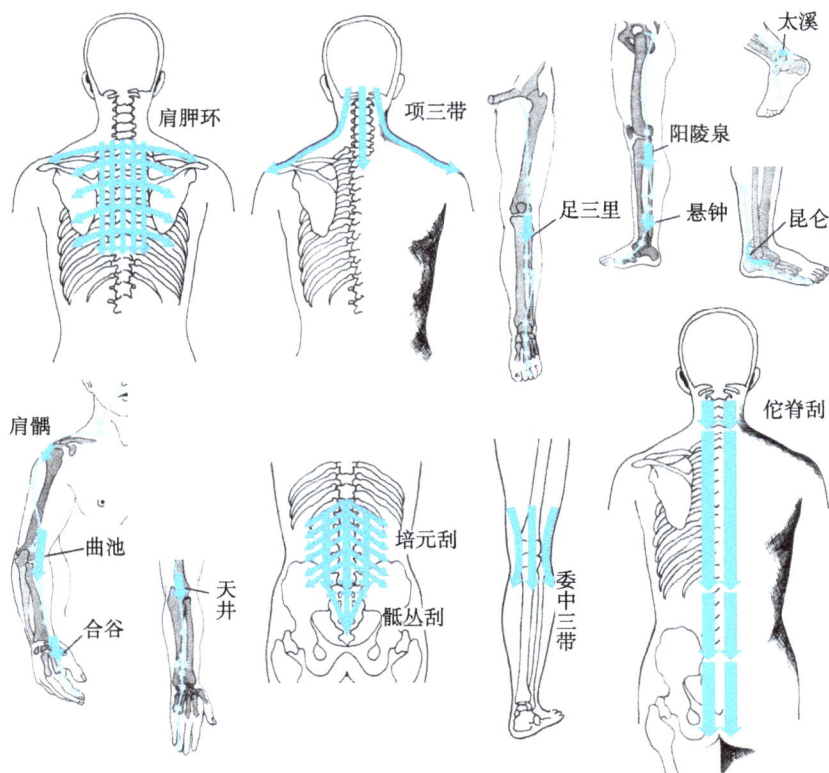

图 9-16 痹证取穴

疼痛者,以踝周刮治之。痹证顽固不愈者,风痹加灸膈俞,寒痹加灸肾俞,湿痹加灸脾俞,可提高临床治疗效果。

(3) 按语

① 本证最早见于《内经》,如《素问·痹论》篇载:"所谓痹者,各以其时重感于风寒湿之气也。"痹者,闭阻不通之义也,凡气血流通不畅,经络阻滞,关节活动不灵活多为本病范畴。肢体关节疼痛,屈伸不利,乃风寒湿邪之共同要点,此乃风寒湿三邪合而为痹,闭阻经络,致气血运行不畅,不通则痛;筋脉关节为邪气所扰,缺少气血之濡养,故屈伸不利。治拟祛风通络,散寒除湿,活血化瘀。

② 方中项三带、佗脊刮、培元刮、骶丛刮、委中三带、肩髃、曲池、阳陵泉、悬钟、昆仑,为必刮之穴、区、带。天元刮、培元刮可振奋阳气,以散寒邪而止痛。膝病八步赶蟾刮消肿、止痛,改善关节屈伸不利,对恢复运动功能有明显的效果。

17. 癃闭

癃闭是指以小便量少、排尿困难、点滴而出,甚则闭塞不通为主要表现的疾患。本病病位在膀胱,但与三焦气化有关,乃中气不足、肾虚而致气化失调所致。

(1) 取穴(图 9-17)　四神延、培元刮、骶丛刮、膻中刮、天元刮、阴陵泉、

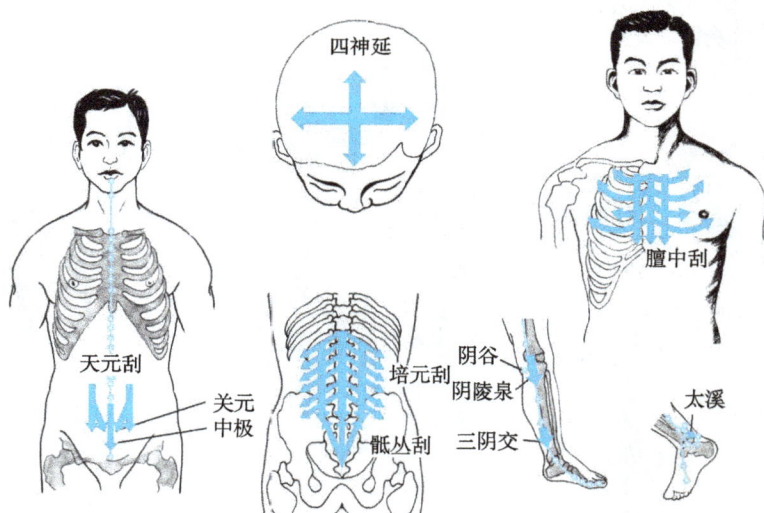

图 9-17　癃闭取穴

阴谷、三阴交、太溪。灸关元、中极。

(2) 运板技巧　培元刮、骶丛刮以泻法为主,特别是骶丛刮,在熟练的运板技巧下,患者少腹、会阴部会有收缩感,有利于尿液排出。对虚证患者及腹部穴位宜用灸。若治疗1小时后仍不能排尿者,应予导尿处理后,取项丛刮、骶丛刮、膻中刮、足三里、三阴交、太冲、太溪行保健刮。

(3) 按语

① 本证病位虽主要在膀胱,但正常人体之小便畅通与否,主要有赖于三焦气化的正常。而三焦的气化,主要又依靠肺、脾、肾三脏来维持。

② 本证除与肾关系密切外,还常和肺脾有关。此外,各种原因如瘀血、外伤、肿痛、结石等引起尿路阻塞,均能引起癃闭。故明确诊断、对因治疗为首务。膀胱为水都之官,气化所出,故取培元刮、天元刮为俞募配穴法,以调节膀胱功能而通利小便。四肢为经脉之根,取足太阴脾经合穴阴陵泉,为本经脉气所入,有调节膀胱、促气化、通水道、利水消肿之效,辅三阴交疏通脾经的经气,共达健脾利水、清利湿热、通利小便之效。灸肾俞、阴谷以振奋肾阳之气机,达温阳益气之功效。

③ 老年久病患者、元气虚者,加灸关元、命门、足三里诸穴其效颇佳。

18. 遗尿

遗尿一般指5岁以上小儿在睡眠中不自主地小便自遗,醒后方觉者,本病多见于儿童,亦可见于成人排尿前后部分小便失去控制能力,外溢于衣裤,为肾之气化和膀胱制约功能失调而致。

(1) 取穴(图9-18)　项丛刮、培元刮、骶丛刮、天元刮、内关、神门、足三里、三阴交、太溪。

(2) 运板技巧　运板要求参照相关章节。若配合灸关元可提高疗效。

(3) 按语

① 正常尿液排泄,主要与肾和膀胱的开合功能有关。肾司固藏,主气化;膀胱有储藏和排泄小便的作用。若肾气不足,下元不能固摄,每致膀胱约束无权,则患遗尿。

② 本证主要原因是大脑排尿中枢发育不良,项丛刮能调节大脑皮质及皮质下中枢的功能;培元刮有充益肾气、固摄下元的作用,并能振奋阳气;骶丛刮对治疗遗尿有良好的效果;天元刮与膀胱相应,有固下元、缩小便、涩精止带之

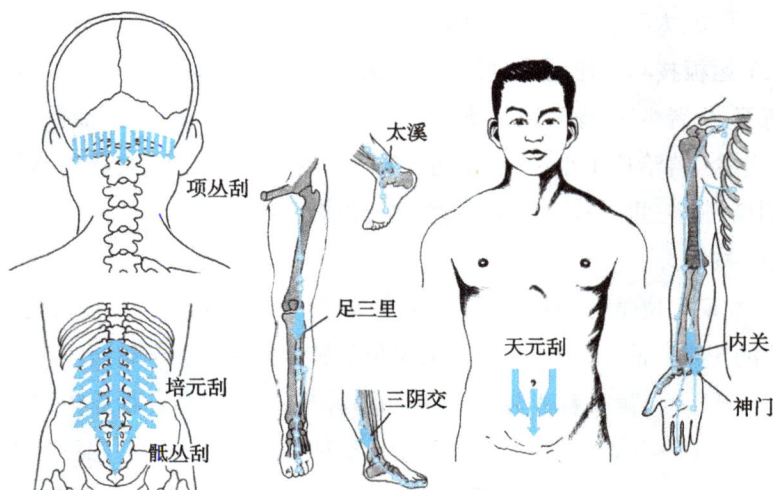

图 9-18 遗尿取穴

功。四者配合相得益彰。

③ 关元为足三阴、任脉交会穴,乃精血之室,元气所得,是人生之关要,能补肾益气。三阴交统补足三阴经之经气,从而加强膀胱约束之功能,为治疗遗尿必不可少的经验要穴。肾俞、太溪伍用,补益肾气,肾气充实,则膀胱约束有权。足三里补中益气,有强健身体之功效。内关、神门伍用,可收宁心安神之功。

④ 应自幼培养儿童按时间排尿的好习惯;生活需有规律,勿使其过度劳累;临睡前令患儿排空小便,少进汤水,培养每晚自行排尿的良好习惯。

19. 耳鸣、耳聋

耳鸣指听觉器官没有受外界噪声影响,而自觉耳内鸣响时作,有蝉鸣、涛声等。耳聋指不同程度的听觉减退,声音闭塞或不闻其声而全聋。

(1) 取穴(图 9-19) 维风双带、项丛刮、肩胛环、培元刮、外关、中渚、合谷、足三里、三阴交、太冲、太溪。

(2) 运板技巧 本证较难治,以项丛刮为主要治疗部位。肩胛环、培元刮以平补平泻手法刮之,每星期 2 次。除常规治疗外,教会患者作日常保健刮为好。

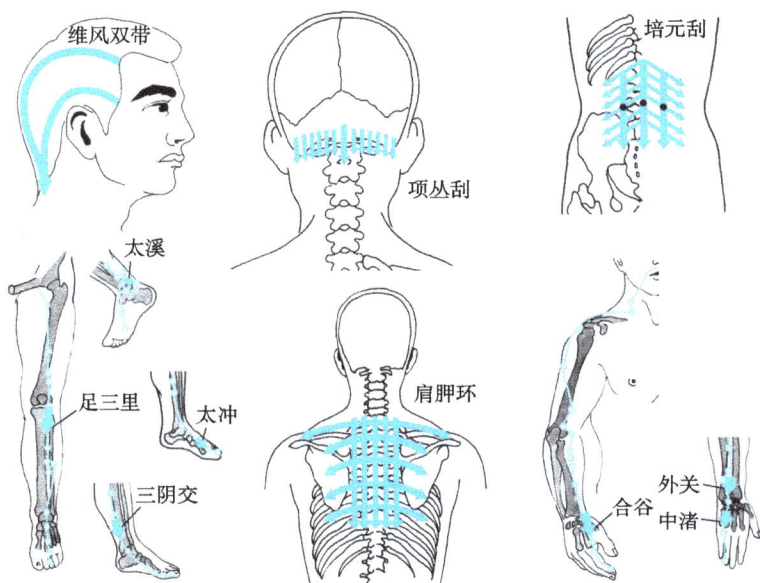

图 9-19　耳鸣、耳聋取穴

20. 牙痛

牙痛为口腔疾病中的常见症状。现代医学之龋病、牙龈炎、牙周病等均可见牙痛症状。

（1）取穴（图 9-20）　项丛刮、下关、颊车、颌带刮、合谷、太溪、内庭。

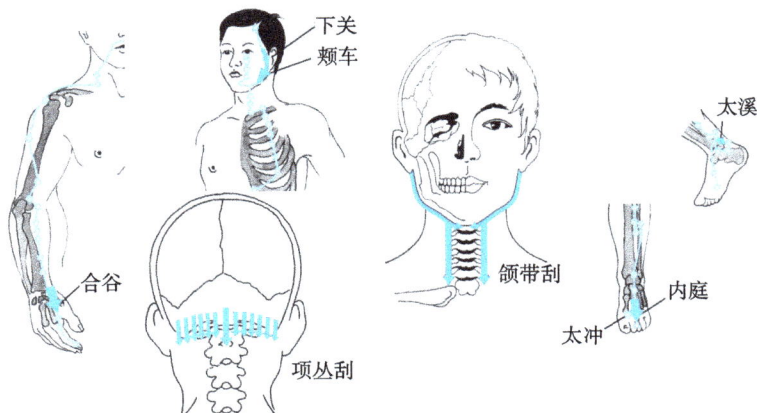

图 9-20　牙痛取穴

（2）运板技巧　一般以泻法刮之，合谷穴应交叉取穴，即右侧牙痛取左手合谷，左侧牙痛取右手合谷，以点、按手法刮之。项丛刮以平补平泻法刮之。若症见面颊肿胀，肿胀部位及颌带刮禁刮。

（3）按语　牙痛虽非大病，然而给患者带来很大痛苦。龋病及坏死性牙髓炎患者应至口腔科及时医治。

21. 咽喉肿痛

咽喉肿痛是五官科常见症状，包括现代医学的急性扁桃体炎，急、慢性咽炎等。症见咽喉肿痛，吞咽不利，伴有恶寒、发热等。

（1）取穴（图 9-21）　天突刮、项丛刮、项三带、曲池、外关、合谷、鱼际、少商、足三里、丰隆、太溪。

（2）运板技巧　首先行天突刮，亦可于天突穴处行闪罐治疗；于合谷、少商行点、按手法刮治。急性者泻刮外关、鱼际；慢性者施项丛刮，应坚持治疗，必获佳效。

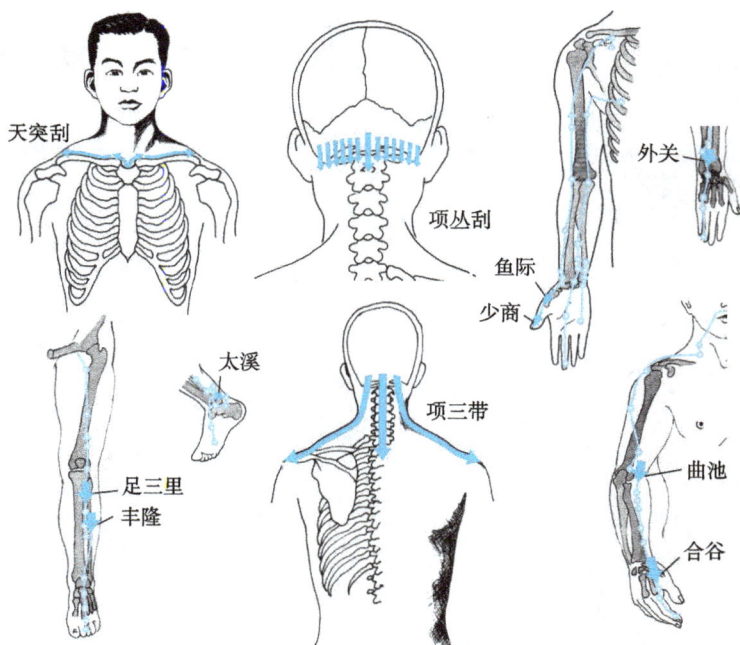

图 9-21　咽喉肿痛取穴

（3）按语

① 咽炎、喉炎、扁桃体炎：三种疾病均发生于咽腔。每种疾病可单独发病，亦可两病同时发作，常因急性期治疗不当而转变为慢性病；临床常见与感冒有密切关联。本方中项丛刮、项三带、曲池、合谷、鱼际、太溪有很好的防治作用。据多年临床观察，单独采用项丛刮一法，作为保健刮，可减少感冒，不感冒，则咽病自安。

② 风热证患者：症见咽喉红肿疼痛，恶寒发热，咳嗽声嘶，吞咽不利。治宜疏风清肺利咽。取手太阴及手阳明经穴、天突刮、项三带为主，以平补平泻法运板刮之。

③ 实热证患者：症见咽喉肿痛，高热，口渴，头痛，大便秘结，小便黄赤，口臭，一身疼痛。治宜清胃热，利咽喉。取手足阳明经穴、项三带、肩胛环、肘窝刮、委中三带为主，以泻法运板刮之；亦可于少商穴点刺放血。

④ 虚热证患者：症见咽喉稍有红肿，疼痛较轻，口干舌燥，五心烦热。治宜滋阴降火，取手太阴经及足少阴经穴、项丛刮、肩胛环、培元刮、膻中刮为主，以补法或平补平泻法运板刮之。

第二节　呼吸系统疾病

1. 上呼吸道感染

上呼吸道感染为鼻、咽喉部急性炎症的总称，由病毒或细菌感染引起。临床表现为鼻塞，喷嚏，流清水样鼻涕，两三天后变稠，咽部干痒作痛，轻者仅有低热，重者可见畏寒、高热、头痛、声嘶，全身酸楚不适，常见于冬、春、秋季。

（1）取穴（图9-22）　颞三片、项丛刮、项三带、肩胛环、曲池、尺泽、合谷。咳嗽痰多加天突刮、列缺、丰隆；发热加大椎、外关；便秘加阳陵泉、支沟、腹部五带刮；腹泻加天枢、大肠俞、足三里。

（2）运板技巧　首刮项三带，以泻法刮之，肩井处可加拔罐。项丛刮以平补平泻手法刮拭，肩胛环可重点刮拭，使之出痧。咽痒、呛咳以天突刮为重点，刮后可行闪罐配合。四肢部穴位要求刮拭面尽量拉长，可于合谷、足三里处行点、按、揉复合性手法，以加强疗效。病愈后常行保健刮如项丛刮，可预防感冒。

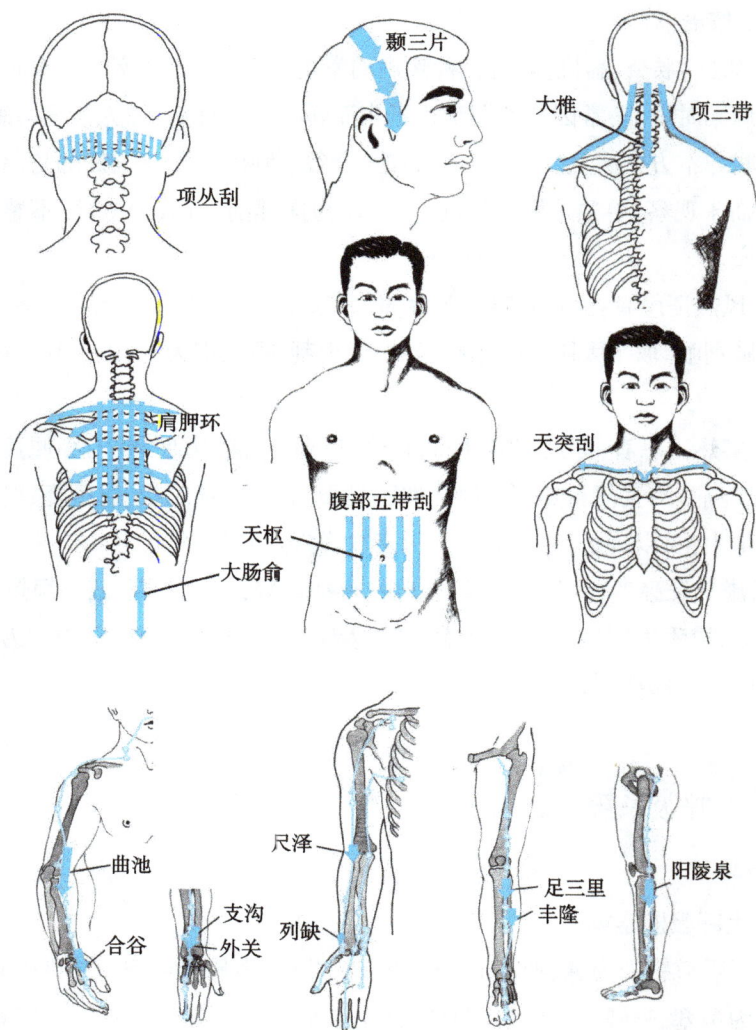

图 9-22 上呼吸道感染取穴

(3) 按语

① 风池、风府、翳风,三风穴均居脑后,民间有"神仙最怕脑后风"之说。按"风从上受"之理,此三穴乃风邪汇聚之所,为风邪入侵之门户,三穴皆可通经活络、调和气血、疏风散邪、解表清热、醒脑开窍、镇静安神、明目益聪,三穴相合,互相促进,其功益彰。

② 风门为风邪侵袭腠理之门户,取之疏调太阳经气、散风寒而解表邪,以治头痛身疼,尚可调理肺气,止咳平喘。

2. 支气管炎

支气管炎有急、慢性之分。急性支气管炎是由细菌、病毒感染或烟尘微粒等物理、化学因素刺激支气管黏膜而引起;慢性支气管炎可由急性支气管炎转化而来,因气管、支气管黏膜及其周围组织的慢性炎症而形成。

(1) 取穴(图 9-23) 项三带、肩胛环、膻中刮、曲池、尺泽、鱼际、合谷、足三里、丰隆。

(2) 运板技巧 首刮项三带、肩胛环,可行泻法刮之;膻中刮以平补平泻手法刮之;四肢部刮拭面尽量拉长;曲池、合谷、足三里可施以复合式手法刮治,以加强疗效。随症加减同上呼吸道感染。经常行保健刮如项丛刮、肩胛环、培元刮有预防作用。

(3) 按语

① 支气管炎是气管炎症发展和深化的结果。急性早期常见恶寒、发热、上背部畏寒、背肌冷痛不舒、咽痒咳嗽、胸闷胸痛,早期痰多而稀白,后期热退,痰见黄稠。本病的治疗以宣肺气、化痰止咳为主。外感实证,以宣肺散邪为先,虚

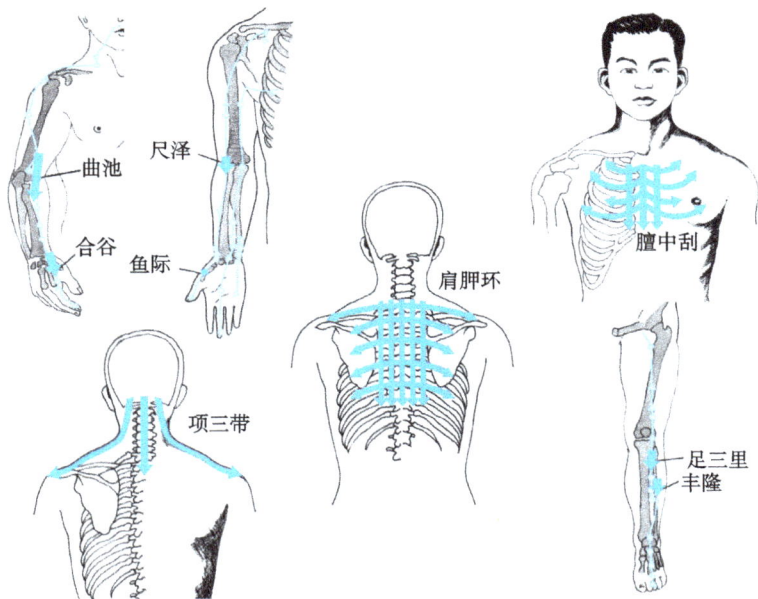

图 9-23 支气管炎取穴

234

实兼杂者则需审证求因,辨证施治。

② 方中项三带、肩胛环对上背部畏寒、背肌冷痛一刮而解,其效迅捷,恶寒、发热半天即随之减半。膻中刮、曲池、尺泽、丰隆有化痰宽胸之功,使胸闷胸痛缓解。

③ 咽痒者,于天突穴处行闪罐,宜鱼际、合谷两穴同用。若能于诸背俞穴附近寻找压痛点刮之,令其出痧,并配合拔罐,其效更佳。

④ 久咳体虚者配合温灸肺俞、脾俞、胃俞。

⑤ 本病是一种反复发作的疾病,除发作期治疗外,还需注重缓解期的培正固本治疗;保健刮取天元刮、培元刮、足三里以减少发作。

3. 支气管哮喘

支气管哮喘是一种由于过敏或非过敏因素引起的支气管反应性过度增高的疾病,以反复发作的阵发性呼吸困难为其主要特征,约半数以上在 12 岁前发病,好发于春、秋季。

(1) 取穴(图 9-24) 项丛刮、项三带、肋隙刮、肩胛环、培元刮、天突刮、

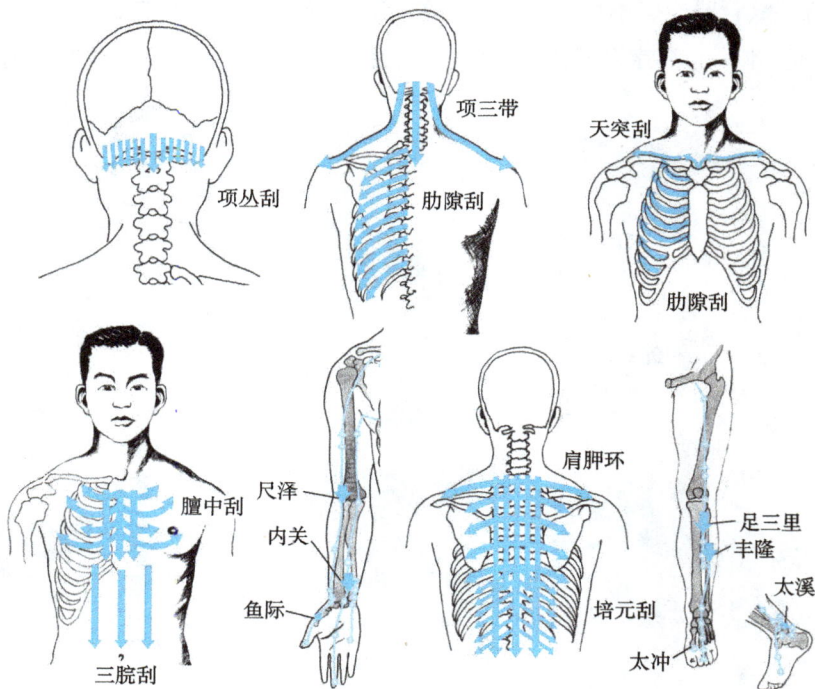

图 9-24 支气管哮喘取穴

膻中刮、三脘刮、尺泽、内关、鱼际、足三里、丰隆、太溪、太冲。

（2）运板技巧　首刮项丛刮、项三带、肋隙刮、内关、鱼际、天突刮以定喘。膻中刮、肩胛环以平补平泻法刮拭，视出痧情况配以拔罐，一般以中府、肺俞、脾俞、肾俞等处拔罐为佳。四肢部刮拭面应尽量拉长，对尺泽、内关、鱼际、足三里、丰隆穴应加强刺激。

（3）按语

① 哮证是一种发作性的痰鸣、气喘疾患，以呼吸困难、喉间哮鸣为特征。喘证以呼吸急促，甚至张口抬肩、鼻翼煽动为特征。

② 治疗原则为急则治其标，缓则治其本，发作期以平喘降逆、宣肺化痰为主，缓解期则以健脾补肾、培元固本的整体疗法为主。

③ 肺气根于肾，哮喘治疗以肺肾两脏为主，兼理脾胃为辅。咳喘发作，亦是痰随气升、阻塞气道之故。法当以培补摄纳、涤痰并举，当症情缓解后或未发之时，以整体疗法作保健刮，以期扶正固本，法从调理肺、脾、肾三脏着手，达到减轻和控制发作；哮喘非一方而能根治，应遵杂合以治的原则，采取中西医结合施治，刮痧辅之。

④ 方中项丛刮、项三带祛风邪，膻中刮理气降逆，配丰隆共奏化痰之功，肺俞为肺气输注之所，起宽胸理气之效，更兼肋隙刮（前后均刮），宽胸平喘之效更著。

⑤ 经多年来观察，项丛刮、肩胛环、膻中刮、内关、丰隆穴相伍用，平喘化痰，缓解临床症状快，且患者普遍反映感到心胸舒畅，呼吸均匀，一身轻松，精神为之一振。

（4）要穴注释

肩胛环通足太阳膀胱经经气，因肺主皮毛，太阳主一身之表，使邪从表解，以散风寒，宣肺，止咳喘。定喘为止喘经验要穴。

4. 肺炎

肺炎是指肺实质的炎症，引起肺炎的因素较多，其中以细菌性肺炎较为常见。本病好发于冬、春季，以青壮年多见。临床表现为起病急，寒战，高热，头痛，周身酸楚，咳黏液脓痰甚至血性痰，严重者出现发绀、气促、鼻翼煽动等症状。部分患者可伴消化道症状。

（1）取穴（图9-25）　项三带、肩胛环、肋隙刮、三脘刮、曲池、外关、尺泽、

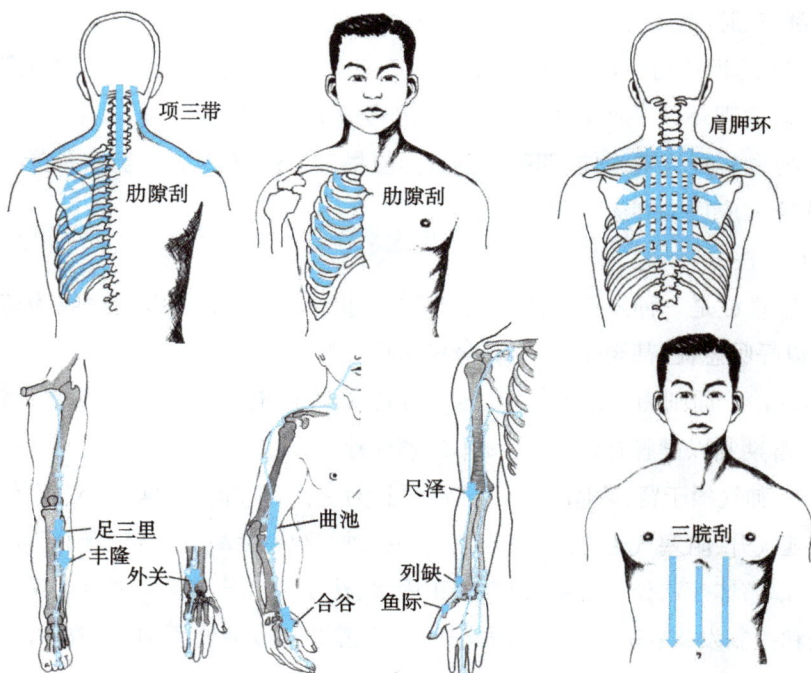

图 9-25　肺炎取穴

列缺、合谷、鱼际、足三里、丰隆。

（2）运板技巧　首刮项三带、肩胛环、曲池、外关、合谷，以泻法刮之而解热。肩胛环以纵五带为先导，于大椎、肺俞处加拔罐。可每天刮 1 次，症情缓解后隔天刮 1 次，渐至每星期刮拭 2 次。康复后可行保健刮如项丛刮，有助增强机体免疫力。

（3）按语

① 刮痧为治疗肺炎较好的辅助疗法。临床观察其对缓解寒战、高热、头痛、全身不适有明显的治疗作用；对食欲减退、改善胃肠道症状及反复上呼吸道感染者有预防及治疗作用。若高热不退，症情危急，应积极采取中西医结合抢救措施。

② 项三带由风府、哑门、大椎、身柱等穴组成第 1 带，均为督脉经要穴。督脉总督诸阳，大椎穴又为诸阳之会，风热均为阳邪，刮之出痧再辅以拔罐，可达清阳泻热之功效。

③ 肩胛环中以肺俞、心俞、肝俞、脾俞为主穴,重用肺俞、心俞,取其宣肺宁心作用,使心肺经气转输正常;膻中刮之膻中为八会穴之气会,穴居两乳之间,正处胸之中央,善调胸中之气,以理气散瘀,宽胸利膈,降气平喘,清肺化痰。同时取其俞募配穴法之意,相得益彰。曲池、鱼际散风清热,宣肺止咳;丰隆清热化痰;合谷清热豁痰。

5. 阻塞性肺气肿

慢性支气管炎及其他慢性呼吸道疾病,引致细支气管炎性变化,引起气道阻塞,产生终末细支气管远端气腔过度充气,并伴气腔肿胀破裂,形成阻塞性肺气肿。临床见咳嗽,咯痰,进行性呼吸困难,久之可见桶状胸。

(1) 取穴(图9-26) 天突刮、膻中刮、三脘刮、肋隙刮、肩胛环、佗脊刮、培元刮、曲池、尺泽、内关、列缺、鱼际、丰隆、太溪。灸肺俞、肾俞。

(2) 运板技巧 本病急则以膻中刮、肋隙刮、内关、肩胛环改善通气状况;缓则以肩胛环、膻中刮、培元刮,以及灸肾俞、气海,缓图之。日常保健刮则以项丛刮、天元刮、骶丛刮为主。

(3) 按语

① 患阻塞性肺气肿者常有多年咳嗽、咳痰史,即有慢性支气管炎病史,因而在慢性支气管炎发病阶段,患者坚持取上述穴、区进行刮拭,能减少感冒,缓解临床症状,可延缓阻塞性肺气肿的发生。

② 天突为任脉经穴,穴居咽喉近处,有宣肺化痰、降气平喘、清利咽喉、通窍开音之功效。临床观察,刮拭该穴止咳利咽之效颇佳,亦可用小号罐作闪罐法治之。

③ 三脘刮、天突刮、膻中刮伍用,取其天突穴居胸腔之上,为气之出入门户,其气以通为顺,天突穴功能宣肺化痰,下气平喘,止咽喉痒,利咽开音;膻中穴位于两乳之间,正当胸之中央,善调胸中之大气,以理气散瘀,宽胸理膈,降气平喘,清肺化痰;三脘刮、丰隆相配有促进运化、燥湿化痰之功效。

6. 肺结核

肺结核为一种慢性呼吸道传染病,在人体抵抗力低下时因感染结核菌而发病。早期可无症状或见午后低热,面颊潮红,倦怠乏力,食欲不振,消瘦,轻咳,咳出少量黏痰等,继而出现黏液脓痰、血痰或大口咯血,高热,提示病灶扩散。

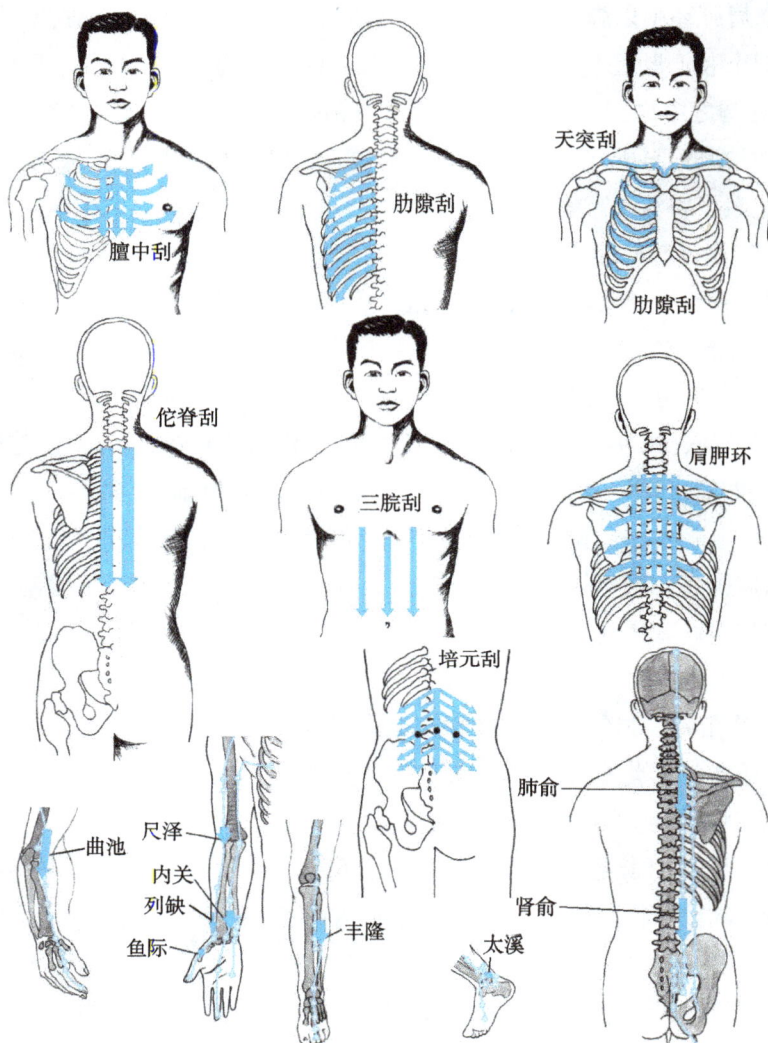

图 9-26　阻塞性肺气肿取穴

（1）取穴（图 9-27）　项丛刮、肩胛环、天突刮、膻中刮、曲池、孔最、足三里。咳嗽加尺泽、列缺、鱼际；痰多加丰隆；咯血加膈俞、尺泽、郄门；盗汗加复溜、三阴交、阴郄、后溪；胸痛加佗脊刮、内关、支沟；发热取肩胛环、曲池、间使、合谷；头痛加颞三片、维风双带、合谷；遗精加培元刮、骶丛刮、天元刮、三阴交、太溪；月经不调加天元刮、骶丛刮、佗脊刮（第 7 胸椎至第 12 胸椎）、三阴交、太

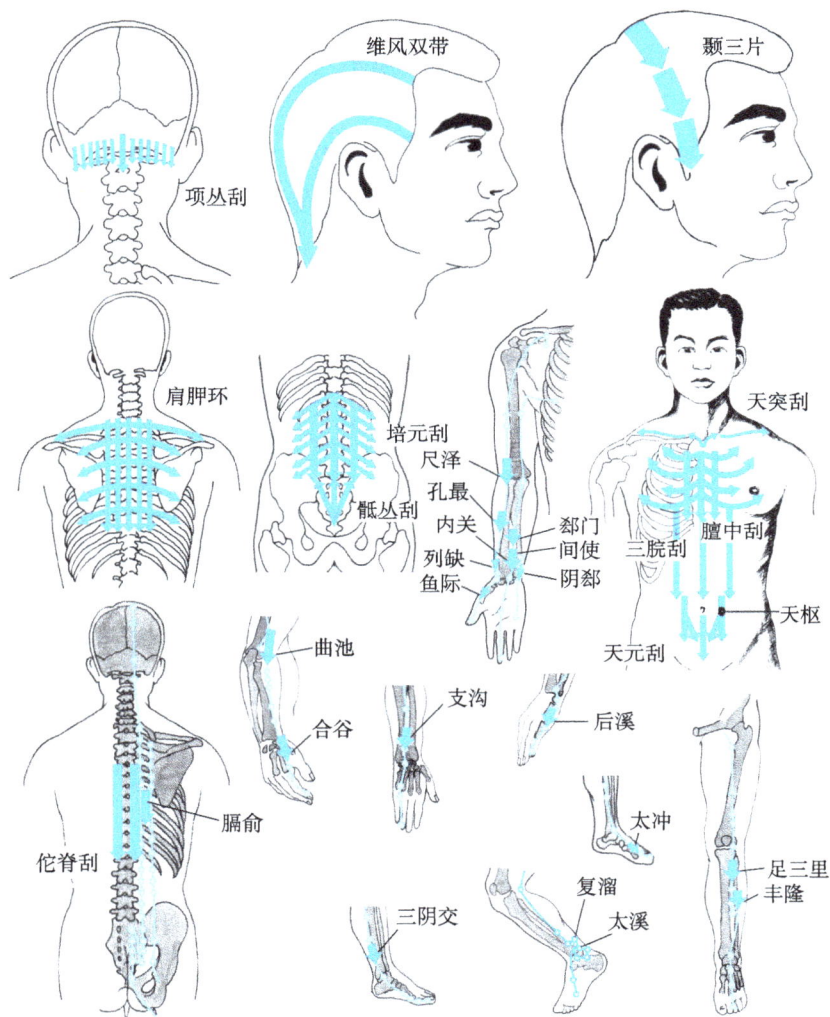

维风双带

颞三片

项丛刮

肩胛环

培元刮
尺泽
孔最
内关
列缺
鱼际
骶丛刮

郄门
间使
阴郄

天突刮

膻中刮

三脘刮

天枢

天元刮

曲池

合谷

支沟

后溪

膈俞

太冲

佗脊刮

复溜
太溪

足三里
丰隆

三阴交

图 9-27　肺结核取穴

冲；消化不良加三脘刮、天枢、佗脊刮（第 9 胸椎至第 12 胸椎）、足三里。

　　（2）运板技巧　本病宜用补法或平补平泻手法刮之，取穴不宜过多，宜缓图之，不可操之过急。首刮肩胛环，以纵三带、横三带为好，手法宜轻柔，咯血期暂停。可取：①大椎、身柱、足三里；②肺俞、膏肓、足三里；③膈俞、胃俞、足三里。分 3 组用隔姜灸或雀啄灸，每穴 3~5 壮，每星期 2~3 次。

（3）按语

① 肺结核系传染性慢性病,刮痧乃辅助疗法,应以抗结核治疗为主。咯血期暂停刮治。

② 分两组轮流刮治。主要刮拭部位可轮流交替刮，每次取 5~7 处刮治,10~15 次为 1 个疗程,休息 7~10 天可进行第 2 个疗程刮治。本病应注意摄养,增强抗病能力,日常取整体疗法作保健刮。

第三节　循环系统疾病

1. 高血压病

高血压病是临床常见病,是指在安静情况下动脉压升高,超过正常值为主的综合征,继而产生复杂的心、脑、肾等内脏病变。临床常见症状有头痛、眩晕、耳鸣、心悸、失眠、胸闷等。凡血压超过 18.7/12.0 千帕(140/90 毫米汞柱)即可诊断为高血压。本病为一种严重危害健康的常见病。

如见血压骤然升高,出现剧烈头痛、恶心呕吐、心动过速、视力模糊等症状甚至昏迷,此乃高血压危象、高血压脑病,应立即送医院急救处理,非刮痧之所能。

（1）取穴(图 9-28)　四神延、项丛刮、项三带、肩胛环、膻中刮、曲池、合谷、内关、风市、足三里、三阴交、太冲、太溪。分两组进行刮治。

（2）运板技巧　先以平补平泻手法刮四神延、项丛刮,继以泻法刮拭肩胛环,纵五带加强刮拭(督脉一行应以轻手法刮之),有较好的降压效果;项三带以泻法刮拭,要求沿途用力一致,不可有"空板",肩井处尤为重要,可配合拔罐;刮四肢部时要求刮拭面尽量拉长,于曲池、合谷、风市、足三里、三阴交处重点加强刮拭。

（3）按语

① 高血压一病,以综合治疗为原则,刮痧是临床各科最好的辅助疗法,其降压作用缓和且无毒副作用,坚持保健刮则有利于血压的控制。刮痧作为防治高血压病的辅助疗法,临床观察,有如下优点:其一,缓解临床症状迅速,如头痛、眩晕、项背不适等症状;其二,降压缓和且呈递降趋势,无药物降压之不良

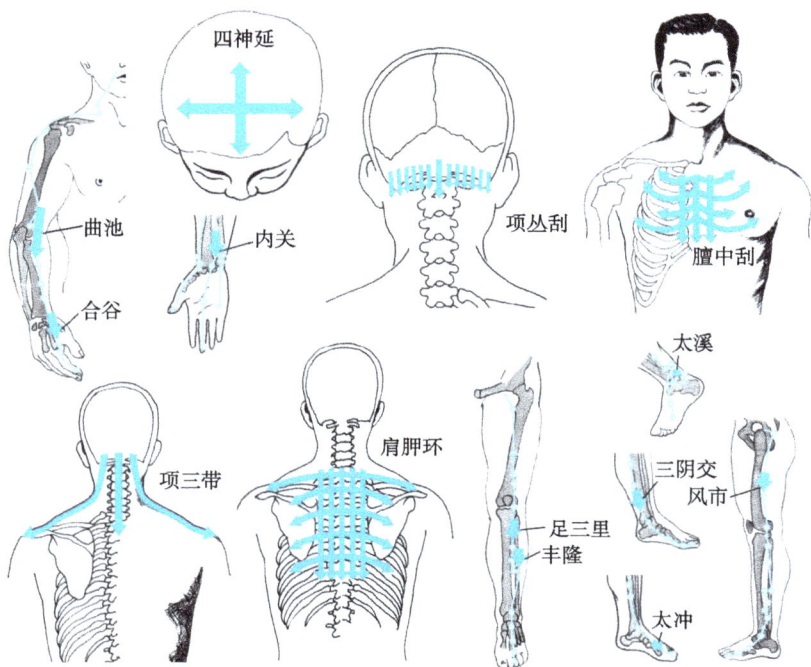

图 9-28　高血压病取穴

反应,且有广泛的适应范围。其三,患者易于接受,且可进行日常自我保健刮。

②四神延、项丛刮为治疗高血压病必刮之所。盖因百会一穴为督脉经要穴之一,内为元神之府所居,有清热开窍、健脑宁神、平肝息风之功效。风府、风池穴居脑后,同为风邪侵袭之门户,辅以太冲一穴刮之可潜降亢盛之阳而降压,缓解头胀、头痛。

2. 卒中

卒中是以突然昏仆,不省人事,伴口角㖞斜、半身不遂、语言謇涩为主的病证,属中医学"中风""真中风""半身不遂""偏枯"等范畴,为临床常见病。现代医学称为脑血管意外,包括脑出血、脑梗死、脑血栓形成、蛛网膜下隙出血、一过性脑缺血发作等,常见于老年患者,病死率和致残率极高。刮痧对其后遗症有一定疗效,不失为理想的辅助疗法。

(1) 取穴(图 9-29)　四神延、项丛刮、项三带、肩胛环、佗脊刮、骶丛刮、膻中刮、三脘刮、水沟、曲池、外关、合谷、足三里、丰隆、太冲。足下垂者加踝周

四神延

项丛刮

项三带

骶丛刮

佗脊刮

水沟

膻中刮

曲池

合谷

外关

三脘刮

踝周刮

足三里

丰隆

太冲

肩胛环

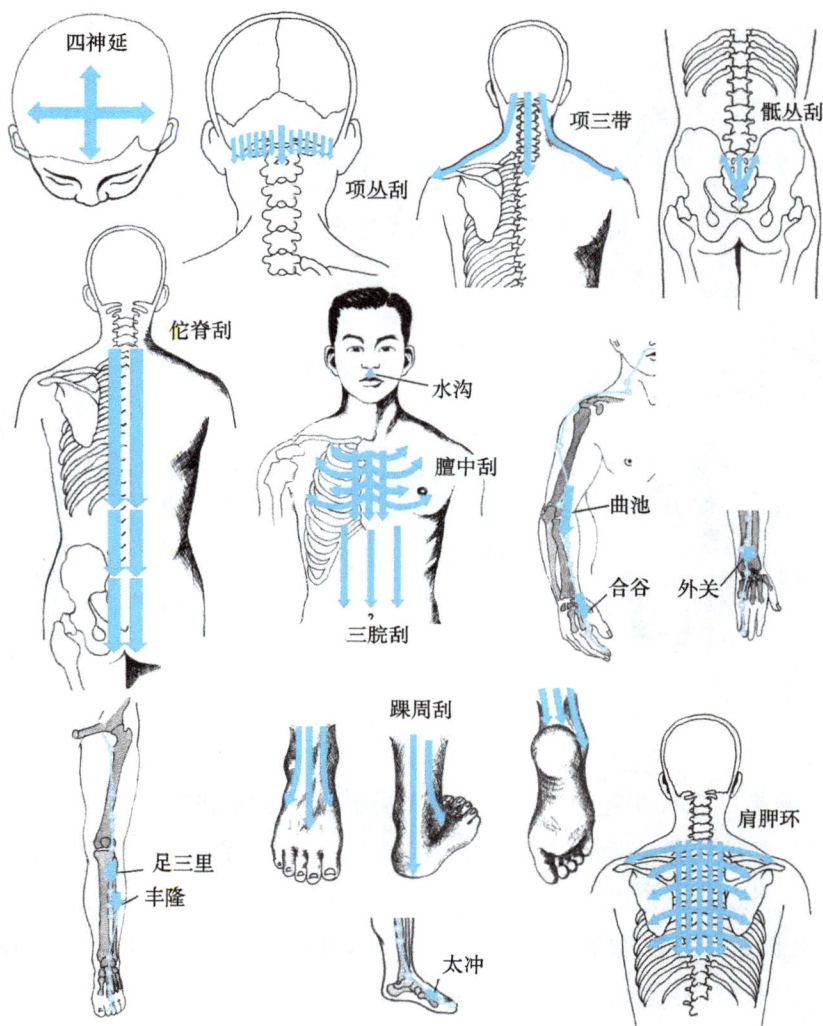

图 9-29 卒中取穴

刮,分两组交替施刮。

（2）运板技巧 参照相关章节所述,此略。

（3）按语

① 卒中一证,为多因、多变的疾病,单一疗法往往难以奏效,应尽早采取综合疗法施治。康复期功能锻炼亦很重要,是提高疗效、促进患者康复的重要

措施。日常保健刮可刮项丛刮、骶丛刮、敲足趾。卒中之发生病理虽较复杂，但从临床来看，本病仍以内因引发者居多，属于本虚标实之证。在本为肝肾不足、气血衰少，因而本方主穴取项丛刮、肩胛环、佗脊刮、骶丛刮、太冲、足三里、三脘刮，诸穴合用而治本；在标为风火相煽、痰湿壅盛、气血郁阻，本方重点在取四神延、膻中刮、肩胛环、丰隆、太冲诸穴共奏养血祛风通络、调和经脉之功。

② 卒中一病，一经发生，病情较重，预后不佳。虽经救治，其后遗症往往不能在短期内康复，且有复发之可能。中医学历来强调，与其治疗于既病之后，不如预防于未病之先。

3. 高脂血症

高脂血症系多种原因引起人体脂类代谢异常，造成血浆中胆固醇或三酰甘油等的含量高于正常值。

（1）取穴（图 9-30） 四神延、项三带、肩胛环、肩胛下环、膻中刮、三脘刮、曲池、内关、足三里、丰隆、三阴交、太冲。

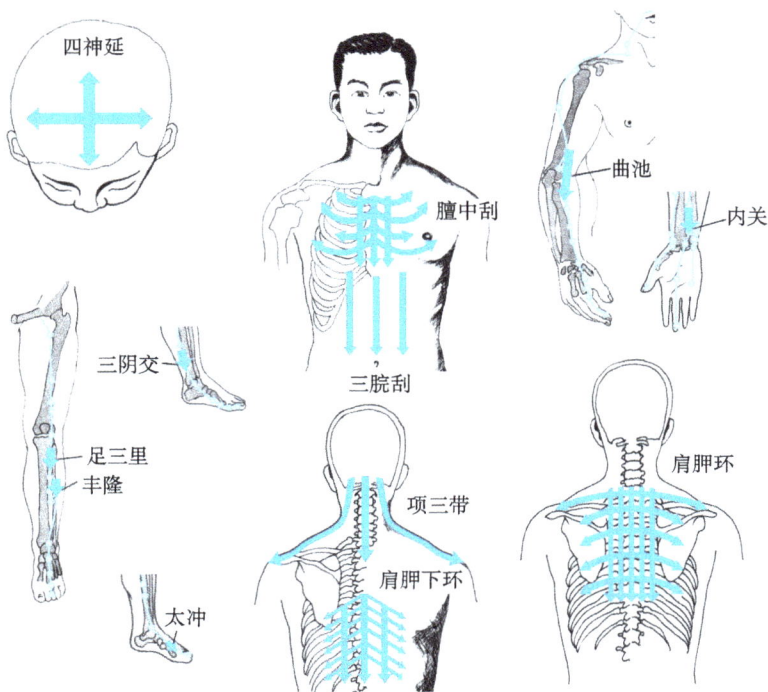

图 9-30 高脂血症取穴

(2) 运板技巧　肩胛环为首选刮拭部位,然后于背部寻找阳性反应物并行弹拨运板手法,再配以拔罐,有助于提高疗效。亦可配合灸法治疗。

(3) 按语

① 高脂血症可分原发性和继发性两种,前者病因尚不明确,后者则因饮食不节、进食过多含动物脂肪的食物或由动脉粥样硬化、糖尿病等因素而引起。

② 方中肩胛环、三脘刮、曲池、足三里、丰隆、三阴交、太冲为临床常用。更应注意继发疾病之积极治疗。

③ 三脘刮以任脉经上脘、中脘、下脘为主穴,辅以足阳明胃经在其两旁诸穴设计而成。中脘穴为胃之募穴,又为八会穴之腑会,有和胃化湿、理中焦、消胀满之功效。辅以胃经络穴丰隆(别走足太阴脾经),能沟通脾胃二经,脾为生痰之源,刮之和胃气、降浊逆、化痰湿。

④ 肩胛下环由肝俞、胆俞、脾俞、胃俞诸背俞穴组成,辅以足三里穴,健脾益气,助消化。

4. 冠状动脉粥样硬化性心脏病

冠状动脉粥样硬化性心脏病(简称冠心病)是指冠状动脉发生粥样硬化所致心肌缺血、缺氧而引起一系列症状,属中医学"胸痹""胸痛"范畴。临床主要表现为胸闷、心悸、心前区刺痛,可向左肩臂或小指、环指方向放射,伴心烦易怒、头晕耳鸣等。本病男性多于女性,多发生于 40 岁以上者。刮痧可作为本病的辅助治疗。

(1) 取穴(图 9-31)　项三带、肩胛环、膻中刮、内关、灵神刮、足三里、丰隆、三阴交、太冲。

(2) 运板技巧　发作时首取内关穴,用刮板厚角行点、按手法刮治,要求有酸、麻、胀或走窜感。次取肩胛环,以纵五带为重点刮拭(督脉一行轻刮之),要求出痧。膻中刮则宜轻手法刮之,四肢部刮拭面尽量拉长,手少阴心经从灵道穴起刮,沿通里、阴郄、神门刮至少府穴。日常保健刮取项丛刮、肩胛环、膻中刮、天元刮、足三里为主。重症者点、按水沟,灸关元、气海。

(3) 按语

① 冠心病患者需保持生活规律,心情愉悦,适当劳逸结合,避免精神过度紧张;在饮食方面宜选择低动物脂肪、低胆固醇、少糖少盐饮食。

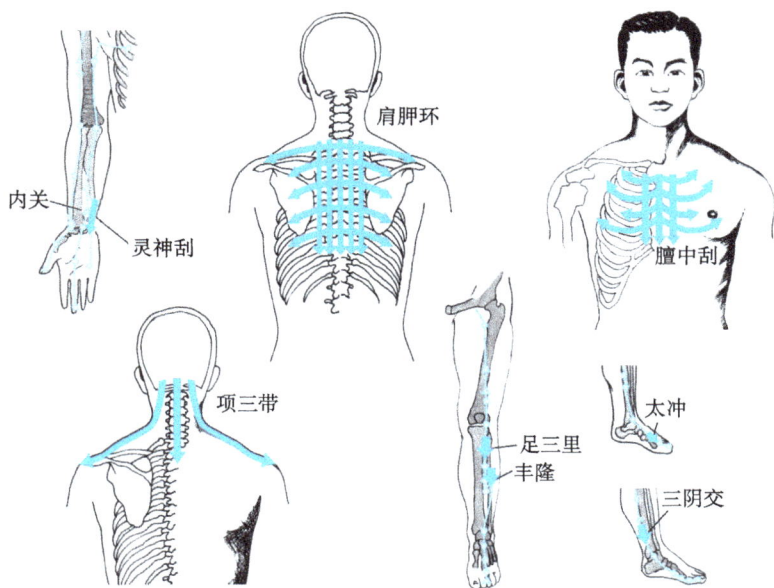

图 9-31　冠状动脉粥样硬化性心脏病取穴

②刮痧能减少和预防易患因素,如上呼吸道感染、失眠等,本组处方以肩胛环、膻中刮、内关、神门、足三里、丰隆、太冲为主要刮拭部位,能有效地促进血液循环,缓解心绞痛。如症情严重,必须送医院治疗。

③冠心病以肩胛环中心俞、厥阴俞、督俞为重点穴位,临床观察,本病患者该三穴附近常有压痛点,在出痧的基础上辅以拔罐,其效颇佳。

④膻中刮则以膻中、中府两穴为主穴,膻中穴为八会穴之气会,刮之可调心肺之气;中府为手太阴肺经募穴,具有疏调肺气、通络止痛之功,为治胸痛等心肺疾患所必刮之处。

⑤内关穴为主治心胸部疾患的临床常用穴位。盖内关为手厥阴心包经腧穴、络穴,通于胃、心、胸,有宽胸理气、镇静安神、强心定志、活络止痛之效。辅以灵神刮,可调心气,通经活络、强心止痛之功益彰。

5. 风湿热

风湿热是溶血性链球菌感染后引起的全身免疫病,可累及全身结缔组织,包括心脏、血管、大关节、筋膜和中枢神经系统,多见于青少年。溶血性链球菌感染(急性扁桃体炎或咽炎)两三星期后出现游走性大关节炎,伴发热或皮肤环形红斑,少数可见皮下小结、舞蹈症等。

(1) 取穴(图 9-32) 项丛刮、项三带、肩胛环、骶丛刮、膻中刮、曲池、外关、合谷、内关、神门、足三里、阳陵泉、悬钟、昆仑。

(2) 运板技巧 首诊上穴全取,刮拭 5~7 次后,上穴分两组进行刮治。待症情稳定后,以项丛刮、骶丛刮、膻中刮、足三里作较长时期保健刮。

(3) 按语

① 风湿热与中医学"痹证"有诸多相似,是临床上常见的多发病之一,其病因病机复杂。本病是一种全身性疾病,当辨证论治,杂合以治。如见关节症状为主者,则属"痹证"范畴;见心脏症状为主者可按"心悸""怔忡"治之。

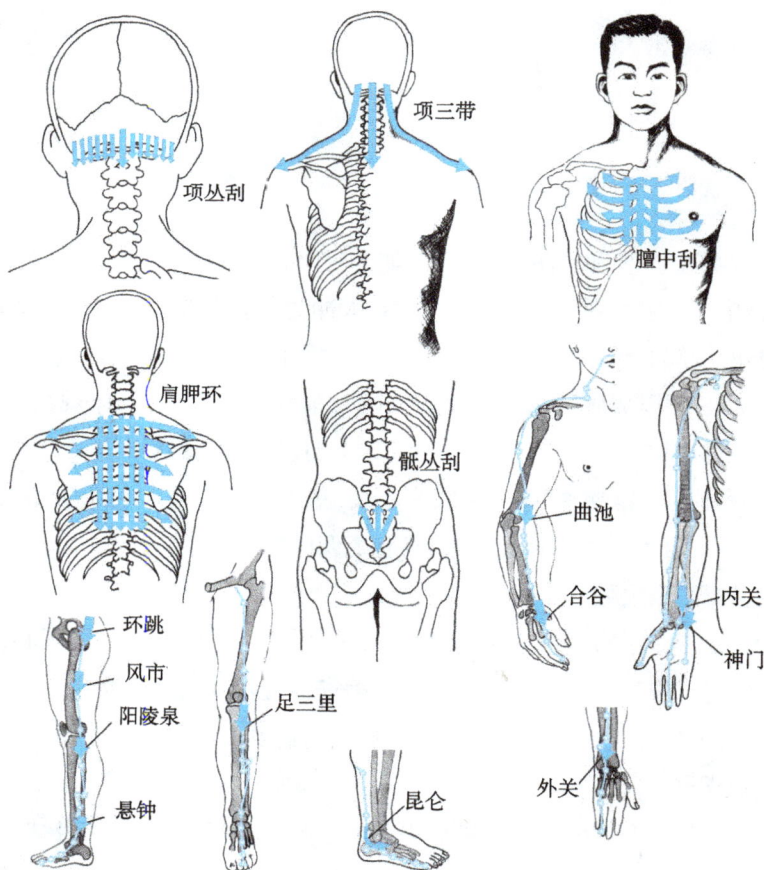

图 9-32 风湿热取穴

② 本病证见关节症状取项三带、肩胛环、骶丛刮，辅以关节疼痛部位周围诸穴刮之，如曲池、外关、合谷、环跳、风市、阳陵泉、足三里、悬钟、昆仑等穴。项三带、风府、风池可祛风；肩胛环中之心俞、膈俞辅以血海可治血、养血，取"治风先治血，血行风自灭"之意而治行痹。

③ 心脏疾病患者则取膻中刮、肩胛环、内关、灵神刮、足三里等。膻中为气会，专调胸中之大气，以理气散瘀，宽胸利膈；肩胛环中心俞、厥阴俞有疏通心络，调理气血，养心安神，宁心定志之功。

6. 心脏神经症

心脏神经症是由于神经调节失常引起的心血管功能紊乱，在解剖学上无器质性病变。临床常见呼吸困难，心悸，疲劳，心前区痛，失眠，头晕，多汗等，多发于体力劳动少的青壮年及女性。

（1）取穴（图 9-33）　项丛刮、肩胛环、膻中刮、内关、神门、足三里、三阴交、太冲、太溪。

（2）运板技巧　参照相关章节所述，此略。

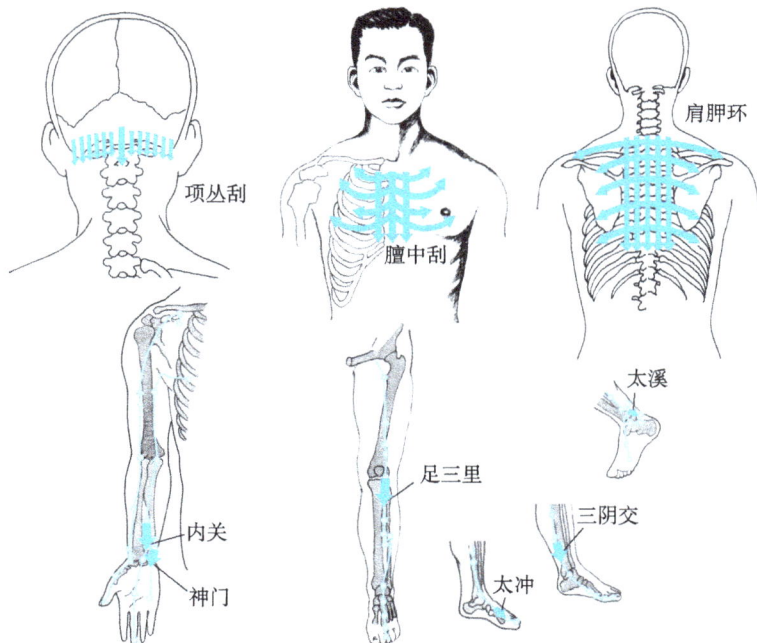

图 9-33　心脏神经症取穴

7. 慢性肺源性心脏病

慢性肺源性心脏病是由肺、肺动脉的慢性病变导致肺动脉高压,右心负荷过重,造成右心室扩大或肥厚,导致右心衰竭的一种心脏病。

(1) 取穴(图9-34) 肩胛环、天突刮、膻中刮、肋隙刮、三脘刮、尺泽、鱼际、内关、列缺、足三里、丰隆、三阴交、太溪。

(2) 运板技巧 按常规操作。如下肢浮肿,膝以下倒刮。

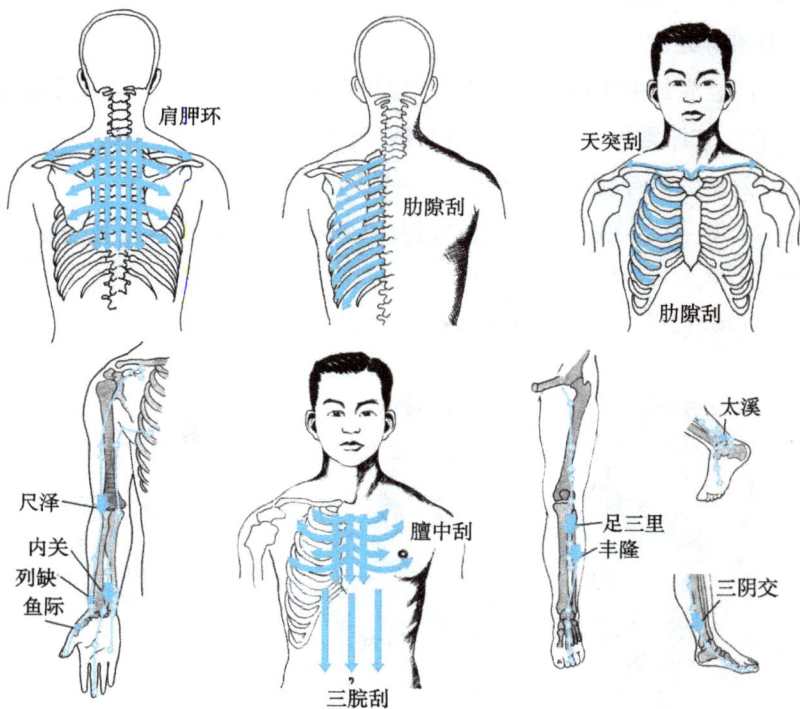

图9-34 慢性肺源性心脏病取穴

8. 心肌炎

心肌炎是指心肌有局限性或弥漫性的急性、亚急性或慢性炎症性病变,根据引起的病因不同分为风湿性、病毒性和中毒性。初起有发热、咽痛、全身酸痛不适、腹泻等症状,继而出现心悸胸闷、心前区痛,重者可有心力衰竭、晕厥等症。

(1) 取穴(图9-35) 膻中刮、肩胛环、曲池、外关、合谷、内关、神门、足三里、三阴交、太冲。

（2）运板技巧　按常规操作，此略。

（3）按语

① 心肌炎症情严重者可出现心力衰竭、晕厥等症状，此时必须请西医治疗。刮痧可作为无并发症者的辅助治疗，对缓解心悸、胸闷、胸痛疗效快，且无毒副作用。

② 方中膻中、内关、神门三穴加肩胛环为治疗本病之主方。膻中宽胸开结，宣痹通阳，疏通气机，理气通络而止痛；内关通经活络止痛，治疗心疾，历来医家多用之。因其为手厥阴心包络经之络穴，通于阴维脉，合于心胸胃，故有"心胸内关谋"之说。

③ 肩胛环之心俞、厥阴俞为治疗心脏疾患之主穴。有养心安神、疏通心络之功。膻中刮、肩胛环、内关、灵神刮、足三里、三阴交、太溪之配方，对胸中元气不调、气机郁结、窍络闭塞、气滞血瘀引起的诸多病证有良效。临床观察，本方治心脏疾患效佳，对改善睡眠、改善食欲、增强抗病能力有所帮助。

④ 治疗该证，当以辨证论治为先，而后随证杂合以治，才能取得良好的疗效。休息亦十分重要，急性期必须卧床休息 1 个月，一般全休 3 个月。此间可按整体疗法行保健刮。

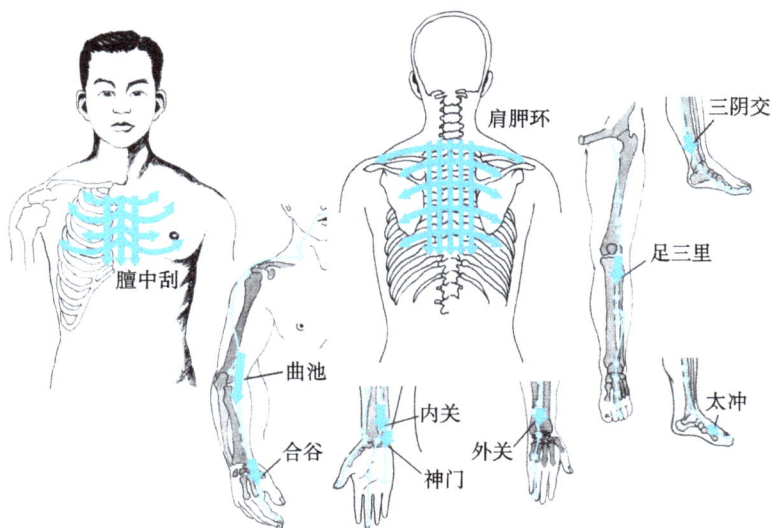

图 9-35　心肌炎取穴

第四节　消化系统疾病

1. 胃、十二指肠溃疡

本病为消化道常见病,为胃肠道与胃液接触部位的慢性溃疡。临床表现以上腹部疼痛为主,以节律性和慢性周期性发作为特点,属中医学"胃脘痛"范畴。

(1) 取穴(图9-36)　肩胛环、三脘刮、内关、足三里、三阴交、公孙、太冲。

(2) 运板技巧　本病刮痧治疗以三脘刮、肩胛环为主要部位,以脾、胃经穴位相辅之。肩胛环一般取纵五带,以佗脊刮(第7胸椎至第12胸椎)、膀胱经背部第1侧线为首选,以稍重手法刮之使其出痧,并配以拔罐可提高治疗效果;三脘刮以补法刮之;四肢部刮拭面尽量拉长,内关、足三里、公孙等穴以点、按法刮拭为佳。

(3) 按语

① 本病为饮食不节或过饥过饱,致胃失和降,或肝失疏泄、横逆犯胃,或劳倦过度、中焦虚损所致。

② 本方以俞募相配取穴法为主,取三脘刮、肩胛环为俞募配穴法,由于脏腑之气血直接输注于俞、募穴,故俞募配穴法为临床所常用,可以调理脏腑之气血,扶助脏腑之真气,祛除脏腑之邪气。辅以四肢肘膝关节以下穴位,是刮痧

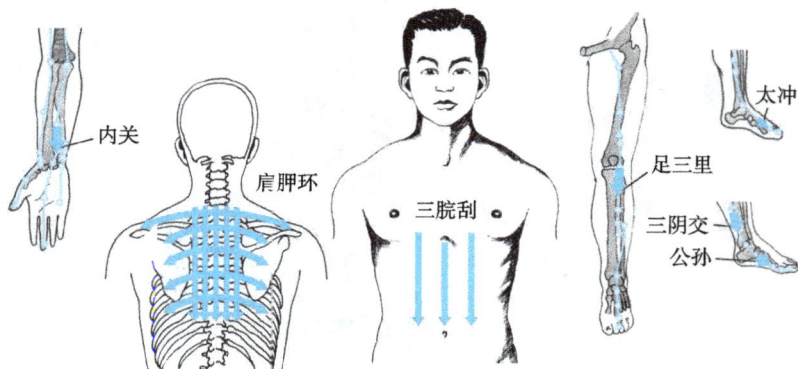

图9-36　胃、十二指肠溃疡取穴

常用的一种治本之法,按法刮之,可收调和脾胃之功效。内关、三阴交、太冲为配穴,更加足三里、公孙为传统经验穴。胃脘痛之辨证,主要需辨别是病邪侵犯(寒、热、食积),还是脏腑失调(肝气郁结、脾胃虚弱)。其治疗方法临床常用"理气止痛"法,更需注意审证求因、辨证施治,方可取得理想的临床治疗效果。内关、公孙相配,取内关疏利三焦、宽胸理气、和胃降逆、镇静止痛、宁心安神之功;公孙为足太阴脾经腧穴、络穴,别走足阳明胃经;取其调气机、扶脾土之功,用于治疗胃痛、呕吐、饮食不化、腹痛、腹泻。两者相辅,相得益彰。更兼足三里穴,理气和胃兼治腹中一切疾患。

③ 溃疡病并发出血、穿孔者均禁刮,尤其是三脘刮绝对禁止。消化性溃疡为临床常见病之一,刮痧治疗效果良好,止痛快,全身症状改善快,且无不良反应。

2. 急性胃炎

急性胃炎是指各种原因所致的急性胃黏膜以及胃壁的急性炎症性变化,因常伴有肠炎,又称为胃肠炎。本病多发生于夏秋季节,常因饮食不当而引起,起病急,临床表现为恶心,呕吐,上腹部不适甚至绞痛,食欲减退,可伴急性水样腹泻,严重者可出现发热、脱水、休克等症状,属中医学"呕吐""胃脘痛"范畴。

(1) 取穴(图9-37) 三脘刮、天元刮、肩胛环、内关、足三里、三阴交、公孙。

(2) 运板技巧 首刮内关、足三里、公孙以缓解症状。三脘刮以轻柔手法

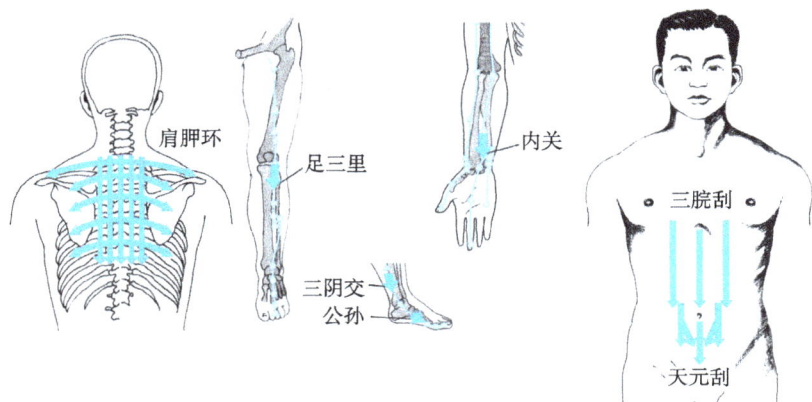

图9-37 急性胃炎取穴

刮拭;天元刮以平补平泻手法刮拭,于两侧天枢穴及关元穴处拔罐;肩胛环可以重手法刮拭,且以佗脊刮(第7胸椎至第12胸椎)为重点刮治,症状严重者可于天宗穴处泻刮至出痧,并加拔罐;内关、公孙穴以点、按、揉复合性手法为主。

(3) 按语

胃是一个较大的内脏器官,在人的一生中,是最早发病的内脏器官之一,因而日常应饮食有节,不妄作劳,心情愉悦而护胃气。胃的主要生理功能是受纳和腐熟水谷,故称为"水谷之海"和"五脏六腑之大海"。中医有"有胃气则生,无胃气则死""胃气一败,百药难施"之论述。胃气的盛衰有无关系到人体的生命存亡。

胃主运降,以降为和。常刮三脘刮、腹部五带刮有助胃之运降功能。再则,日常注意饮食三化,即火化(烧熟煮烂,有助吸收)、口化(细嚼慢咽,以护胃气)、胃化(蒸变传运,消化吸收),则一身强健。一定要做到前二化得力,方可不劳于胃,以护胃气。呕吐乃急性胃炎常见症状,胃主受纳和腐熟水谷,其气主降,以下行为顺,一旦胃失和降,气逆于上,则发呕吐。本方重点在肩胛环、三脘刮、天元刮,辅以传统经验穴内关、足三里、三阴交、公孙。三脘中中脘为胃之募穴,八会穴之腑会,足三里为胃之合穴,两穴合用可降逆和胃。内关一穴可宣通上、中两焦。诸穴共用可奏消炎、止痛之效。刮痧治疗本病有见效快、操作简便、无不良反应等优点,有脱水等严重症状者应及时予以中西医结合治疗。

3. 慢性胃炎

慢性胃炎是由于不同病因引起的胃黏膜慢性炎症或萎缩性病变,属中医学"胃脘痛"范畴。临床常见进食后饱胀、嗳气,可有食欲减退、恶心、呕吐等症状,常反复发作。

(1) 取穴(图9-38)　肩胛环、佗脊刮(第7胸椎至第12胸椎)、三脘刮、内关、足三里、三阴交、公孙、太冲。

(2) 运板技巧　以佗脊刮、内关、足三里为主,用平补平泻手法刮拭。病情重时可于佗脊刮处行弹拨法,点、按、揉内关、足三里、公孙,患者有酸、麻、胀感为佳。症状稳定后以项丛刮、骶丛刮,灸足三里、天枢善其后。

(3) 按语

① 慢性胃炎多因不良饮食习惯、烟酒无度及部分药物反复刺激胃黏膜而

致病。本病病情缠绵,呈反复发作,久治不愈,临床常伴见腹泻、贫血、消瘦等症。

② 本方以肩胛环、三脘刮、佗脊刮为主,兼配传统经验穴内关、足三里、三阴交、太冲、公孙诸穴,坚持刮治,对缓解临床症状、减少复发很有帮助。中脘、足三里伍用,善治各种胃病,有调理肠胃、理气消胀、行气止痛、健脾和胃、消积导滞之功。两穴伍用,相互促进,相互为用,健脾胃,促运化,消除临床症状之功益彰。"心胸内关谋",内关宽胸解郁,辅以太冲,疏肝理气,和胃降逆,更有三阴交相助,调理足三阴,有助于整体调节功能。肩胛环为背俞穴集聚之所,若刮后在膈俞、脾俞、胃俞辅以拔罐,其效更宏,其中膈俞善活血化瘀,对治疗慢性胃炎效佳。

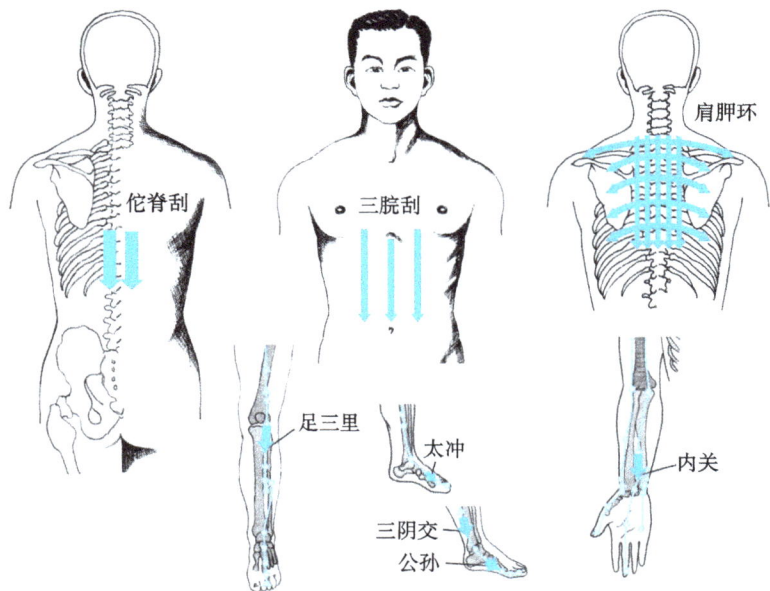

图 9-38　慢性胃炎取穴

4. 胃肠神经症

本病系由高级神经功能紊乱引起的胃肠功能障碍,属中医学"肝胃不和"。临床常见进食后恶心、呕吐,吐后即可进食,上腹痛,食欲不振,上腹饱胀,肠鸣,腹泻或便秘,伴失眠、头痛、吞咽困难等。该病具有病程长且反复发作的特点,刮痧治疗奏效较快。

(1) 取穴(图 9-39)　项丛刮、肩胛环、骶丛刮、内关、神门、足三里、太冲、公孙。

(2) 运板技巧　发作期以肩胛环、内关、神门、足三里、太冲、公孙为主;缓解期坚持保健刮项丛刮、骶丛刮,灸天枢、足三里,必将取得明显效果。

(3) 按语　本病之恶心、呕吐为临床常见主症。对该病治疗,应在辨明病因后,排除由高热、急性胃肠炎、肝炎、胆囊炎及内耳疾病所致外,均可以用刮痧治疗,其疗效明显,能很快地缓解上述症状。

方中以项丛刮、肩胛环、内关、神门、足三里、太冲为主要刮拭部位,避免饮食失调、精神刺激,则疗效更佳。

① 项丛刮:是从整体调节观出发,具有醒脑开窍、平肝息风之功效,还有镇静安神之功。

② 肩胛环:乃背俞穴集聚之所。若刮后在膈俞、肺俞、胃俞处辅以拔罐,其效更宏。

③ 内关:"心胸内关谋",内关宽胸解郁,辅以太冲则疏肝理气,和胃降逆,恶心呕吐当解。

④ 内关与公孙相伍:可作用于心、脑、胃而达宽胸和胃、理气止痛之效,更

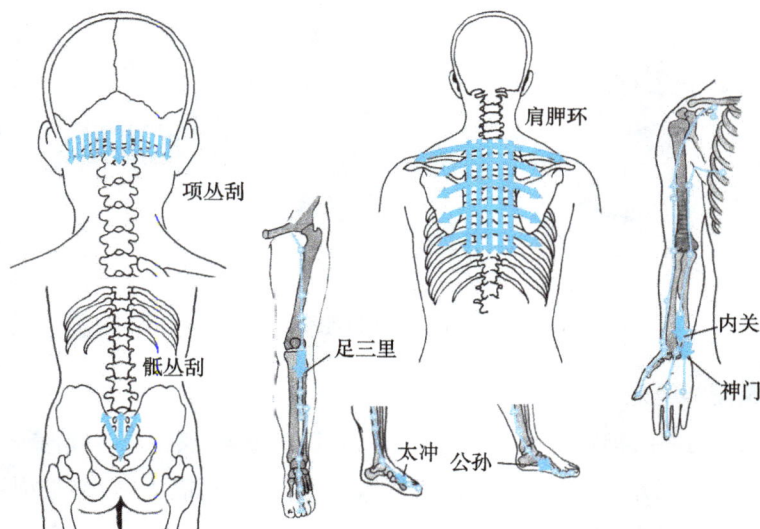

图 9-39　胃肠神经症取穴

兼神门相助,则镇静、和胃、止吐之效更捷。

5. 溃疡性结肠炎

本病目前原因不明,可能与自身免疫有关,是以直肠、结肠黏膜溃疡为主,多见于青壮年,属中医学"泄泻""腹痛"范畴。临床有反复发作的特点,表现为不同程度的黏液血性腹泻、腹痛,伴里急后重,轻者每天腹泻数次,重者每天十余次,可伴发热、食欲减退、消瘦、贫血。本病可发生于任何年龄,但以青壮年为多见。

(1) 取穴(图9-40) 项丛刮、骶丛刮、膻中刮、天元刮、曲池、支沟、足三里、三阴交。

(2) 运板技巧 本病目前病因不明,刮痧以增强自身免疫功能、增强抗病能力为主,对症处理为辅。治疗本病以项丛刮、骶丛刮为首选,辅以曲池、支沟、足三里、三阴交。

项丛刮是从整体调节观出发,具有醒脑开窍、平肝息风、镇静安神之功效。

骶丛刮主要作用于尾骶部及八髎穴。其深处为副交感神经、骶髓中枢。可防治多系统疾病,为整体疗法必刮部位之一。

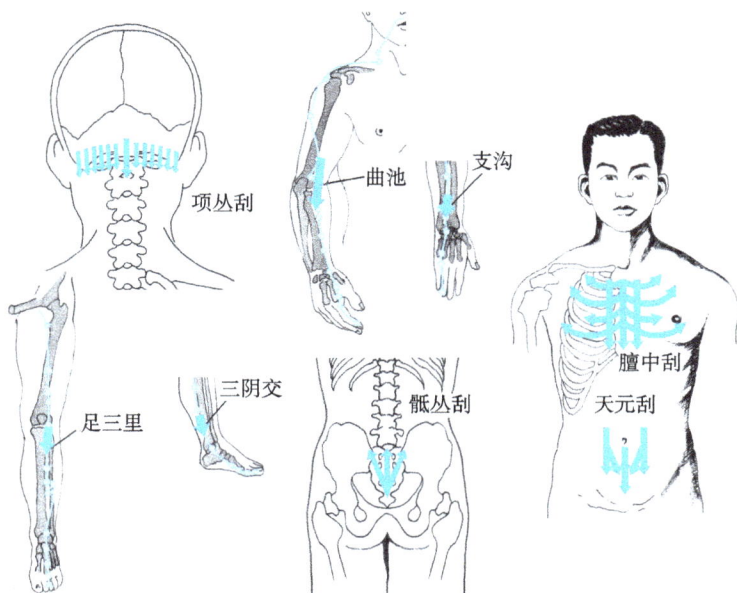

图9-40 溃疡性结肠炎取穴

刮曲池、支沟时刮拭面尽量拉长，其后以点、按、揉运板法刮之。三阴交对肠道疾病有良效，运板刮拭时除刮拭面尽量拉长外，运板注意贴骨刮，但手法不可过重，采取刮中有点、按、揉之势为佳。

（3）按语　本病因长期慢性腹泻，临床可见不同程度的全身症状，如厌食、乏力、消瘦、发热、贫血，可伴关节炎等。本证急性发作期，除药物治疗、刮痧辅助治疗之外，更应卧床休息，严格控制饮食，少食多餐，进食柔软易消化食物，避免烟酒及刺激性食物。本病为疑难杂症，迁延难治，需有耐心坚持治疗。根据华师的经验，除上述治疗外，可于骶丛刮部位之次髎穴注射维生素 C 注射液，常可获佳效。

6. 慢性阑尾炎

本病是因阑尾壁纤维组织增多、管腔部分狭窄或闭合、周围粘连形成等病理变化引起的慢性炎症性疾病。临床常见反复发作的右下腹疼痛，其特征是伴有恶心、腹胀、腹泻、便秘等常见消化系统症状。

（1）取穴（图 9-41）　天元刮、培元刮、骶丛刮、曲池、内关、合谷、足三里、阑尾穴、三阴交、太冲。

（2）运板技巧　首刮培元刮、骶丛刮，用平补平泻的运板法刮之。

培元刮用刮板薄面以轻柔运板手法刮督脉（棘突）一行。体瘦者宜用厚角端以按、揉刮拭两棘突间；再以刮板薄面贴骨（横突边缘处）刮拭膀胱经第 1 侧

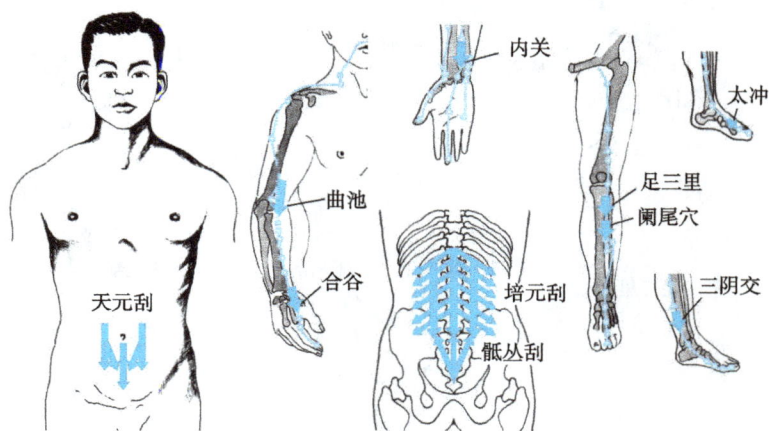

图 9-41　慢性阑尾炎取穴

线,以平补平泻法刮之(左右各一行),或行点、按、揉运板法施治。然后用刮板薄面,以平补平泻法运板手法刮膀胱经第2侧线处(左右同),刮拭面尽量拉长。用刮板厚角端沿棘突间由上而下作按、挑运板法刮拭。刮拭完毕于出痧多处辅以留罐。

曲池穴取平补平泻运板法向手三里方向刮拭,要求沿途用力一致;若右下腹痛,可取合谷、太冲两穴,作点、按运板手法刮拭,可缓解;阑尾穴为经外奇穴,是治疗急、慢性阑尾炎之经验要穴。可采取点、按、弹拨运板手法刮拭,其效颇显。天元刮以补法运板轻刮之,似"梳理"样为好。

(3) 按语

① 刮痧对缓解临床症状效果明显,如对恶心、食欲减退、便秘腹胀及腹隐痛效果佳。

② 天元刮一般以轻手法刮之, 亦可于疼痛局部用艾条隔姜片或蒜片灸之,其效良好。

7. 慢性胆囊炎

慢性胆囊炎是常见的胆道疾病,可由急性胆囊炎迁延而致,但多数患者以往并无急性发作史,就诊时即为慢性胆囊炎。本病属中医学"胁痛""黄疸"等范畴。临床表现为腹胀、上腹或右上腹持续性钝痛、嗳气等,当进食油煎、脂肪类食物后疼痛加剧,可伴右肩胛区疼痛。

(1) 取穴(图9-42) 肩胛环、佗脊刮(第7胸椎至第2腰椎)、三脘刮、曲池、内关、合谷、足三里、阳陵泉、三阴交、太冲。

(2) 运板技巧 首刮肩胛环,以纵五带为主,加强佗脊刮部位的刮治,可于背部找压痛点,行重手法(先轻后重)刮至出痧,配以拔罐;三脘刮以平补平泻手法刮拭;内关、合谷、太冲,以点、按、揉手法刮治。急性发作期以重手法为主,慢性期可取项三带、肩胛环、骶丛刮、足三里、胆囊穴行保健刮,可减少发作。

(3) 按语

① 本方重点在肩胛环、佗脊刮、阳陵泉、足三里、三阴交、太冲、公孙等。肩胛环则以肝俞、胆俞为重点刮拭部位,于出痧处辅以拔罐,其效更佳。阳陵泉行弹拨运板法,其下即为胆囊穴,为治疗胆道疾患之经验穴,刮之,缓解临床症状较为明显。内关、公孙相配,可作用于心、胸、胃部,以宽中和胃,理气止痛。肩胛

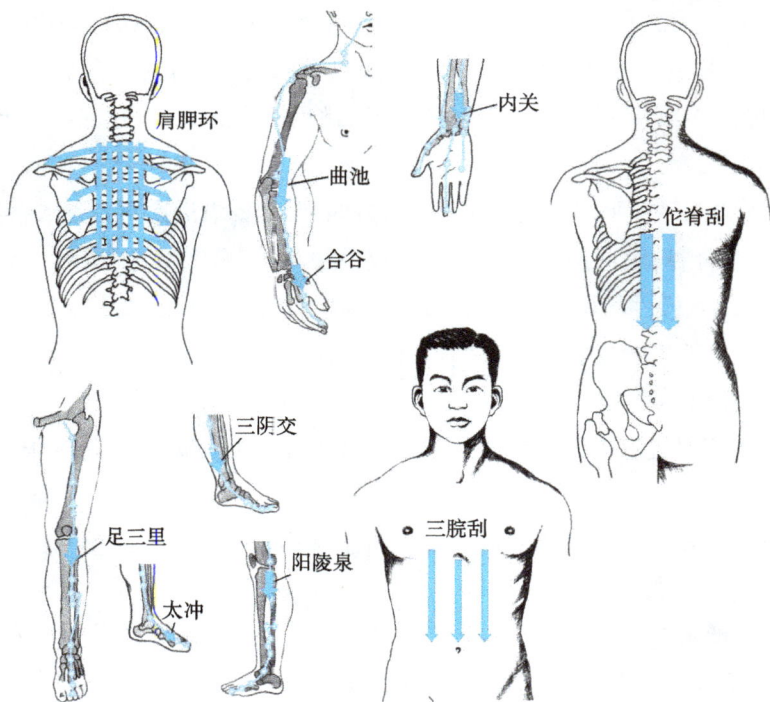

图 9-42　慢性胆囊炎取穴

环之膈俞为八会穴之血会,配肝俞可平肝祛瘀、通络活血而止痛;阳陵泉以行气而治胁痛,内关宽中,是治疗胸胁疾患之要穴,太冲以疏泄肝气而解郁,诸穴合用共奏"清肝胆之热而泻湿邪""疏肝理气"之效,诸羔自安。

②杂合以治:综合治疗是临床必须考虑的问题,其治疗效果明显优于单一治疗法。如刮痧配合拔罐;艾条灸,再加中药。耳穴一般取肝、胆、神门、脾、胃、肠,两耳交替贴压。

8. 慢性肝炎

慢性肝炎指病毒、药物等原因引起的肝脏炎症,病程超过 6 个月,以慢性迁延性肝炎和慢性活动性肝炎多见。本病属中医学"胁痛""黄疸"等范畴。临床常见纳呆,疲乏,肝区隐痛不适,腹胀等。

(1) 取穴(图 9-43)　项三带、肩胛环、骶丛刮、三脘刮、足三里、三阴交、太冲、太溪。

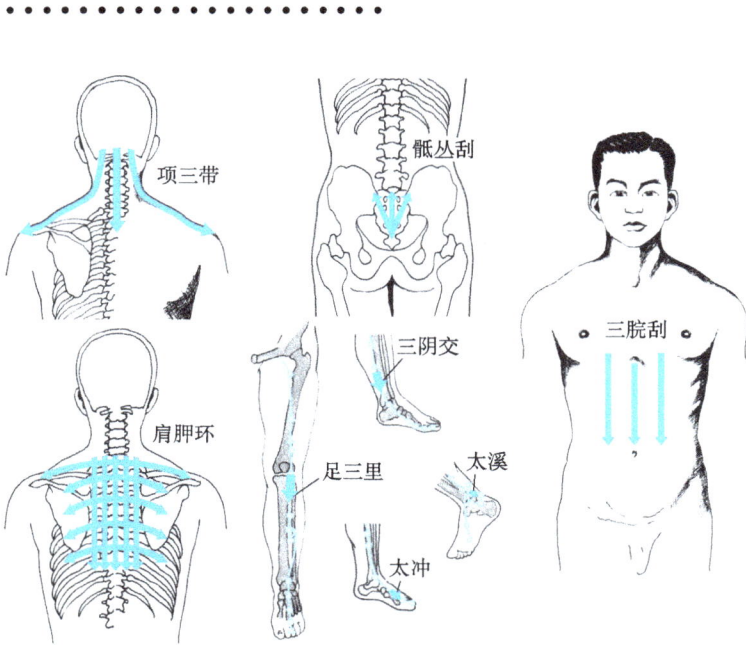

图 9-43　慢性肝炎取穴

（2）运板技巧　按常规操作刮治(此略)。

（3）按语　本病治疗应严格执行一人一板制,以防传染。

9. 慢性肠炎

本病有急性肠炎史,多由于急性食物中毒延误治疗,或内在原因致迁延不愈,出现肠功能紊乱,常反复发作。

（1）取穴(图 9-44)　三脘刮、天元刮、骶丛刮、曲池、合谷、足三里、三阴交、太冲。

（2）运板技巧　按常规操作刮治(此略)。

（3）按语　慢性泄泻临床多见,上法为通用方,最好辨别寒、热、虚、实施治,酌情配穴及补虚泻实手法,并加拔罐或艾灸,其效较好。一般而言,大便清稀,完谷不化,多属寒证;大便色黄褐而臭,泻下急迫,肛门灼热,多属热证;泻下腹痛,痛势急迫,拒按,泻后痛减,多属实证;病程长,腹痛不甚,喜温喜按,多属虚证。

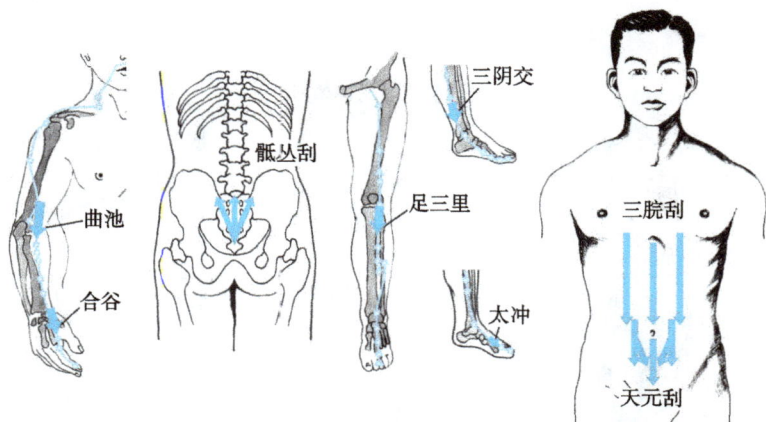

图 9-44　慢性肠炎取穴

10. 直肠脱垂

本病是指肛管、直肠黏膜、直肠全层脱出肛门外的一种疾病,多见于年老体弱、久病、营养不良者。本病属中医学"脱肛"范畴。

(1) 取穴(图 9-45)　四神延、培元刮、骶丛刮、膻中刮、天元刮、曲池、支沟、承山、足三里、隐白。

(2) 运板技巧　首选骶丛刮,注重运板技巧,刮后患者有提肛感觉则效佳。支沟、承山、足三里,以点、按、揉手法刮治,可配合隔姜灸百会、神阙。待症情好转后,作日常保健刮。

(3) 按语

① 长强为督脉经穴,又为督脉经络穴,别走任脉,居于肛门后方,有疏调局部经气、清热除湿、消肿止痛、固肠止泻之功。四神延以百会为主穴,百会有升阳举陷、回阳固脱之功效,为治疗内脏下垂之要穴。最好刮后辅以艾条灸,其效更显。

② 承山为足太阳膀胱经穴,为治痔之经验穴,乃循经远道取穴法;大肠俞属膀胱经,位于腰部,内应大肠,是大肠精气直接转输之处,是主治大肠病证的重要穴位;隐白有升举下陷之力。三穴共取,相互为用,则升提举陷之力更宏。该证之治,首选灸法。

(3) 按语

① 本法中以四神延、膻中刮、培元刮、骶丛刮为主选部位,辅以传统经验

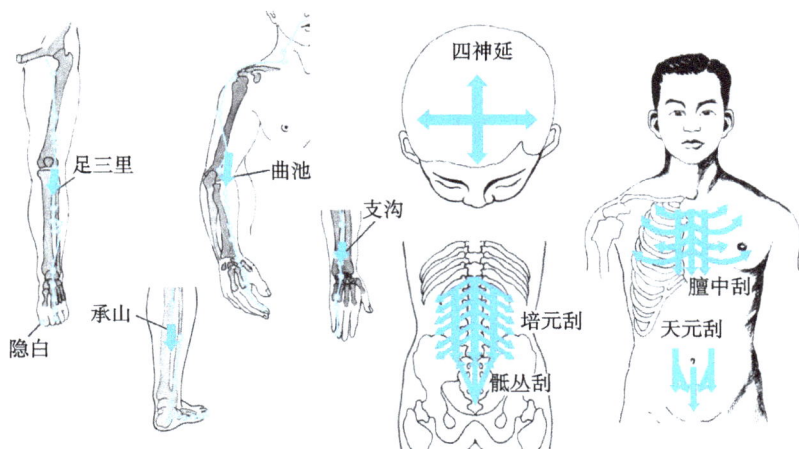

图 9-45　直肠脱垂取穴

特效穴支沟、足三里、承山,临床疗效颇佳。

②若能配合艾条温和灸百会、长强、大肠俞、上巨虚、脾俞、肾俞、气海、关元等,佐以补中益气汤内服,其效更佳。

第五节　泌尿生殖系统疾病

1. 尿路感染

尿路感染系由各种原因引起的输尿管炎及膀胱炎症,属中医学"淋证"范畴。临床常见症状有尿频、尿急、尿痛,尿道分泌物较多,可有血尿、脓尿,或伴有发热、周身不适、下腹坠胀感等。

(1)取穴(图 9-46)　培元刮、骶丛刮、天元刮、曲泉、三阴交、太溪。

(2)运板技巧　按常规操作刮治(此略)。

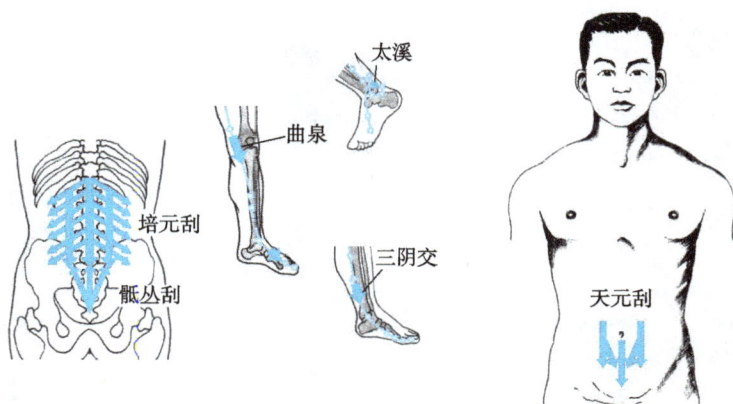

图 9-46　尿路感染取穴

2. 肾盂肾炎

肾盂肾炎是发生在肾盂的感染性疾病,多因细菌由尿道口上行感染所致,分急性、慢性两种。急性肾盂肾炎有尿频、尿急、尿痛,排尿时尿道有灼热感,腰部不适、钝痛等泌尿系统症状,还可有发热、寒战、呕吐、头痛、乏力等全身症状。慢性患者大多无临床症状和体征,仅有持续菌尿症,部分患者可反复出现急性发作,晚期可出现血压升高、贫血等。

(1) 取穴(图 9-47)　培元刮、骶丛刮、天元刮、阴陵泉、足三里、三阴交、太冲、太溪。

(2) 运板技巧　按常规操作刮治(此略)。

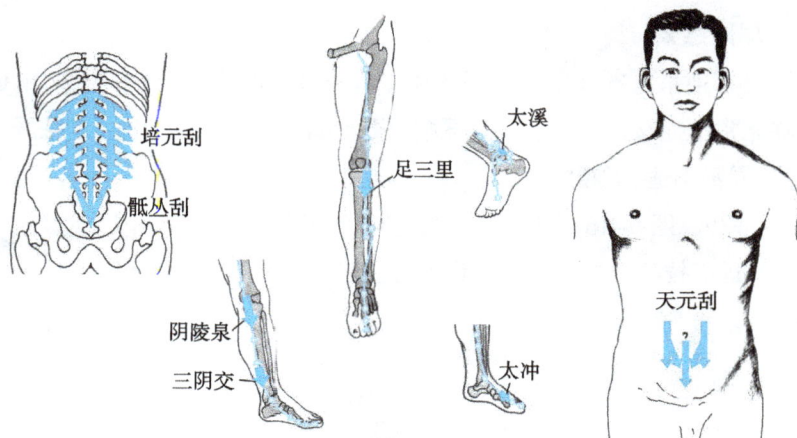

图 9-47　肾盂肾炎取穴

3. 肾下垂

正常人肾脏上缘位于第11胸椎,下缘可平行于第2腰椎,右肾比左肾略低半个椎体。若立位时肾脏位置低于第3腰椎以下,称为肾下垂。本病多发于20~40岁,女性多于男性,患者多消瘦。多数患者无症状,少数患者可有腰痛,于劳累、久立、行走后加重,平卧后症状可消失。

(1) 取穴(图9-48) 四神延、佗脊刮(第9胸椎至第12胸椎)、培元刮、天元刮、足三里、三阴交、太溪。

(2) 运板技巧 按常规操作刮治(此略)。

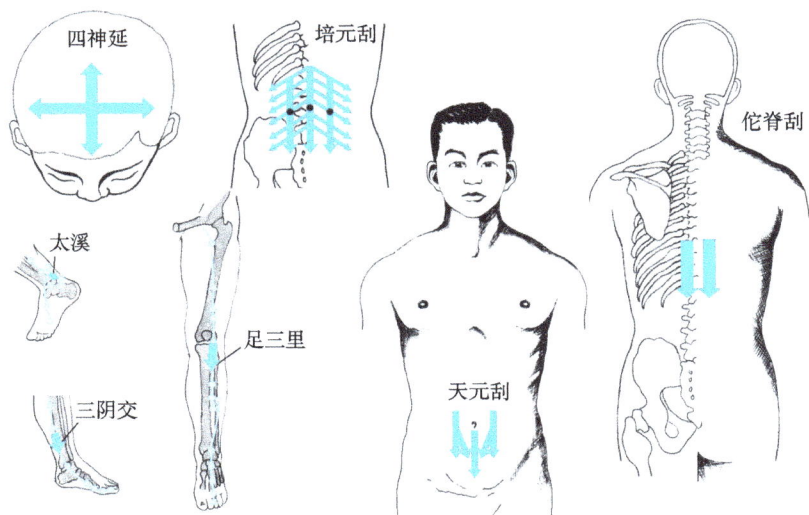

图9-48 肾下垂取穴

4. 尿失禁

尿失禁是指尿液不自主地排出,或尿液失控而滴沥,可因咳嗽、喷嚏、用力等因素而造成尿液外溢。

(1) 取穴(图9-49) 项丛刮、培元刮、骶丛刮、膻中刮、内关、神门、阴陵泉、三阴交、太溪。

(2) 运板技巧 按常规操作刮治(此略)。

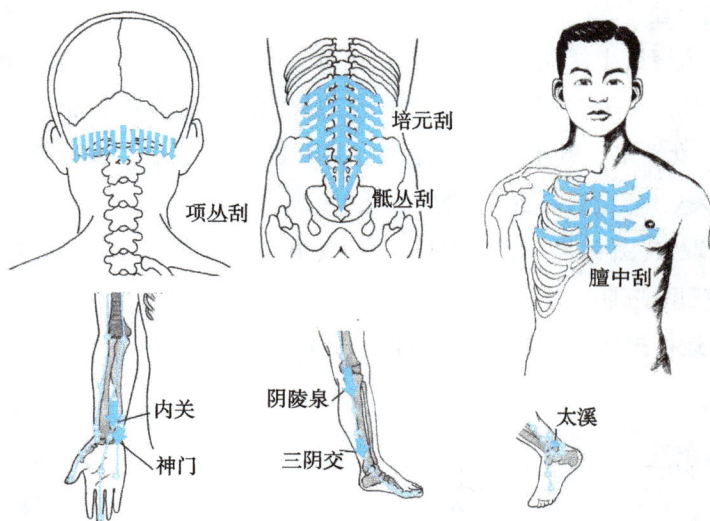

图 9-49　尿失禁取穴

5. 尿潴留

尿液不能畅通地排出称为排尿困难，若进一步发展，膀胱内潴留大量尿液，称为尿潴留，是泌尿系统常见病。症见下腹部胀满疼痛、烦躁不安。本病属中医学"癃闭"范畴。

（1）取穴（图 9-50）　四神延、培元刮、骶丛刮、足三里、阴陵泉、三阴交、太溪。

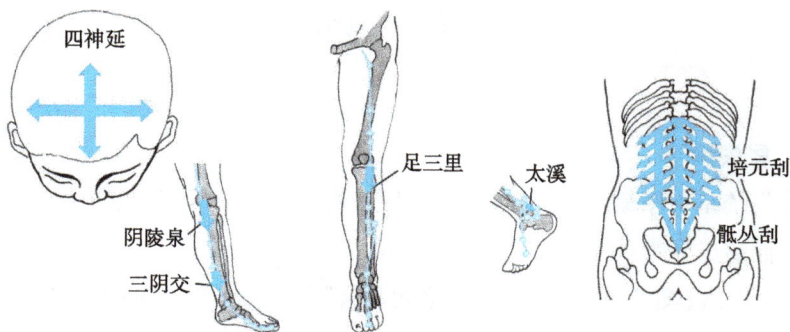

图 9-50　尿潴留取穴

（2）运板技巧　骶丛刮一定要按前述要求运板,有收腹、提肛感者效佳。可配合隔姜灸神阙、关元,并以滴水声诱导之。

6. 膀胱炎

膀胱炎多发生于女性,因细菌感染而致。表现为尿频、尿急、尿痛和尿液混浊,一般无发热等全身症状,排尿终末可有少许血尿、轻度腰痛。

（1）取穴（图9-51）　培元刮、骶丛刮、天元刮、曲池、外关、曲泉、三阴交、太溪、然谷。

（2）运板技巧　按常规操作刮治（此略）。

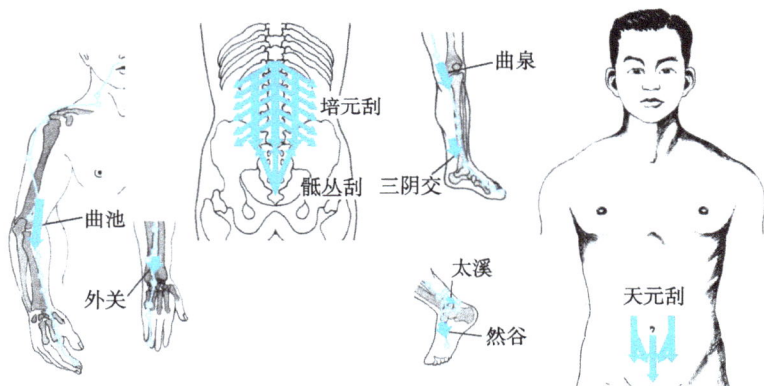

图9-51　膀胱炎取穴

7. 泌尿系统结石

泌尿系统结石系肾结石、输尿管结石、膀胱结石、尿道结石的总称。多反复发作,缠绵难治。其病变为结石形成后在泌尿系统造成局部创伤、梗阻或并发感染。表现为腰腹绞痛,甚则剧痛难忍,或隐痛不止和血尿,或伴有尿频、尿急、尿痛等症状。

（1）取穴（图9-52）　佗脊刮（第9胸椎至第2腰椎）、培元刮、骶丛刮、天元刮、委中三带、曲池、足三里、阴陵泉、三阴交、太冲。

（2）运板技巧　首刮培元刮、骶丛刮。佗脊刮以弹拨法刮之,并于腰骶部寻找压痛点、阳性反应物进行刮治,再配以拔罐。

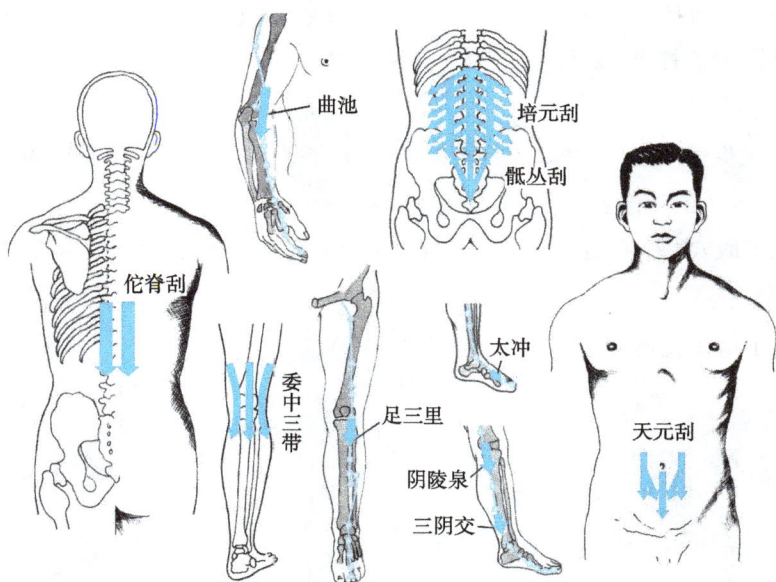

图 9-52　泌尿系统结石取穴

(3) 按语

本病在病理上主要引起直接损伤、梗阻、感染三方面病变。中医学认为结石的形成与水液代谢及肝、脾、肾三脏密切相关。刮痧对缓解疼痛有良好的作用,对促排石有协助作用。

本法之培元刮、骶丛刮、天元刮、足三里、阴陵泉、三阴交为主选部位。

临床观察表明,刮痧促排石与结石大小、形态、所在部位等因素有关。对于疼痛剧烈而又顽固者应行中西医结合治疗。患者必须坚持治疗,有助于结石排出。

刮痧辅助治疗泌尿系统结石有一定的疗效。其镇痛作用及缓解临床症状的效果颇为明显,对结石小、症状轻者疗效满意,且有增强免疫功能的作用。

以镇痛为主,可选至阴、阴陵泉、三阴交、足三里、太冲、内关、合谷、京门、肾俞、膀胱俞;以促排石为主,可选肾俞、大肠俞、天枢、阴陵泉、阿是穴、三阴交、太溪、关元、中极、蠡沟、次髎。肾俞配京门、膀胱俞配中极取意俞募配穴法,有益肾固本通调膀胱气机之意,标本兼顾。取阴陵泉、三阴交以通调水道,且阴陵泉为脾经合穴,可利湿;三阴交活血祛瘀。蠡沟为治石淋之经验要穴。

委中三带对泌尿系统结石效可。委中治腰部疼痛;委阳为临床治石淋之经验要穴;阴谷为肾经合穴,可滋肾清热。三穴配伍,相得益彰。

8. 慢性前列腺炎

慢性前列腺炎为成年男性常见病,临床表现为尿频、轻度尿急,排尿时有尿痛或尿道灼热感,排尿困难,甚至可有尿潴留,会阴部及肛门部有钝痛、坠胀感,可伴头晕眼花、腰膝酸软、乏力等症状。

(1) 取穴(图9-53) 天元刮、培元刮、骶丛刮、委中三带、阴陵泉、三阴交、太溪、太冲。

(2) 运板技巧 培元刮、骶丛刮、阴陵泉、三阴交、太溪为首选刮治部位。培元刮以平补平泻手法刮拭,于双侧肾俞处配以拔罐。骶丛刮运板要求首先摸清八髎穴(后骶孔)的确切位置。起板于长强穴之稍上方,尾骨略下方,落板稍轻,呈45°斜向两侧倒刮,用刮板厚角侧于骶孔处逐渐加压且作短暂停留,可配合点、按手法,要求患者有骶部肌群收缩感,伴酸、胀、痛、痒感,若有收小腹、提肛、缩阴感更佳。

(3) 按语

① 慢性前列腺炎虚证以补肾益气,健脾化湿为主,实证则以理气活血,清热化湿为主。

② 天元刮(气海、关元)、太溪以补肾益气;三阴交为肝、脾、肾三经之交会

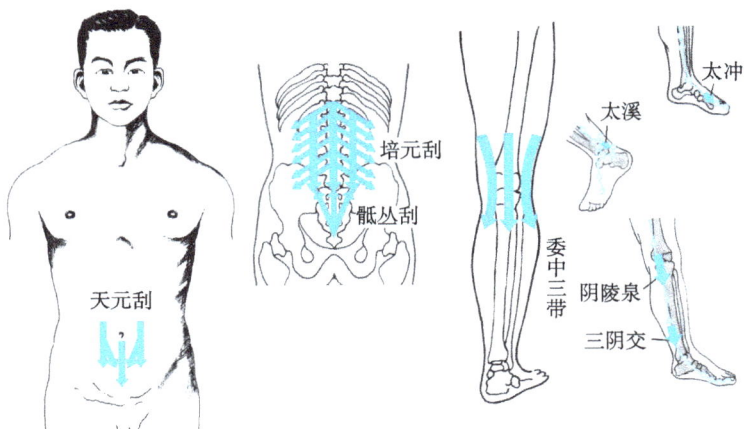

图9-53 慢性前列腺炎取穴

穴,有补脾胃、助消化、利水湿、疏下焦、理肝肾之功。刮之能理气活血,更兼骶丛刮相助。因其位于骶部,内应下焦盆腔,可强腰补肾,调理下焦气机,通行盆腔之气血,是统治泌尿生殖系统疾病之要冲,若能以艾条灸会阴一穴,其效更显。

③ 阴陵泉配三阴交可疏通脾经的经气,而健脾利湿;培元刮配天元刮,取其俞募配穴法之意,以调节膀胱之功能而通利小便。

④ 取天元刮时,令患者先排空小便。

9. 阳痿

阳痿指各种原因引起的阴茎不能勃起或举而不坚的疾病, 可伴有头晕目眩、心悸、耳鸣、夜寐不安、纳呆、腰膝酸软、神疲乏力等症状。

(1) 取穴(图 9-54)　项丛刮、骶丛刮、培元刮、天元刮、足三里、曲泉、三阴交、复溜、太溪。

(2) 运板技巧　按常规操作刮治,寒证可配合隔姜灸治疗。

(3) 按语　本病排除器质性病变外,刮痧疗法有较好的疗效,应坚持治疗。

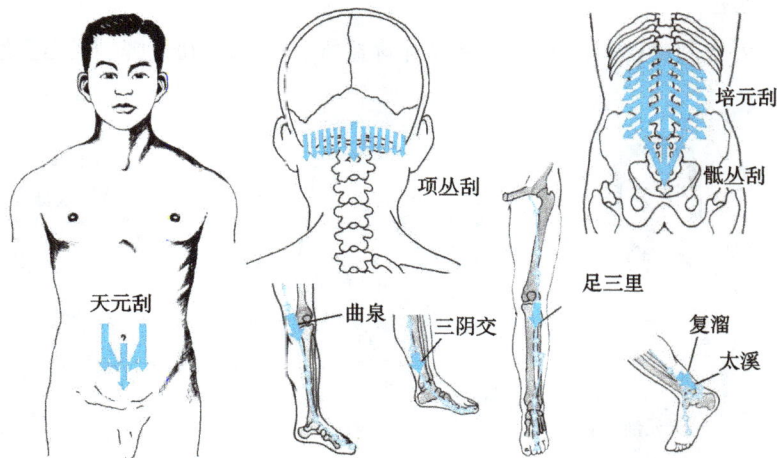

图 9-54　阳痿取穴

10. 遗精

遗精是指非性交而精液自行外溢的一种男性病。睡梦中精液外溢者为"梦遗",无梦而遗精,甚则醒时精液流出者为"滑精"。可伴有精神萎靡、腰膝酸软、心悸气短等症状。

(1) 取穴(图 9-55)　项丛刮、培元刮、骶丛刮、天元刮、内关、神门、足三里、三阴交、太溪、中封、大敦。

(2) 运板技巧　重点为培元刮、骶丛刮,务使板感强烈,会阴、肛门、小腹部有轻微收缩感;天元刮以平补平泻法刮治;气海、关元两穴用刮板厚角作按、揉法刮之。同时配合温灸则效更宏。

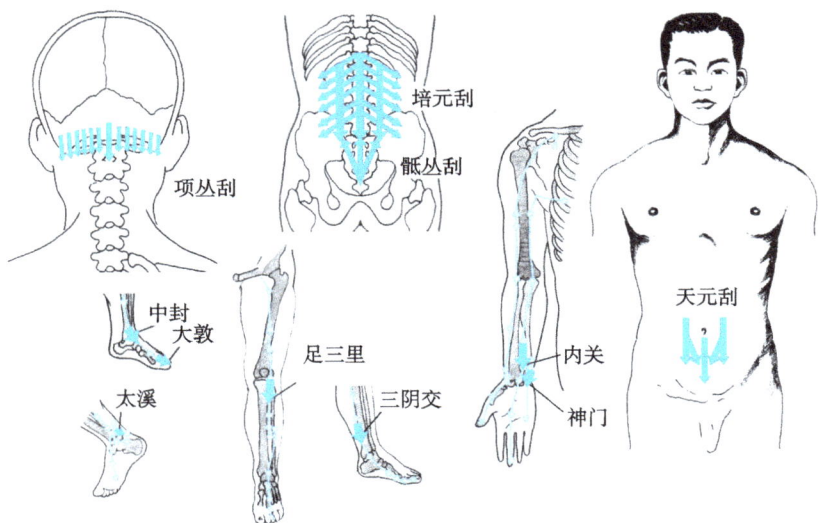

图 9-55　遗精取穴

11. 早泄

早泄指男子性交时勃起的阴茎尚未插入女子阴道时即已射精,而不能进行正常性生活。可伴有头晕耳鸣、腰膝酸软、精神不振、口苦胁痛、烦闷纳呆等症状。

(1) 取穴(图 9-56)　项丛刮、肩胛环、培元刮、骶丛刮、天元刮、内关、神门、足三里、三阴交、太溪。

(2) 运板技巧　按常规操作刮治(此略)。

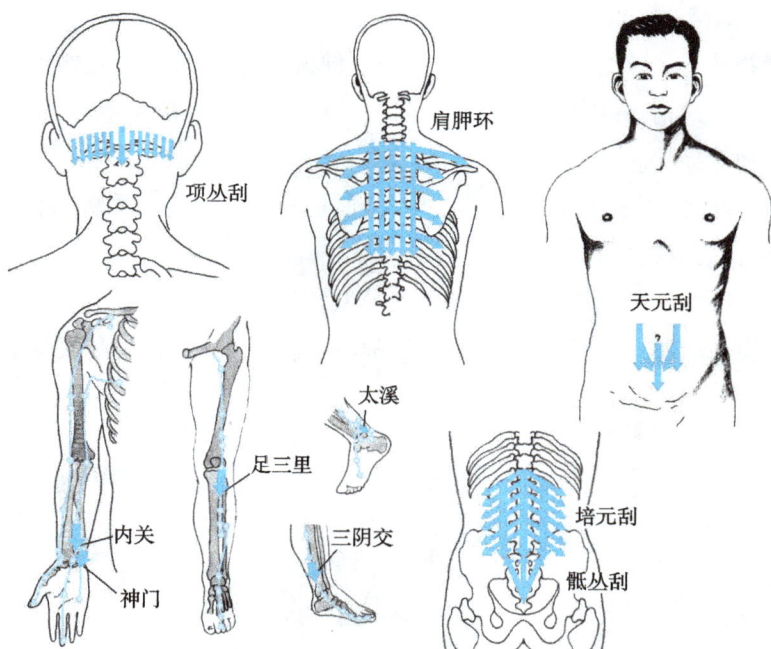

图 9-56　早泄取穴

12. 前列腺增生

前列腺增生为老年男性病,发病率随着年龄增大而逐渐增加。早期表现为尿频、尿急、夜尿多、排尿困难、排尿不畅,渐致尿线细而无力、尿流中断、滴沥不尽,晚期有尿失禁,亦可出现急性尿潴留。

(1) 取穴(图 9-57)　培元刮、骶丛刮、天元刮、足三里、阴陵泉、三阴交、太溪。

(2) 运板技巧　按常规操作刮治(此略)。

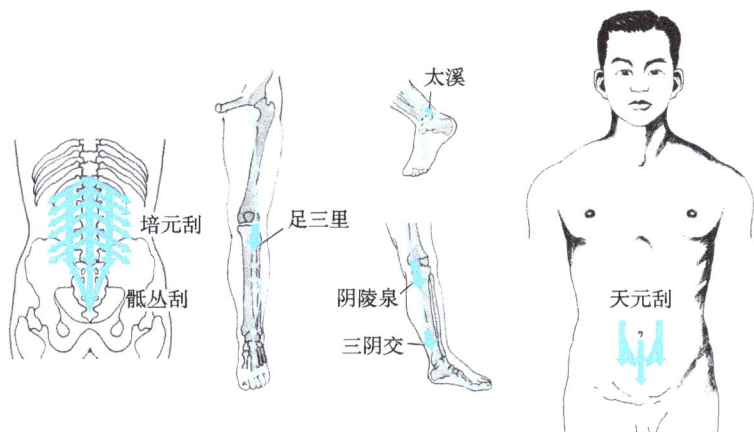

图 9-57　前列腺增生取穴

第六节　代谢性疾病

1. 糖尿病

糖尿病是一种以糖代谢紊乱为主的慢性内分泌疾病。临床以烦渴、多饮、多食、多尿、消瘦、高血糖和尿糖阳性为主要表现,属中医学"消渴""消瘅"范畴。本病的发生与素体阴虚、嗜食肥甘、情志失调有关,病机为阴虚燥热、消损津液。患者必须接受中西医正规治疗,刮痧为本病较好的辅助疗法。

(1) 取穴(图 9-58)　项丛刮、肩胛环、培元刮、骶丛刮、三脘刮、天元刮、委中三带、曲池、鱼际、合谷、内关、足三里、三阴交、复溜、太冲、太溪、内庭。

(2) 运板技巧　按常规操作刮治。若配合灸气海、关元、命门、肾俞,可提高疗效。

(3) 按语

① 本病主要由于素体阴虚,复因饮食不节、情志失调、劳欲过度而作。本病病程长、易反复,病久则以阴虚为主。辅以刮痧治疗,对改善全身症状有一定帮助,同时对部分并发症亦有缓解作用,如肢体疼痛、皮肤瘙痒等。

② 值得重视的是糖尿病患者抗病力较差,刮痧禁用重手法刮拭,不强求

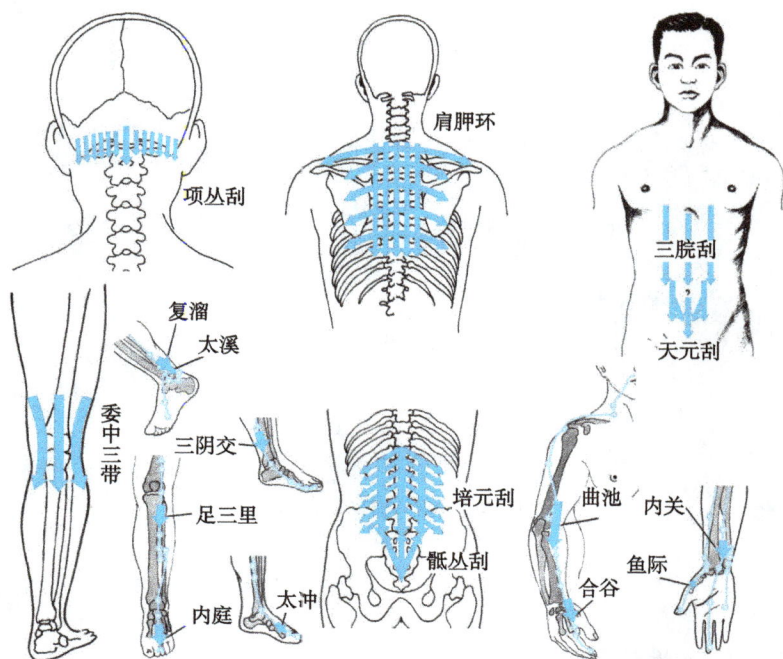

图 9-58　糖尿病取穴

出痧,一般以平补平泻保健刮为妥;尤以双下肢更应注意保护,重症患者绝对禁刮。

③ 消渴证分为上、中、下"三消"。上消配肺俞、膈俞、鱼际、复溜、合谷;中消配脾俞、胃俞、中脘、足三里、内庭;下消配肾俞、关元、三阴交、太冲。

④ 胰俞奇穴(第 6 胸椎至第 8 胸椎旁阳性反应点)为目前治糖尿病之常用经验要穴,具降糖作用;悬枢有显著的降糖作用。

⑤ 临床上可对症取穴,口渴者取项丛刮、巨阙、三阴交、太溪、鱼际、少商;善饥者取三脘刮、肩胛环、内庭、三阴交;多尿者取培元刮、天元刮、石门、命门、肾俞,三阴交、复溜、水泉。

2. 痛风

痛风是长期嘌呤代谢障碍引起血尿酸浓度过高,并沉积于关节、软组织、软骨、骨骺、肾脏等组织而形成的一种疾病。多见于中年以上男性,可有家族史。临床表现为反复发作的急性或慢性痛风性关节炎,病久出现痛风石,甚至关节畸形,受累关节以第 1 跖趾关节为多见,伴有肾尿酸结石及(或)痛风性肾实质病变、尿路结石的发生。本病属中医学"痹证""历节风"范畴。

(1) 取穴(图 9-59)

① 整体疗法:取项丛刮、肩胛环、培元刮、骶丛刮、三脘刮、天元刮。

② 局部刮法:踝关节取踝周刮;膝关节取膝病八步赶蟾刮;腕关节取阳池、大陵、阳溪、合谷、灵神刮。

(2) 运板技巧 掌指关节结合处行点、按、揉运板法刮治。跖趾关节处为常见多发部位,取骶丛刮、委中三带、踝周刮。足大趾重点刮拭,先以补法倒刮,

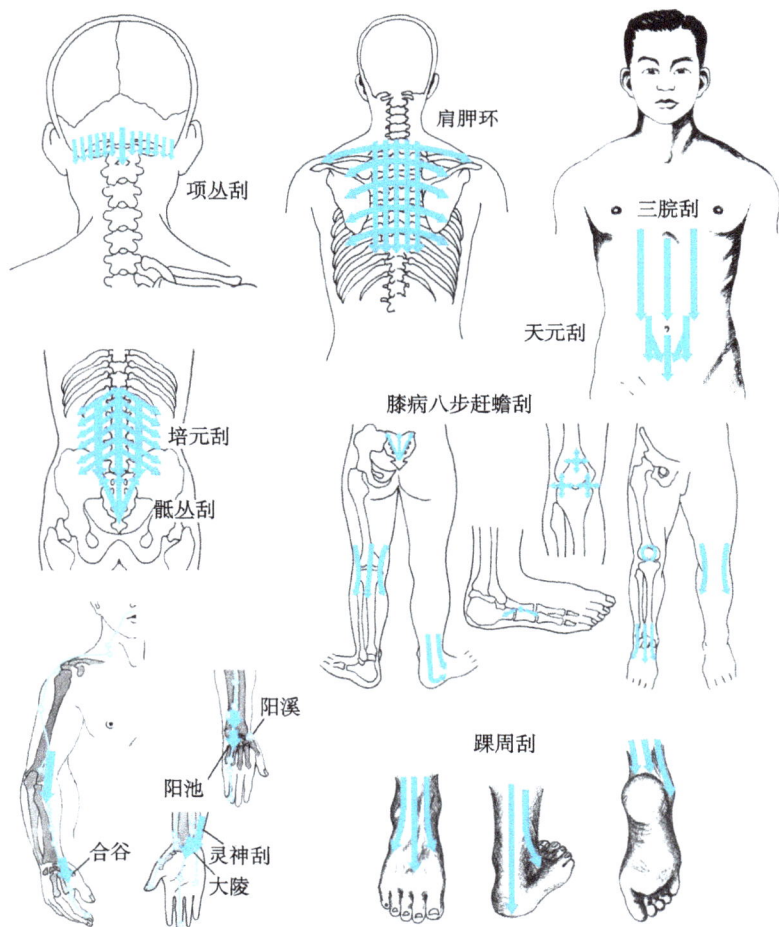

图 9-59 痛风取穴

继则稍增板压,以患者能耐受为度,应特别注意以切勿刮破皮肤为准则,亦可配合局部隔姜灸。

(3) 按语　本病属中医学"痹证"范畴。痹证是指气血为病邪阻闭,人体经络遭受风寒湿邪之侵袭,使气血运行不畅而引起筋骨、肌肉、关节等处发生疼痛、酸楚重着、麻木和关节肿大等。临床观察,刮痧治疗痛风能止痛消肿,改善关节活动度优于药物及其他疗法,且无药物的不良反应,患者易于接受。上述穴区分两组刮治,并可日常自行保健刮。

第七节　妇科疾病

1. 月经不调

月经不调是指月经的周期、经量、经色、经质任何一方面发生异常改变的妇科常见病。常见有月经先期、月经后期、先后不定期以及月经量过多或过少等。可伴有心烦易怒、食欲不振、失眠、小腹胀痛不舒、头晕眼花等。

(1) 取穴(图 9-60)　天元刮、培元刮、佗脊刮(第 7 胸椎至第 2 腰椎)、骶丛刮、足三里、三阴交。月经先期取骶丛刮、腹部五带刮、行间、中封;月经后期取天元刮、气海、足三里;月经先后不定期取项丛刮、肩胛环、血海。

(2) 运板技巧　首刮佗脊刮,以点、按、弹拨法刮之,若能先找压痛点及阳性反应物则效更佳;次刮骶丛刮,以平补平泻法刮之;天元刮以补法刮之。

(3) 按语

① 本证多由内分泌功能失调而引起。项丛刮、肩胛环、培元刮、骶丛刮、天元刮为本证首选部位,辅以血海、足三里、三阴交、中封、行间等穴。一般选择于行经前 1 星期刮治,经行时停刮。

② 天元刮、培元刮,取俞募配穴法之意,更因天元刮处于下腹部,关元穴乃任脉经要穴,小肠之募穴,足三阴与任脉之交会穴,又是三焦之气所生之处,为男子藏精、女子蓄血之所,本穴具有培肾固本、补益元气、调血、固精止带、强身防病之效。肾俞穴在腰部,腰为肾之府,是肾气转输、输注之所,有滋补肾阴、温补肾阳、固下元、涩精止带之功效。

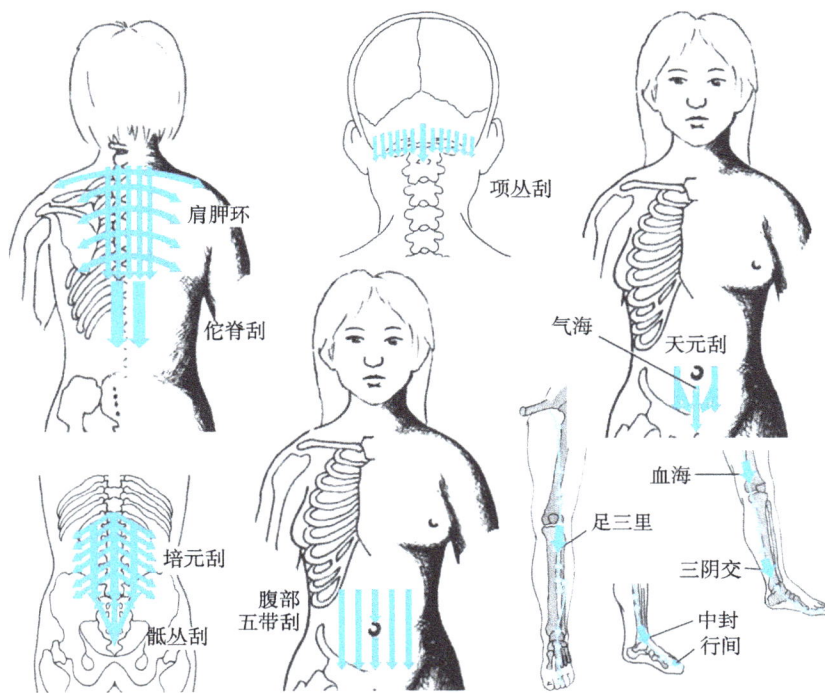

图 9-60　月经不调取穴

2. 痛经

痛经是指在经期前后或经期中发生下腹部及腰部疼痛或不适，甚则剧痛难忍，可出现面色苍白，手足冰冷，出冷汗，甚至昏厥。多见于未婚、未育妇女。

(1) 取穴(图 9-61)　培元刮、骶丛刮、天元刮、佗脊刮(第 7 胸椎至第 2 腰椎)、合谷、血海、足三里、三阴交、太冲。痛剧加神门、公孙。

(2) 运板技巧　经前腹痛及腰痛者，腹部穴、区宜以平补平泻法刮之，可隔姜灸神阙、关元、肾俞。经行中腹痛及腰痛者，应于腰骶部、四肢肘膝关节以下诸穴以泻法刮之；腹部以平补平泻法刮之，加拔罐。行经后少腹隐痛、腰膝酸软者，宜以补法刮项丛刮、培元刮、骶丛刮。

(3) 按语

① 中医学认为本病多由情志不舒，或经期感受风寒，致使气滞血瘀或气血不足而致。现代医学将生殖器官无明显异常者称为原发性痛经，生殖器官有

明显病变者称为继发性痛经。

②刮痧治疗本病法宗通调气血、化瘀止痛,临床疗效颇佳。临床上可辨证选穴,气滞血瘀取骶丛刮、太冲;气血虚弱取足三里、气海灸之;寒凝血瘀取培元刮、委中三带、血海;虚实夹杂取培元刮、骶丛刮、血海、足三里、承山。

③刮拭可分两个阶段,第一阶段于经前 5~7 天开始刮拭,每星期 3 次至经行即止;第二阶段于经行结束 1 星期后开始刮治,每星期 2 次,至经行即止,连续 3 个月。

④本病治疗特点为病程越短,其疗效越好。而继发性痛经,其原因复杂,病程较长,刮痧难奏效,必须以中西医结合治疗为先,刮痧辅之。

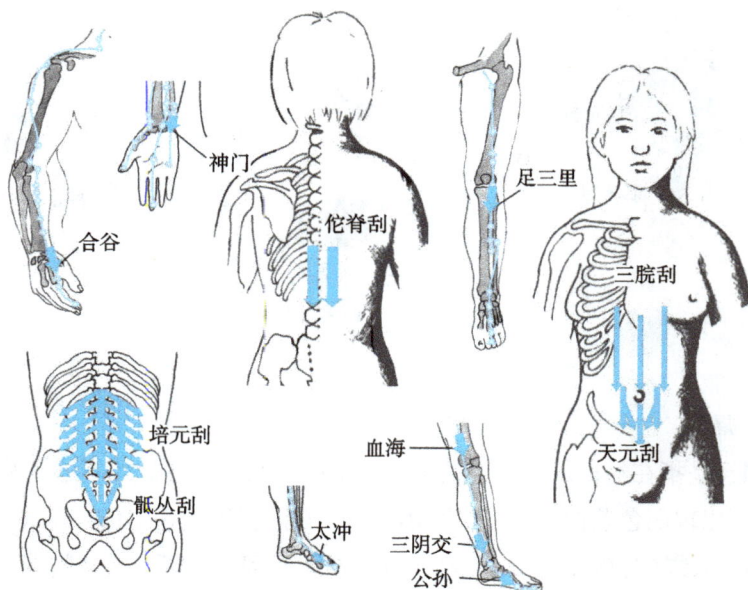

图 9-61 痛经取穴

3. 闭经

凡女子年龄超过 18 岁,仍不见月经来潮,或已形成月经周期,但连续中断 6 个月以上者称为闭经,现代医学称前者为原发性闭经,后者为继发性闭经。妊娠、哺乳期、绝经期以后的停经是正常生理现象,不属闭经范畴。

(1) 取穴(图 9-62)　项丛刮、培元刮、骶丛刮、天元刮、血海、三阴交、足三里、地机、丰隆。

（2）运板技巧　按常规操作刮治(此略)。

（3）按语

① 刮痧治闭经以功能失调所致的继发性闭经效佳，慢性病所致者次之。应坚持较长时间刮治,配合灸治可提高疗效。对器质性疾病而引发的闭经则无效,应行中西医结合治疗。平素患者忌食生冷、辛辣刺激食物,保持心情愉悦,注意生活规律,除治疗刮外,应坚持保健刮,以提高身体素质。

② 天元刮:以任脉经脐周(胃经、足三阴经)及脐下诸穴组成,内为胞宫、精室所居,刮、灸之,有培下元、助气化、调血室、温精宫之功效,可治疗妇科闭经、月经不调、崩漏、带下等证。

③ 培元刮:位于腰部,腰为肾之府,为肾脏之气直接输注之处,具有补肾强腰、调经止带、强身健体之功效。

④ 骶丛刮:其刮拭处长强为督脉经腧穴,穴属下焦,直通会阴,为督脉络穴,督脉贯脊通脑,为阳脉之海,且又与任脉上、下交会,故可通调任督二脉。更兼上、次、中、下髎(八髎穴),内应下焦之气机,通行盆腔之气血,是治疗泌尿生殖系统疾病的要穴,因为该部内应胞宫,故可调理胞宫,通经活血,行气止痛,而治痛经、经闭。辅血海、地机、三阴交、足三里,共奏行气活血之效。

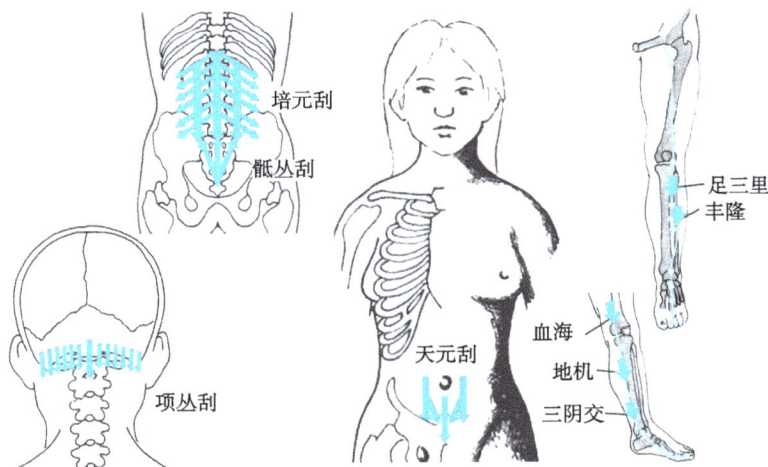

图 9-62　闭经取穴

4. 带下

带下系指妇女阴道分泌物增多的一种病证,是临床常见病、多发病。症见面色萎黄,精神疲倦,腰膝酸软乏力,小腹坠胀等。本病属现代医学"阴道炎"范畴。

(1) 取穴(图 9-63)　项丛刮、培元刮、骶丛刮、天元刮、血海、足三里、三阴交、太冲、照海、隐白。

(2) 运板技巧　首选骶丛刮、天元刮,行平补平泻法刮之,隐白穴用灸法。若伴腰痛甚者,加委中三带、足弓刮。老年性阴道炎同本法治之。

(3) 按语

① 本证常与生殖器感染、机体虚弱等因素有关,极少数与肿瘤有关。刮痧对缓解腰膝酸软无力、小腹坠胀、精神疲倦及止带效佳。

② 带下辨证,重在颜色、气味及质之清浊。因病因不同,则带下性质各异。如带下色白质稀多属脾虚湿盛;带下色黄或赤白相兼、阴痒明显多属湿热或肝经郁热;带下质稀而清冷、腰酸乏力,多为肾虚。

③ 本证治则以健脾、升阳除湿为主。天元刮中关元、中极,培元刮中肾俞、志室为治疗妇科疾病必取之要穴。关元为元气之所,功专培肾固本,补益元气,暖宫固精,止血止带。中极位于下腹部,为任脉经腧穴,任脉居中,为足三阴经之会集处,内为胞宫、精室所居,有培下元、助气化、调血室、温精宫之效,为妇

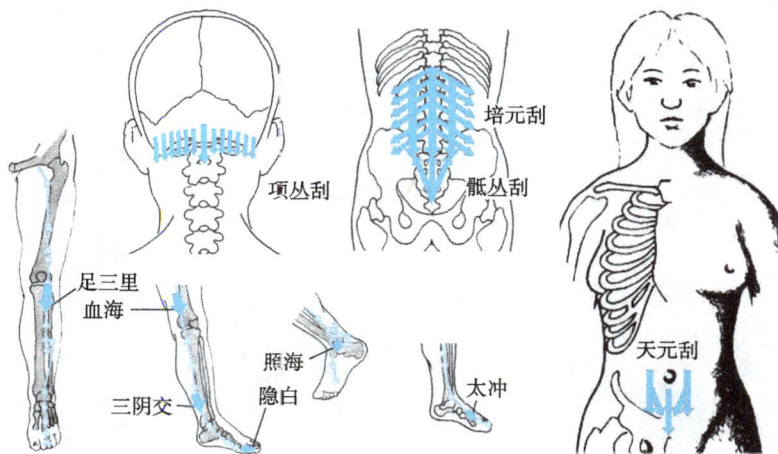

图 9-63　带下取穴

科疾患常用穴,可调月经,止带下。肾俞为肾脏之背俞穴,功擅滋补肾阴,温补肾阳,益阴填髓,固下元,涩精止带。志室属膀胱经,位于腰部,内应肾脏,功能补肾益气,益肾精,温肾壮阳,辅助肾脏而缓解精神疲倦、腰部酸软之症状。三阴交为治妇科诸病证之要穴,系肝、脾、肾三经之会,可调理肝、脾、肾三经之气机。上方刮之,协同为用,健脾、升阳、除湿之功相得益彰。

5. 慢性盆腔炎

盆腔炎是指妇女盆腔内生殖器官及其周围结缔组织的慢性炎症。本病病程长,有下腹部隐痛或下坠感,腰骶部酸痛,性生活后腹痛加剧,伴月经紊乱、白带增多。

(1) 取穴(图9-64) 肩胛环、培元刮、骶丛刮、腹部五带刮、足三里、丰隆、地机、三阴交、蠡沟、公孙、太冲。

(2) 运板技巧 本病首选培元刮、骶丛刮、腹部五带刮(先排空小便)、丰隆、太冲等穴、区,特别是骶丛刮需按上述运板法进行操作,配穴为足三里、丰隆、地机、三阴交、蠡沟、公孙等。若能配合隔姜灸胃俞、脾俞、肾俞、关元,则疗效更佳。

(3) 按语

① 盆腔炎为妇科常见病之一,慢性盆腔炎曾有急性病史,并反复发作,迁

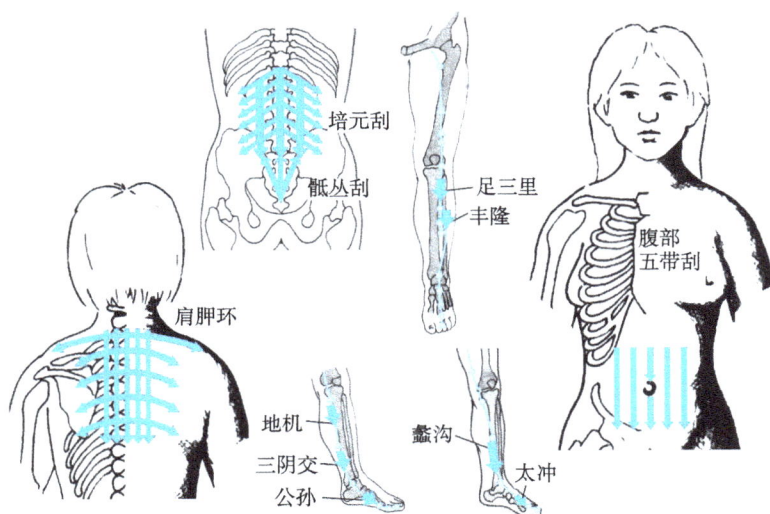

图9-64 慢性盆腔炎取穴

延至慢性。刮痧治疗本病对缓解小腹坠胀、隐痛、带下延绵、腰骶酸楚、纳差、神疲乏力、便溏效佳。

②刮痧首选骶丛刮、培元刮、腹部五带刮、三阴交。骶丛刮系以八髎穴、长强穴为主体，八髎穴内应下焦盆腔，可强腰补肾，调理下焦，通行盆腔之气血，是治疗盆腔疾患之首刮部位。该部内应下焦盆腔，可调理胞宫，通经活络，行气活血，补肾固精，强腰止痛，调经，清利下焦湿热而止带，用于治疗妇科各种疾患。

腹部五带刮，以任脉、胃经、脾经循行于下腹为五带。任脉一带集阴交、气海、关元、中极、曲骨诸穴。胃经的梁门、天枢、归来为一带。归来穴位于下腹部，当脐下4寸，距前正中线2寸处。该穴属胃经，位于小腹部，内应胞宫、精宫。冲任两脉均起于胞宫，阳明经又多气多血，故该穴调理下焦气机，调补冲任，行气活血，用于治疗各种妇科及泌尿系统疾患(注意孕妇不可刮、灸、拔罐)。

③灸法对慢性盆腔炎效果很好，尤以体质虚弱者更适宜；取神阙、天枢、关元、中极、归来、次髎、足三里，隔姜艾条灸，每次刮两三穴即可，每天1次，7~12天为1个疗程。

6. 经行乳房胀痛

本病指月经前期乳房及乳头胀痛，经后消失，周而复始，伴随月经周期而发作者。现代医学的"乳腺增生"(俗称小叶增生)参照本病治疗。

(1) 取穴(图9-65)　膻中刮、三脘刮、肩胛环、内关、外关、足三里、三阴

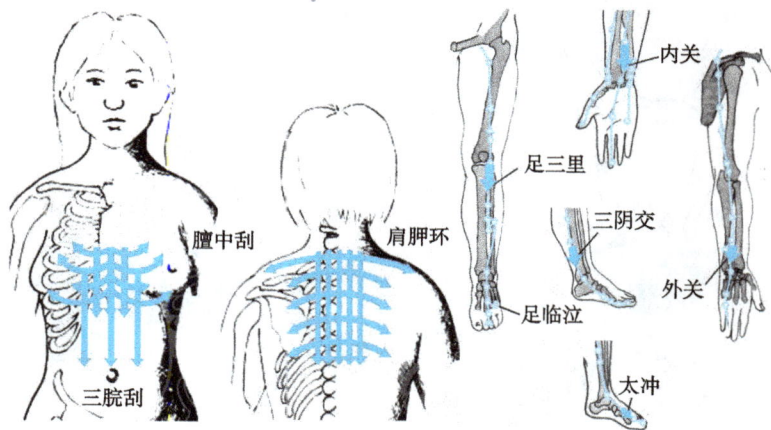

图9-65　经行乳房胀痛取穴

交、太冲、足临泣。

（2）运板技巧 肩胛环为首选刮拭部位，且注意乳房小叶增生在背部投影处出痧为好；并于其上拔罐消灶，其效颇佳。

亦可于背部走罐，重点偏患侧，视出痧多处留罐，余同上述。膻中刮则注意局部不刮，重点放在乳根、膻中、中府、内关、丰隆、光明、足临泣、太冲诸穴。

（3）按语

① 刮痧治疗乳胀、小叶增生效佳。

② 本证多为情志不畅、肝气郁结而气滞，经络失养，冲任失调所致。本方首选膻中刮，理气开郁，配双侧内关，加强通经活络、宽胸解郁之功；三脘刮配双侧足三里以疏通胃肠之气，腑气通利则传导自能复常，更兼泻太冲疏肝理气，则胀痛自安。

③ 光明为足少阳胆经络穴，别走足厥阴肝经，有疏调肝胆、通络止痛之功效；足临泣为足少阳胆经腧穴，乃本经脉气所注，八脉交会穴之一，通于带脉，有平肝息风、疏泄肝胆、调和气血、疏通经络、散瘀定痛之功。诸穴、区、带同刮，合而为用，清泻肝胆，消胀止痛之力增强。

④ 肩胛环为整体调节主要刮拭部位之一，是古今刮痧人士必刮之处，且易于出痧，故有"痧岛"之称。再者，背部有大量的背俞穴，几乎与内脏等高位，在此刮拭，通过经络之效应，可直接作用于脏腑。中间带为督脉经，督脉有总督一身之阳的功效；其两侧是膀胱经第1、第2侧线，膀胱经主一身之表证，又是十四经中循行路线最长、穴位最多的经脉。因此其主治范围极广，不论是急、慢性疾病、脏腑病，还是部分疑难杂症，都以此为必刮之处。

⑤ 膻中为心包之募穴，八会穴中之气会，若常行膻中刮，使胸骨区受到一个良性、持久的弱刺激，使其局部血液循环加快，经行乳房胀痛则得以缓解。

7. 乳少

乳少即妇女产后乳汁分泌不足，影响哺乳需要，多因产后出血过多、纳果或情绪波动等因素引起。

（1）取穴（图9-66）项丛刮、肩胛环、膻中刮、内关、少泽、足三里、三阴交、太冲。

（2）运板技巧 肩胛环可用稍重手法刮之；膻中刮以平补平泻手法刮之；点按少泽穴，可配合灸乳根。

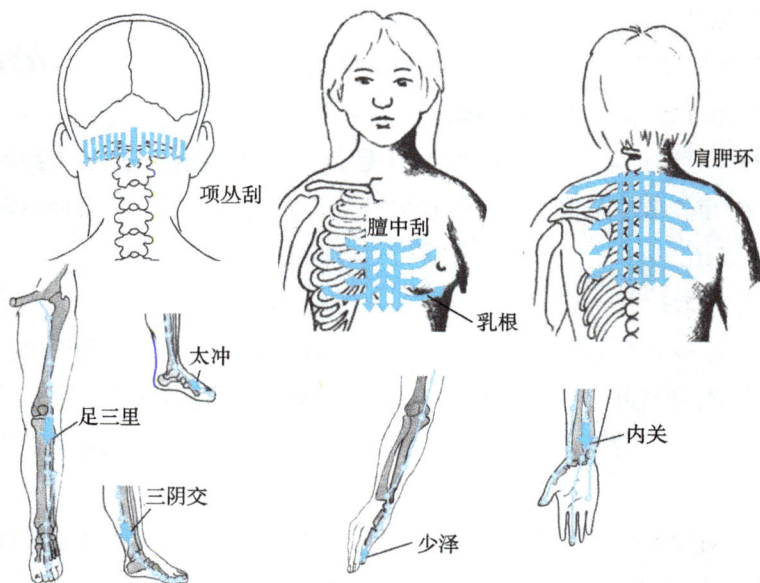

项丛刮
膻中刮
乳根
太冲
足三里
三阴交
少泽
肩胛环
内关

图 9-66 乳少取穴

(3) 按语

① 产后乳汁不行或甚少,证有气血虚弱和肝郁气滞之分。气血虚弱者表现为乳房柔软,无胀痛感,面色不华,精神欠佳,食少,舌质淡,脉细弱。肝郁气滞者表现为产后乳汁不行或很少,乳房胀满而痛,精神抑郁,胸胁不舒,脘胀食少,舌苔薄黄,脉弦。

② 少泽、乳根两穴伍用,为治乳少之经验穴。乳根是足阳明胃经腧穴,穴居两乳房根部,有活血化瘀、宣通乳络、消肿止痛之功;少泽为手太阳小肠经腧穴,为本经脉气所出,有通经活络、开窍通乳之功效。该两穴伍用,常用于肝郁气滞之实证。

③ 虚证取膻中刮、肩胛环(心俞、膈俞加拔罐)、足三里、三阴交等伍用,尤以三阴交,为治妇科疾病之要穴。上穴刮之、灸之,共达调和脾胃、益气生血之效,从而乳汁自丰。

④ 刮痧治疗本病疗效理想,患者乐于接受,应尽早治疗,则取效较速。

283

8. 经前期紧张综合征

本病系妇女于行经前数天在生理、情绪上出现的一系列症状而言,如头痛头晕、口干、心情烦躁、失眠、乳房或胸胁胀痛、四肢肿胀不舒等。

(1) 取穴(图 9-67)　项丛刮、肩胛环、骶丛刮、膻中刮、三脘刮、灵神刮、内关、足三里、丰隆、三阴交、太冲。

(2) 运板技巧　首刮项丛刮、骶丛刮。项丛刮以刮板前或后 1/3 处,沿颅骨切迹处分 13 条刺激带,着力于穴、区、带上,重点在正中一带督脉循行线之下脑户、风府、哑门三穴;次在第 3 带之风池穴上下刮之;再则第 5 带安眠穴上下刮之。

行骶丛刮应首先摸清骶孔大概的位置,起板于长强穴稍上方,落板稍轻,运板斜向左、右两侧,约呈 45° 角刮之,遇骶孔处以板压之势刮之,此时术者板下可觉凹凸不平感。患者则觉似痒非痒、胀而酸沉之板感,敏感者有提肛缩阴之感为佳。

四肢浮肿者无需按穴位刮拭,可从手指或足趾向上倒刮,共刮 4 个面,然后再以刮板厚角于要穴上作点、按、揉法。

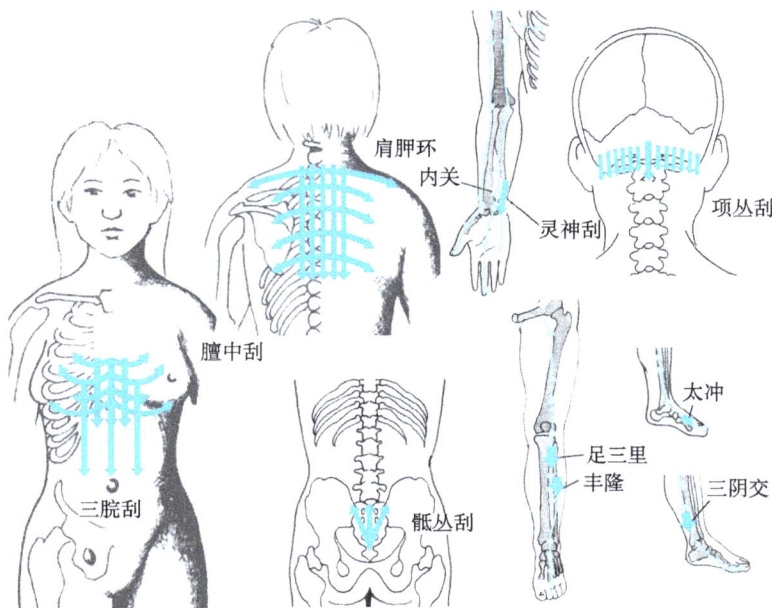

图 9-67　经前期紧张综合征取穴

（3）**按语** 本病发生率有随年龄和产次而增加的趋势，且多见于平素性情急躁、易于激动、多思多虑、忧郁的妇女。治拟养心安神，取项丛刮、内关、神门、三阴交；疏肝解郁取肩胛环、三脘刮、足三里、太冲；理气化痰配膻中刮、三脘刮、丰隆。更兼骶丛刮一法，通过向心性传导作用，可作用于脑，再配以项丛刮，则对解除头痛、头晕、失眠、心情烦躁诸症有良好效果。

9. 围绝经期综合征

围绝经期综合征是指围绝经期妇女因卵巢功能衰退而引起内分泌失调和自主神经功能紊乱的一组征候群。初起表现为月经不规则，以后绝经，伴头晕目眩、耳鸣、腰膝酸软、潮热汗出、心悸不宁、抑郁、易激动、失眠多梦、食欲不振、精神倦怠、皮肤感觉异常等。属中医学"脏躁"范畴。

（1）**取穴**（图9-68） 项丛刮、肩胛环、培元刮、骶丛刮、膻中刮、三脘刮、内关、灵神刮、丰隆、三阴交、太冲、太溪。分两组交替刮。

（2）**运板技巧** 首刮培元刮、骶丛刮，以平补平泻法运板。肩胛环可用稍

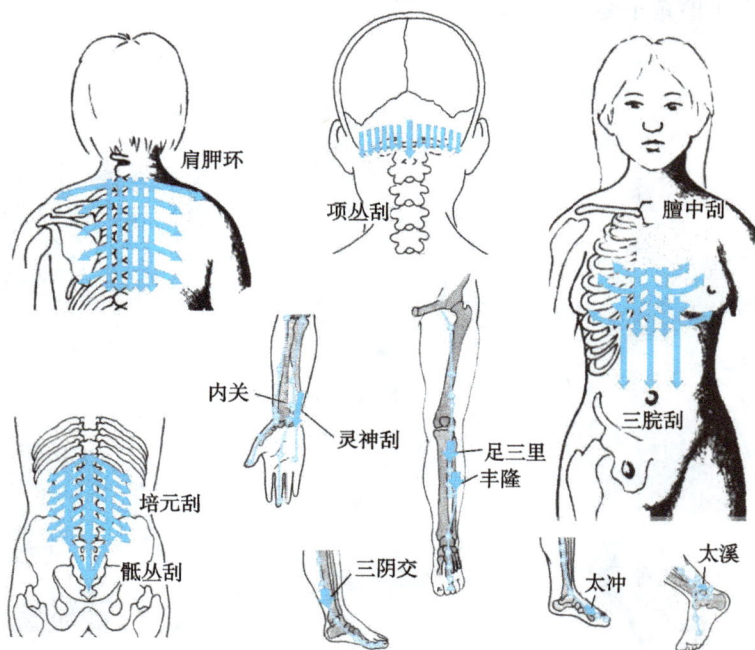

图9-68 围绝经期综合征取穴

重手法刮之,膻中刮以补法运板。丰隆一穴可首以平补平泻法运板,再以点、按或弹拨法刮之。太溪一穴最好从三阴交穴起板,向下沿内踝刮至照海穴前方。

(3) 按语

① 围绝经期综合征应在排除心血管、神经、精神及泌尿生殖系统的器质性病变前提下诊治。围绝经期综合征乃以肾虚为致病之本,当审其阴阳而后论治。原则上以补肾为主,兼调肝脾为辅。临床主要分为肾阴虚、肾阳虚两型。

肾阴虚:眩晕耳鸣,面红颧赤,烘热出汗,手足心热,失眠多梦,腰膝酸软,皮肤干燥,瘙痒或如虫行,或月经不调,舌红苔少,脉细。按上法刮之,可加志室、太溪。

肾阳虚:面晦神疲,形寒肢冷,腰膝酸冷,或崩中漏下,色淡或暗而有块,或带下清稀量多,或面部浮肿,夜尿频或失禁,脉沉细无力。按上法刮之,重用灸法,可灸命门、肾俞、气海、足三里。

② 中医学认为该证由任脉虚损、肾气虚惫、肝脉虚弱、阴阳失调所致。现代医学则认为系由卵巢功能减退造成内分泌失调等原因所致。

方中主要刮拭部位为项丛刮、肩胛环、骶丛刮、膻中刮、三脘刮、内关、神门、丰隆、三阴交、太冲,共奏补肾固本、调理冲任、化痰解郁之功。

10. 不孕症

不孕症是指育龄女子结婚后夫妇同居并未采取避孕措施,持续 2 年以上仍未受孕者,或曾流产后 3 年以上未孕者。

(1) 取穴(图 9-69) 培元刮、骶丛刮、三脘刮、天元刮、子宫穴(脐下 4寸,中极穴各旁开 3 寸处)、曲池、内关、血海、足三里、丰隆、三阴交、太冲。

(2) 运板技巧 按常规操作刮治(此略)。

(3) 按语

① 中医学认为本病属肾虚,或血虚,或由胞寒所致。现代医学则分先天性生理缺陷者,以及由病理性因素而致者,本文就后者略述之。治拟益气补肾,调理冲任。方中以培元刮、骶丛刮、天元刮为主,辅以四肢肘、膝关节以下诸穴。配合灸关元、足三里、三阴交、太冲、肾俞、命门则其效更速。

② 本证治疗仍须抓住虚实两纲。虚证中,肾虚者,培元刮重点在肾俞,天元刮重点在气海;血虚者,肩胛环重点在心俞、膈俞,骶丛刮重点在次髎,配刮血海、足三里、三阴交。实证中,肝郁气滞者,以项丛刮、骶丛刮、内关、太冲为

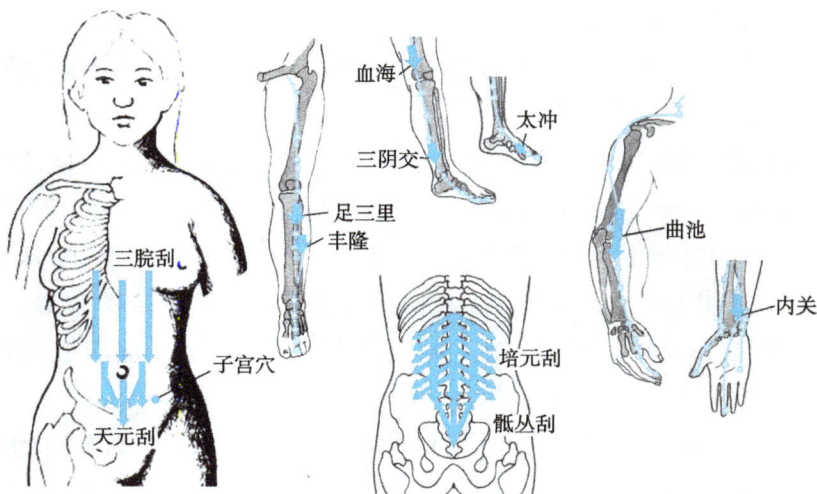

图 9-69 不孕症取穴

主；痰湿(热)者,肩胛环重点在肺俞、脾俞,三脘刮重点在中脘,配刮阴陵泉、丰隆、解溪；血瘀者,肩胛环重点在心俞、膈俞,配合骶丛刮。因该病证原因较为复杂,首先当明确诊断,查明原因,以对因治疗为首务,刮痧可辅之。治疗应重在调经、补益脾肾为主,若诊断明确为输卵管阻塞、宫窦血瘀之证,用中药热敷小腹和腰骶部,其效更捷。

11. 产后便秘

产后便秘为产后常见病,多因产后气血亏损,津液不足,肠道失濡而致。症见产后大便困难,数日不解,或排便干燥,腹胀不舒等。

(1) 取穴(图 9-70) 三脘刮、天元刮、骶丛刮、膈俞、脾俞、胃俞、支沟、三阴交、阳陵泉。

(2) 运板技巧 按常规操作刮治(此略)。

(3) 按语

① 便秘为产后三大症之一。《金匮要略》载:"新产妇有三病,一者病痉；二者病郁冒；三者大便难。"可见大便难在产后病中较为常见。本病因分娩后气血虚弱,津液不足,致肠道失濡,输送无力而致。

② 刮痧通过对经络穴、区、带的刺激产生经络效应,更兼天元刮,可使肠蠕动功能改善,调节人体功能,治疗产后便秘有良好效果。

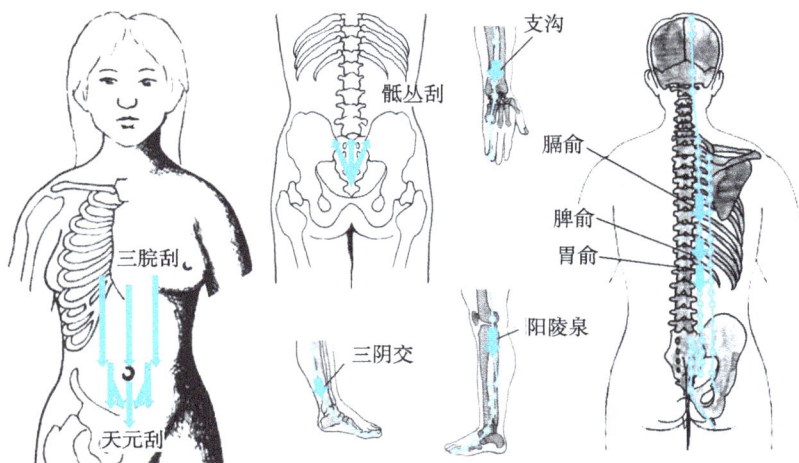

图 9-70　产后便秘取穴

③ 治疗便秘应注意辨证与辨病相结合,以局部对症腧穴为主,如三脘刮、天元刮、腹部五带刮、骶丛刮等任选之,辅以远道辨证选穴为辅,如阳陵泉、支沟。

气血虚弱者,取天元刮重点在天枢、气海、关元;肩胛环重点在脾俞、胃俞,以及神门、三阴交。

阳虚者,取培元刮,重点在命门、肾俞、大肠俞,以及关元、支沟、阳陵泉、照海。

方中以天元刮、骶丛刮、膈俞、脾俞、胃俞为主,辅以三脘刮、三阴交为辅,共奏通利腑气,则传导自能复常,便秘之苦自解。

12. 产后发热

产后发热是指产褥期出现发热,持续不退,或突然高热、寒战等。

(1) 取穴(图 9-71)　项三带、肩胛环、肘窝刮、曲池、外关、合谷、足三里、三阴交、太溪。

(2) 运板技巧　按常规操作刮治(此略)。

(3) 按语

① 产妇发热,在排除伤食、乳腺炎或内外各科疾病外,多数常见于产褥期,并伴有恶露异常或小腹疼痛。

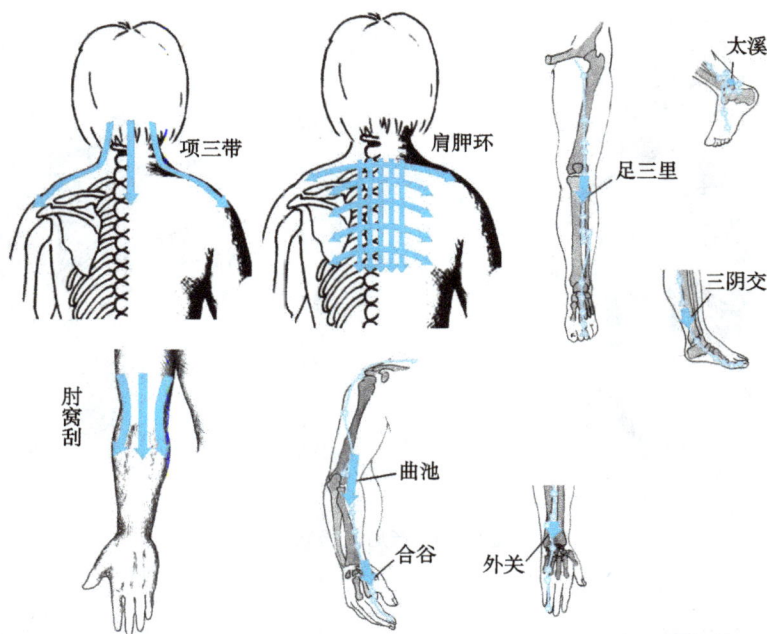

图 9-71 产后发热取穴

产后发热,病因不同,症状各异,临证时应根据发热伴随症状,进行辨证施刮,应以调气血、和营卫为主。因产后多虚证,切勿乱泻,但又不可不问病情,片面强调补虚,而忽视外感和里实之证,致犯虚虚实实之戒。产后发热多由产后气血两亏、卫气不固、瘀血内积等病因所致。

② 方中项三带之大椎属督脉,位于颈胸交界处,为督脉与手、足三阳之会,统摄全身阳气,故可疏风解表,泻热通阳,清在表之风热,还能泻阳明之里热。风池一穴属足少阳胆经,位于项后近颅,与脑关系密切,是风邪最易侵犯之地。本穴乃祛风之要穴,疏风解表而治热病,再加肘窝刮,其热退之。

曲池、合谷为大肠经腧穴,与肺经互为表里,可清肺退热;足三里健运中焦,调和脾胃;佐以妇科圣穴三阴交,此为肝、脾、肾三经之交会穴,治疗范围广及三经,治疗效果之优,为古今之公认,系妇科疾病首选穴。更兼太溪相助,共达固本之效,以资气血生化之源。

13. 急性乳腺炎

急性乳腺炎多发于初产哺乳期妇女,初期乳房肿胀疼痛,伴发热恶寒,成脓期乳房肿块增大,红肿疼痛,继则化脓,常伴有全身症状,如头痛、发热、全身关节酸痛、纳呆等。属中医学"乳痈"范畴。

(1) 取穴(图 9-72) 膻中刮、三脘刮、天元刮、项三带、肩胛环、肘窝刮、曲池、内关、合谷、足三里、太冲。

(2) 运板技巧 膻中刮宜面积稍大,上至中府,下至乳根(除乳房外)。肩胛环以两天宗穴为重点刮之,配拔罐。项三带以大椎、肩井、肩髃为重点,刮拭面尽量拉长,肩井穴加拔罐。

(3) 按语

① 本病多因肺气壅结、经络阻滞、营卫失调,使乳络不通,气血凝滞而成。其治则以通为用,通利乳络(治疗过程中,尽可能要排除残乳,但切不可挤捏),清热消炎为主。佐以调理脾胃而散结、疏肝理气为辅,本病取穴特点为近取和循经取相结合。

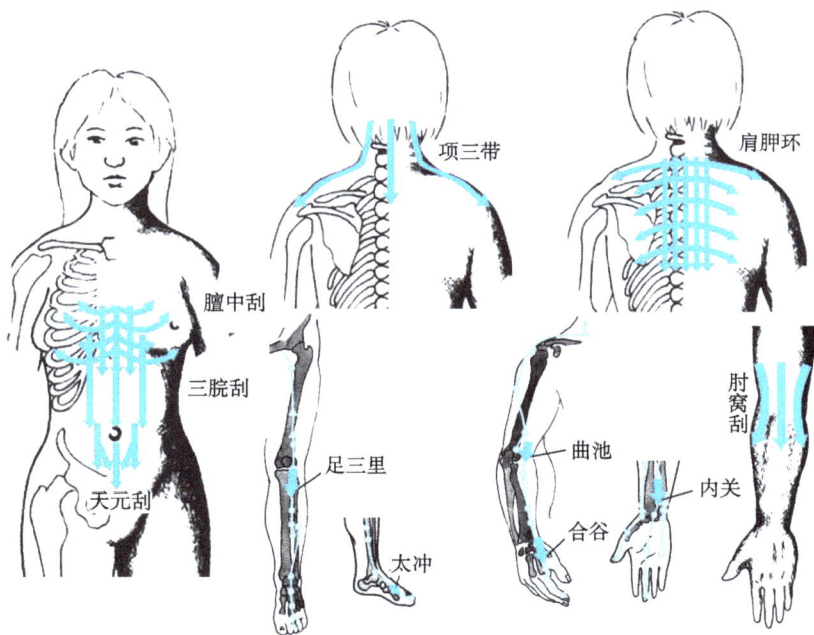

图 9-72 急性乳腺炎取穴

② 方中膻中刮以乳房部为重点,更兼足阳明胃经循经乳房部,其乳根、足三里两穴(远道循经配穴)可清胃火以消阳明热毒壅滞,共达疏通乳络不畅和湿热壅遏乳房;项三带之肩井穴,属足少阳胆经,位于肩上,胆经由此而入缺盆,循经胸侧,内应于胸,故该穴能宽胸理气,降逆通乳,化瘀通络而消肿,为古今治疗乳痈(乳腺炎)之经验要穴,更兼太冲解肝气之郁结,又可泄肝胆之热。上方共奏解热、消炎、通乳、增进食欲之效,诸恙自安。

第八节 儿科疾病

儿科,古称哑科,有"医有十三科,最难小儿科"之说。处理儿科疾病,应慎之又慎。刮痧在儿科中的应用,一般为 5~12 岁者,要求辨证正确,取穴宜少,手法宜轻,刮时宜短,鼓励中西医结合治疗。

1. 发热

发热指体温异常升高,在 37.5~38℃为低热,39℃以上则为高热。本节主要介绍中等度发热(38~39℃)的刮痧治疗。发热病因较多,临床常分感染性和非感染性两大类。

(1) 取穴(图 9-73) 项三带、肩胛环、膻中刮、肘窝刮、委中三带、曲池、合谷、复溜、足三里、丰隆。

(2) 运板技巧 首先取项三带,以平补平泻法刮之,重点部位为大椎、肩井,使两穴处现痧即可;次刮肩胛环、肘窝刮、四肢肘、膝以下诸穴尽量拉长刮拭,曲池、合谷可行点、按法刮之。肘窝刮、委中三带应特别注意,运板手法均不可过重,因该部皮肤娇嫩,特别是小儿该部可采取隔着清洁白棉布刮之,边刮边拿开白棉布观看,见痧即止,亦不可久刮。

(3) 按语 小儿发热,除特殊情况外,一般多见于夏季,是小儿在夏季特有的一种发热病证。临床常以夏季长时间发热不退,伴口渴、多尿、无汗或汗少等症状,中医学称之为"暑热证",多见于 5 岁以下的婴幼儿。检查无特殊体征,一旦气候转凉体温亦随之下降。该证应行中西医结合治疗,刮痧可辅之,但手法一定要轻,取穴宜少而精,刮治时间不可过长,婴儿禁刮。

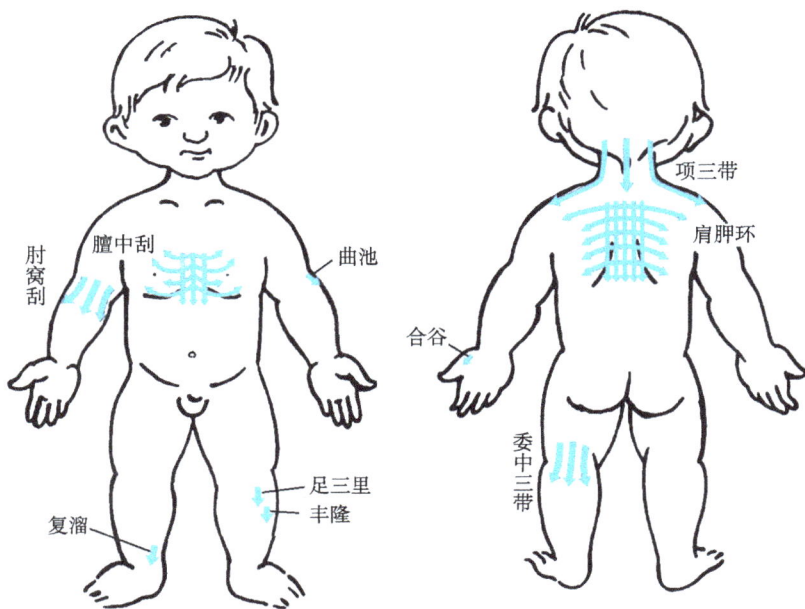

图 9-73 发热取穴

2. 腹泻

小儿腹泻可由不同原因引起,是以腹泻为主的胃肠道紊乱综合征,以夏秋季发病率最高。本病表现为大便次数增多,粪质稀薄,或呈水样,常伴腹痛腹胀。根据病程长短,可分为急性腹泻(2 星期以内)、迁延性腹泻(2 星期以上)和慢性腹泻(2 个月以上)。本病属中医学"泄泻"范畴。

(1) 取穴(图 9-74) 三脘刮、天元刮、脾俞、胃俞、大肠俞、曲池、内关、合谷、足三里、三阴交。

(2) 运板技巧 按常规操作刮治,慢性腹泻可配合艾条灸天枢、关元。

(3) 按语

① 小儿脏腑娇嫩,本病多因外感寒凉(风寒、暑湿为多)及内伤饮食所致,是儿科常见消化系统疾病,若症见失水等重症应及时送医院抢救,脱离危险后再用刮痧等法进行调理。若配合灸治,其效捷。神阙(脐眼)处垫以布块,上置食盐少许,以艾炷置盐上灸 2~3 壮。

② 三脘刮、天元刮之中脘、天枢能温中化湿,使运化和传导功能恢复正

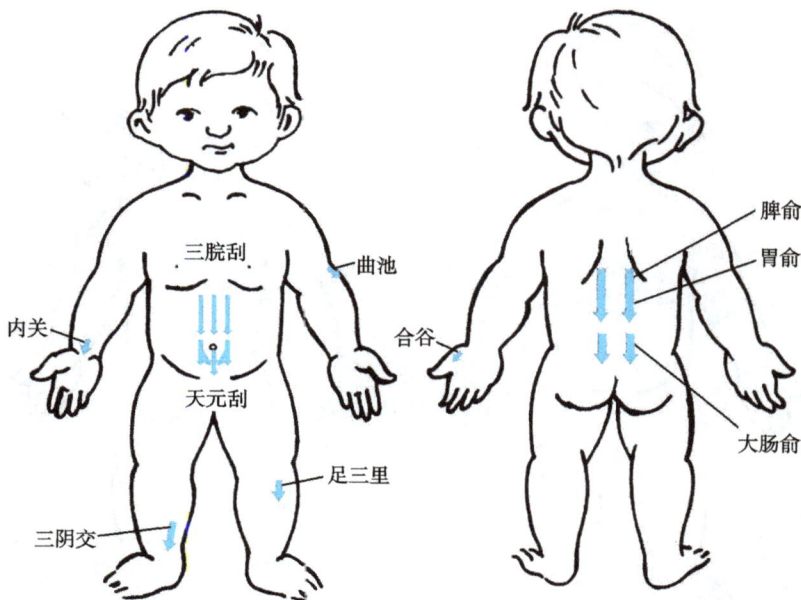

图 9-74　腹泻取穴

常。神阙灸之以温肠而散寒邪,足三里、三阴交健脾和胃而止泻,内关利膈宽中除满,脾俞、胃俞调理脾胃气机,大肠俞能调理大肠的传导功能而止泻。

③ 小儿腹泻应谨慎处理,本病最易耗伤精液,若治疗失时或不当,危害极大,若久治不愈,可导致小儿营养不良而影响正常发育。平素可配合小儿捏脊,有助于提高患儿抗病能力。

3. 厌食

小儿消化功能不强,又因饮食不节、饥饱失调、过食生冷,损伤脾胃而致厌食。症见不思饮食,或食之乏味而见食拒之,日久面色少华,形体消瘦,长期厌食则可发生营养不良,影响生长发育。

(1) 取穴(图 9-75)　肩胛环(重点纵三行,第 9 胸椎至第 12 胸椎)、三脘刮、天元刮、足三里、三阴交。

(2) 运板技巧　小儿肌肤娇嫩,宜以轻手法刮之。肩胛环为主要刮拭区。

(3) 按语　厌食又名"恶食",是指小儿长期食欲不振,甚至拒食的一种病证,主要是喂养不当,缺乏正确的育儿方法。系部分家长对孩子溺爱,饮食过

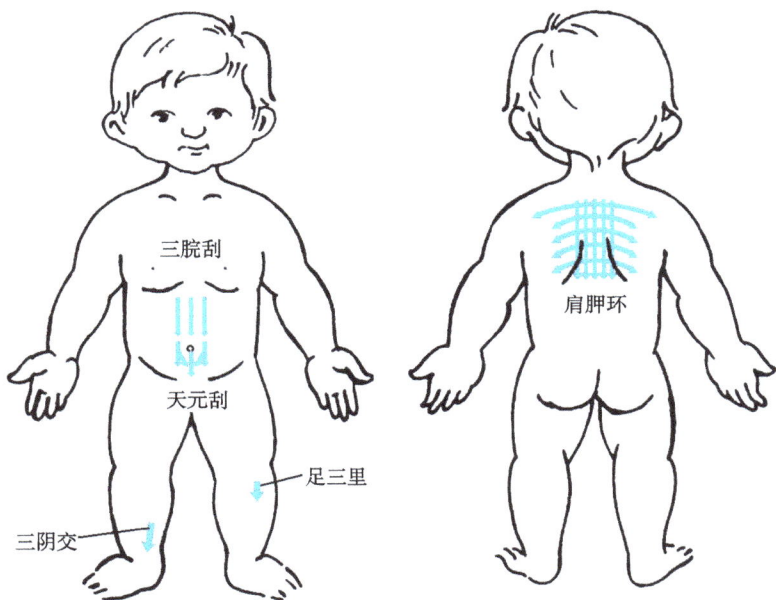

图 9-75　厌食取穴

精,放任孩子挑食;更甚者滥用保健品、补药而损伤了孩子的脾胃功能;极少数孩子有吮指等不良习惯。小儿厌食,日久可致小儿营养不良,轻者表现为渐进性消瘦,生长发育停滞,神疲乏力;重者发展为各器官功能低下,毛发稀疏易脱,表情淡漠。要纠正小儿厌食,除注意纠正不良习惯外,应正确喂养,可辅以刮痧、捏脊,成效颇佳。方中三脘刮、足三里和胃消滞,益气健胃;天元刮、三阴交可奏培补元气、调理脾胃之效。若辅以小儿捏脊、推四缝、灸足三里,则疗效明显。

4. 便秘

小儿便秘指小儿不能按时排便,大便燥结,质硬难排,可数天至 1 星期不排便,伴腹胀、纳呆等症。

(1) 取穴(图 9-76)　肩胛下环、骶丛刮、天元刮、脾俞、胃俞、大肠俞、支沟、足三里。

(2) 运板技巧　小儿肌肤娇嫩,不宜以重手法刮拭,当慎之,一般刮至出

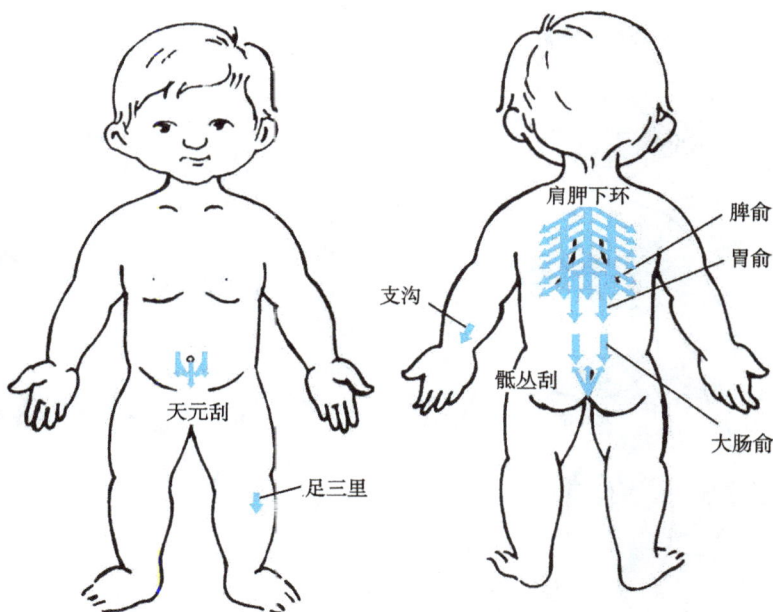

图 9-76　便秘取穴

现痧痕即止。首刮肩胛下环,重点穴位为脾俞、胃俞;次刮骶丛刮,重点穴位为大肠俞;再则为天元刮,重点穴位为天枢、关元;以足三里、支沟善其后。

(3) 按语

① 本病多因婴幼儿饮食不足形成营养不良,使腹肌和肠肌瘦弱、张力低下,推动无力而导致便秘。

② 上方以肩胛下环、骶丛刮、天元刮为主,辅以传统经验穴支沟、足三里,共奏激发经气、调节肠胃之功能,则便秘之苦得解。

③ 脾俞、胃俞,健脾和胃;大肠俞位于腰部,内应大肠,是大肠精气直接转输之处,可通肠调腑;足三里助后天之本,使气血有生化之源。家长应关心、督促小儿养成良好的排便习惯。

5. 遗尿

遗尿,俗称"尿床",是指 5 岁以上儿童夜间或白昼不能自主地排尿。少则每晚 1 次,多则数次。功能性遗尿易治。

（1）取穴（图 9-77） 项丛刮、四神延、天元刮、培元刮、骶丛刮、足三里、三阴交、太冲、神门。

（2）运板技巧 首刮项丛刮、骶丛刮,再配天元刮,以四肢穴位善其后。项丛刮以轻手法运板刮之;培元刮、骶丛刮、天元刮以平补平泻法运板刮之;足三里可稍重运板刮拭。

（3）按语

① 遗尿多由肾气不固、膀胱失约、发育营养不良所致。大部分儿童随年龄增长而自愈。

方中项丛刮、培元刮、天元刮、骶丛刮为重点刮拭部位。取培元刮(命门、肾俞)、三阴交可补肾气而壮肾阳;天元刮中天枢、关元为全身强壮之要穴;神门宁心安神;三阴交补血、补肾气,乃传统治疗遗尿之要穴。

② 四神延、项丛刮与脑关系密切,刮之可改善大脑功能而治遗尿。骶丛刮内应盆腔、膀胱,是治疗泌尿生殖系统疾病的主要刮拭区域。天元刮之关元、中极是足三阴、任脉之会,能补肾益气;三阴交统补足三阴之气。上方共奏安神、健脾、补肾之效,膀胱得以制约,则遗尿可止矣。

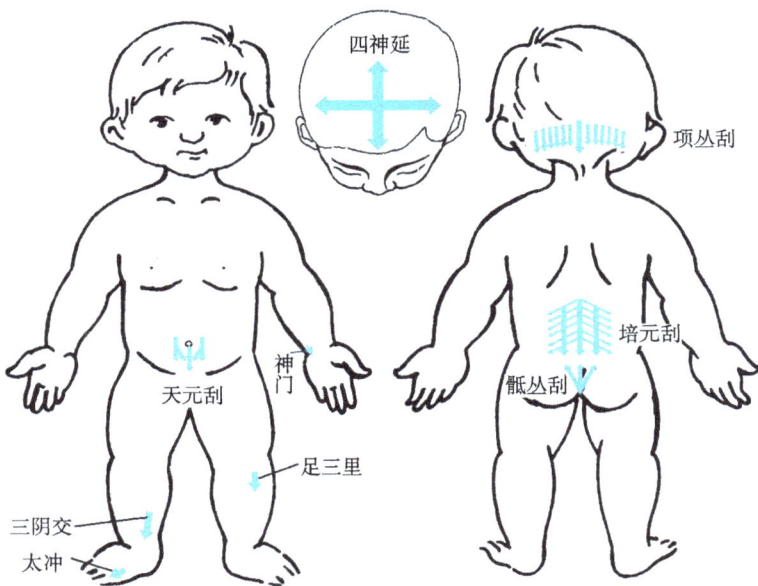

图 9-77　遗尿取穴

6. 支气管炎

急性支气管炎常继发于上呼吸道感染或传染病,多见于 3 岁以下小儿;慢性支气管炎有反复多次的呼吸道感染,病程超过 2 年,每年咳嗽或伴有喘息持续 3 个月。本病属中医学"咳嗽"范畴。

(1) 取穴(图 9-78) 项丛刮、肩胛环、膻中刮、曲池、尺泽、孔最、丰隆、太溪。

(2) 运板技巧 小儿肌肤娇嫩,不宜以重手法刮拭,年龄过小可用间接刮痧法(隔衣刮)辅助治疗。肩胛环为重点刮拭区,以脊柱两侧华佗夹脊、足太阳膀胱经第 1 侧线为主刮之。

(3) 按语

① 本证可因外邪侵袭,肺卫受感,肺气不得宣发引起。也可由脏腑功能失调,累及肺脏,肺气失肃降而发生。肺为五脏之华盖,主气,上连咽喉,开窍于鼻、司呼吸,直接与外界相通,其治定当在肺。

② 肩胛环之肺俞、脾俞为首选部位。盖肺为贮痰之器,脾为生痰之源,肺俞属膀胱经穴,位于背部,内应肺脏,为肺脏之气在背部转输之处,刮之以加强宣肺解表,使气宣通,清肃有数,则邪无所依。

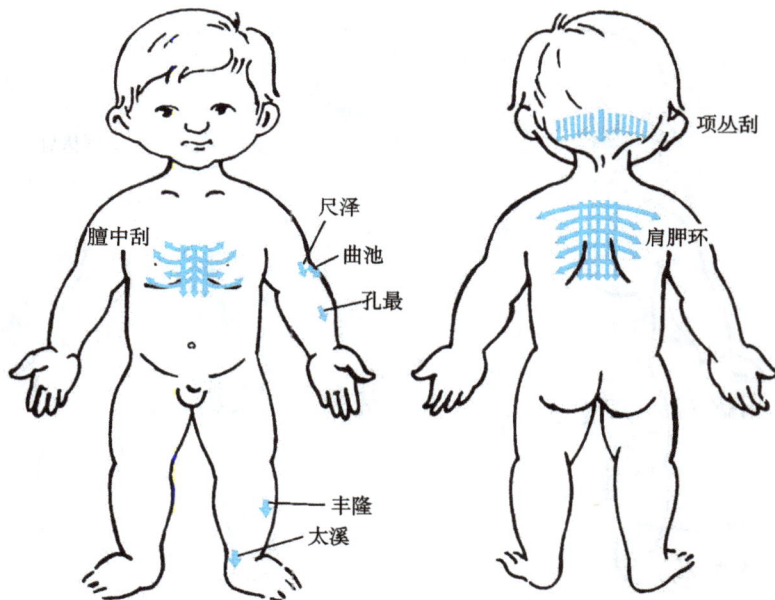

图 9-78 支气管炎取穴

膻中刮之膻中属任脉,位于胸部,内应肺脏气道,有降气之功效,是治疗肺部疾患之要穴,刮之可宽胸利膈,清肺降气,解胸闷,治咳嗽、气喘。

丰隆为胃经之络穴,别走脾经,直接连系脾胃之经,本穴有涤痰化浊之效。

③ 小儿支气管炎与上呼吸道感染关系密切,若能常刮项丛刮,临床观察对减少感冒效果显著。若配以灸肺俞、丰隆、足三里,则疗效更佳。

7. 哮喘

哮喘为儿科常见病、多发病,一年四季均可发病,但以冬季及气候骤变时发病较多,多见于四五岁以上的小儿。本病属中医学"哮喘"范畴。

(1) 取穴(图 9-79) 项丛刮、肩胛环、膻中刮、天突刮、肋隙刮、曲池、尺泽、内关、足三里、丰隆、三阴交、太溪。

(2) 运板技巧 首取肩胛环,以轻手法刮督脉一带,次以稍重手法刮佗脊刮,再以平补平泻法刮膀胱经第 1 侧线一带,横带则用刮板厚角端沿肋间隙自然生理弧度横向刮拭,行补法刮之,见痧痕即止。再取尺泽、丰隆穴附近压痛点

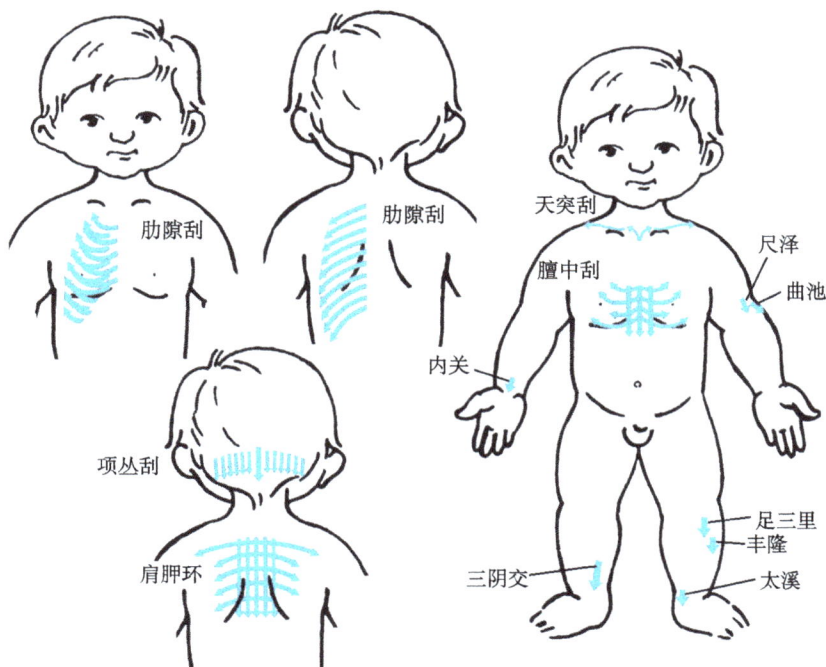

图 9-79 哮喘取穴

刮之,或以术者拇指按揉之,其效颇佳。若证见有过敏史者,则需加风市、血海。

(3) 按语

① 哮喘治拟宣肺化痰,止咳平喘。哮喘之疾,不仅在发作期要抓紧治疗,在缓解期更应积极防治。刮痧为一种较好的非药物疗法,若能坚持定可获得较好的效果。

② 方中膻中刮、肩胛环、肋隙刮为主要刮拭部位。膻中一穴为气会之所,是历来用于主治咳喘之要穴,与肩胛环中肺俞合用,可调肺降气平喘,兼施肋隙刮,则改善肺部通气量效果更为明显,使咳喘得以缓解。

③ 本病除积极治疗外,患儿尚应卧床休息,饮食宜清淡易消化,严防感冒,远离过敏原。

8. 疳积

疳积,又名疳证,系小儿脾胃虚损、运化失常、吸收功能长期障碍、脏腑失养,或病后失调而致。多见于1~5岁小儿,症见消瘦、虚弱、食欲欠佳、嗜食异物、生长发育缓慢。

(1) 取穴(图9-80) 肩胛环、佗脊刮(第7胸椎至第12胸椎)、骶丛刮、三

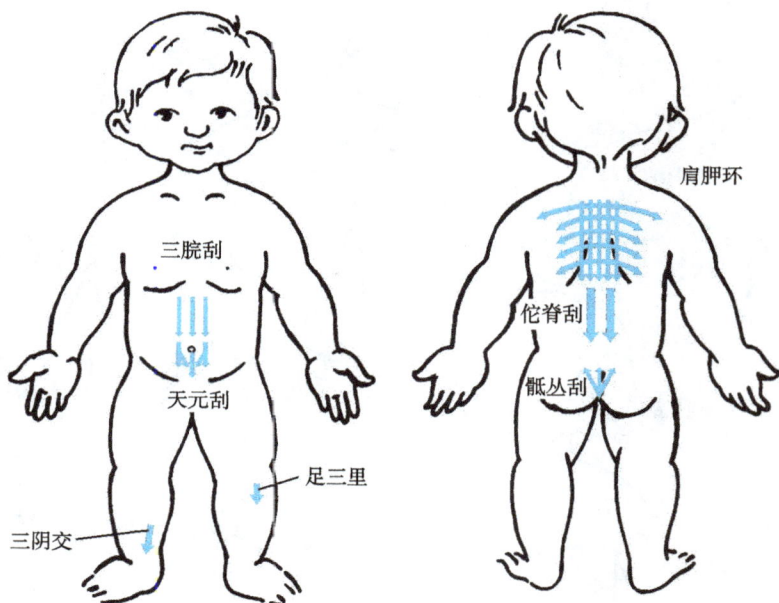

三脘刮

天元刮

足三里

三阴交

肩胛环

佗脊刮

骶丛刮

图9-80 疳积取穴

脘刮、天元刮、足三里、三阴交。

（2）运板技巧　宜以轻手法刮之。

（3）按语

① 小儿疳证是因脾胃虚弱、运化失常、吸收功能长期障碍、脏腑失养而致，究其根源乃饮食不节、积滞伤脾、津气日耗，终而成疳。治拟健脾消食、理气消积。本病起病缓慢，常为家长所忽视。初起有身微热或午后潮热，有偏食现象，如喜食香、咸、酸味等食物，平素口干腹膨，便稀且臭，不思饮食，喜哭而烦躁。继则见面色萎黄，形体消瘦，毛发稀疏，腹大脐渐突。久延失治，则见神疲、肢软、乏力等虚象。

② 上方以肩胛环、佗脊刮、骶丛刮、天元刮为重点，辅以三脘刮、足三里、三阴交。若能配合先用生姜片擦足三里，再用艾条对准间接灸，隔天 1 次，效佳。

腹胀便溏者，天枢刮后灸之，并拔罐，灸命门。

潮热者，加项三带、曲池。

虫积者，延医驱虫，辅以骶丛刮、百虫窝穴（血海上 1 寸处），以按、揉法刮之。

9. 腮腺炎

腮腺炎为腮腺炎病毒所致的急性呼吸道传染病，好发于冬春季节，5~9 岁儿童发病居多。临床有发热，腮腺肿胀疼痛，常见于一侧，一两天后可波及对侧。本病属中医学"痄腮"范畴。

（1）取穴（图 9-81）　项丛刮、项三带、肩胛环、维风双带、颌带刮、曲池、外关、合谷、鱼际、少商。

（2）运板技巧　首取项丛刮，在风池穴、翳风穴附近以平补平泻法刮之，以大椎、肩井两穴为重点刮拭，必要时于出痧处辅以拔罐，肩胛环以双肺俞穴为重点刮拭，见痧后辅以拔罐。

（3）按语

① 腮腺炎以耳垂为中心，肿大疼痛，表面皮肤不红，边缘不清，轻度压痛，并有弹性感，腮腺管红肿。年长儿童并发睾丸炎或卵巢炎。

② 腮腺炎初起颌带刮、合谷效佳。若局部肿胀明显，颌带刮禁刮。维风双带以角孙穴为重点刮拭部位，可行按、揉运板法刮之。

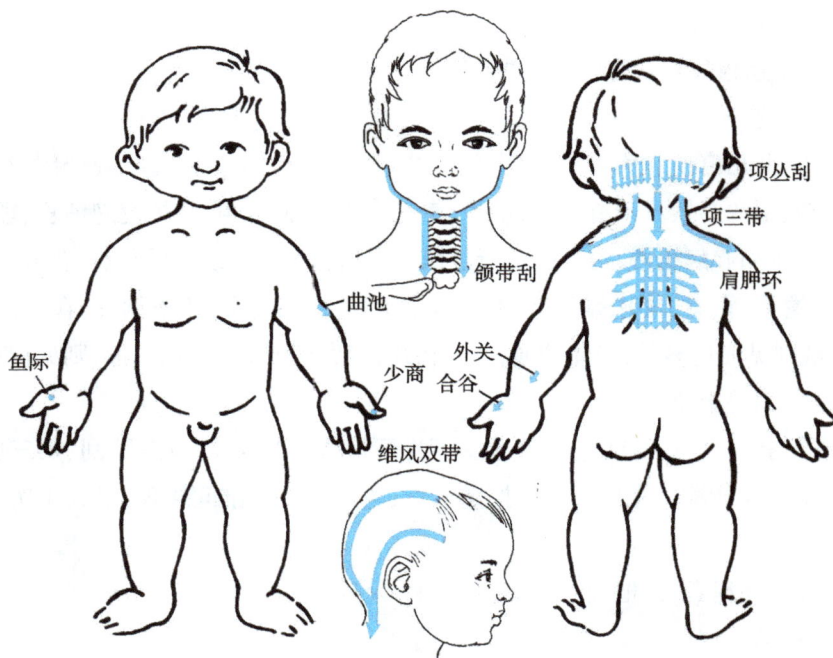

图 9-81　腮腺炎取穴

③ 恶寒发热者,加肘窝刮、委中三带、外关;睾丸肿痛者,加骶丛刮、曲泉、太冲。

④ 可加用外敷药物,如金黄散、青黛散、紫金锭均可选择,用醋调外敷腮部,则效更佳。

⑤ 患儿禁食肥腻、辛辣和刺激性食物。

10. 小儿麻痹后遗症

小儿麻痹后遗症,又称脊髓灰质炎后遗症,是小儿麻痹症急性期过后的后期症状,遗留下肢肌肉萎缩、瘫痪、关节畸形等,少数见上、下肢同时瘫痪。本病多流行于夏秋季节,好发于1~5岁儿童,属中医学"痿证"范畴。

(1) 取穴(图9-82)　项丛刮、项三带、肩胛环、培元刮、骶丛刮。上肢瘫痪加肩前带、肩后带、肩髃、曲池、手三里、合谷;下肢瘫痪加环跳、风市、阳陵泉、足三里、丰隆、委中三带、悬钟、三阴交、昆仑、解溪、太冲,分两组交替刮拭。

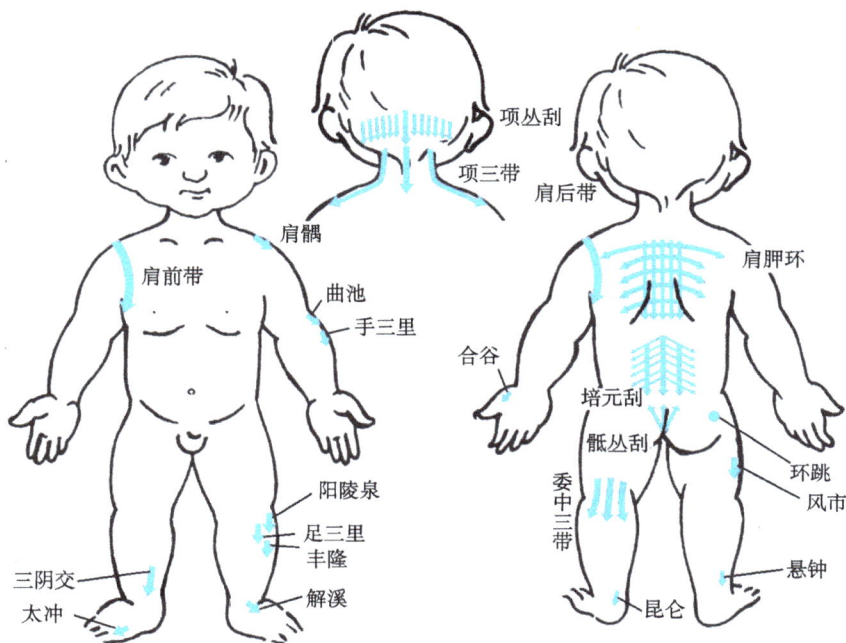

图 9-82　小儿麻痹后遗症取穴

（2）运板技巧　首刮项丛刮，让患儿不觉太痛，稳定情绪，以期配合治疗。重点为背、骶部；肩胛环第 1、第 2 带为重点刮拭部位。并于佗脊刮部位分段选取，先以点、按、揉手法刮拭，二诊后酌情选择弹拨运板法刮拭。

上肢瘫痪选第 1~5 胸椎；下肢瘫痪除骶丛刮外，重点在腰骶椎及其两侧。刮拭结束后，从颈椎至尾椎两侧（佗脊刮）行梳理法（轻手法）5~7 次。

四肢部刮拭强调刮拭面尽量拉长，重点穴位可行点、按、揉运板法加强。上肢可取肩前带、肩后带、肩髃、曲池；下肢可取环跳、风市、阳陵泉、委中三带、悬钟。

（3）按语　本证的临床症状复杂、难治。有上肢瘫痪，主要表现为举臂困难、伸屈无力、腕下垂等；下肢主要为抬腿困难、足下垂、足内翻等。临床以下肢瘫痪为多见。膝病八步赶蟾刮对下肢瘫痪改善颇好。本病必须早治，坚持治疗对促使功能恢复、减轻瘫痪、防止畸形有一定作用。本病治拟益气活血，强筋壮骨，温通经络，治痿独取阳明。

方中以肩胛环、培元刮、骶丛刮为重点刮拭部位,手、足阳明经诸穴乃传统经验特效穴,应注意刮拭面尽量拉长,有助于肌肉萎缩之恢复。

第九节　外科疾病

1. 阑尾炎

急性阑尾炎是外科常见病,是由阑尾急性炎症所致的急腹症。本病多见于青壮年,男性多于女性。典型的急性阑尾炎表现为转移性右下腹痛,可伴有发热、寒战、食欲不振、恶心、呕吐等症状。

(1) 取穴(图9-83)　三脘刮、佗脊刮(第9胸椎至第2腰椎)、骶丛刮、曲池、尺泽、内关、足三里、阑尾穴。

(2) 运板技巧　首取足三里、阑尾穴、上巨虚、曲池、内关。

足三里,刮拭面尽量拉长,刮治全部结束后,再于足三里、上巨虚两穴行弹拨运板手法,加强刺激。曲池、内关两穴行点、按法或按、揉运板刮拭;佗脊刮则

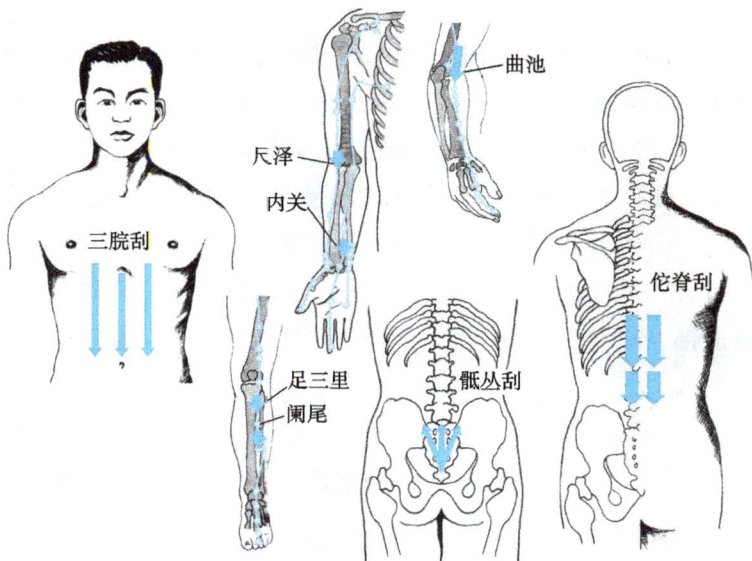

图9-83　阑尾炎取穴

以泻法运板刮拭,力求出痧;骶丛刮以平补平泻运板法刮拭;三脘刮则以补法刮之。

(3) 按语

① 刮痧为本病辅助疗法,能有效改善疼痛、发热等。若属重症、化脓者应及时送西医外科处理。慢性阑尾炎刮痧效佳。

② 本方法宗《内经》"合治内腑"及"腑病取合"之原则,重用足三里(胃之下合穴)、上巨虚(大肠之下合穴),并施以重手法刮拭,以疏导通调手、足阳明经之腑气;曲池清泻阳明邪热;阑尾穴是治疗本病的经验要穴,可调阳明腑气。

③ 发热者,加项三带、曲池、外关、合谷。经刮痧治疗后,若病情发展,必须立刻转外科及时处理,切勿延误。

2. 肠梗阻

肠梗阻是指任何原因引起的肠道通过障碍的一组症状,以肠内容物不能顺利通过肠道为特点,是外科常见病之一。临床表现为腹部绞痛,呕吐,腹胀,无排气及排便,伴肠鸣音亢进,腹部可见肠型及肠蠕动波。刮痧为辅助治疗方法之一。

(1) 取穴(图 9-84) 三脘刮、天元刮、肩胛环、培元刮、骶丛刮、曲池、支

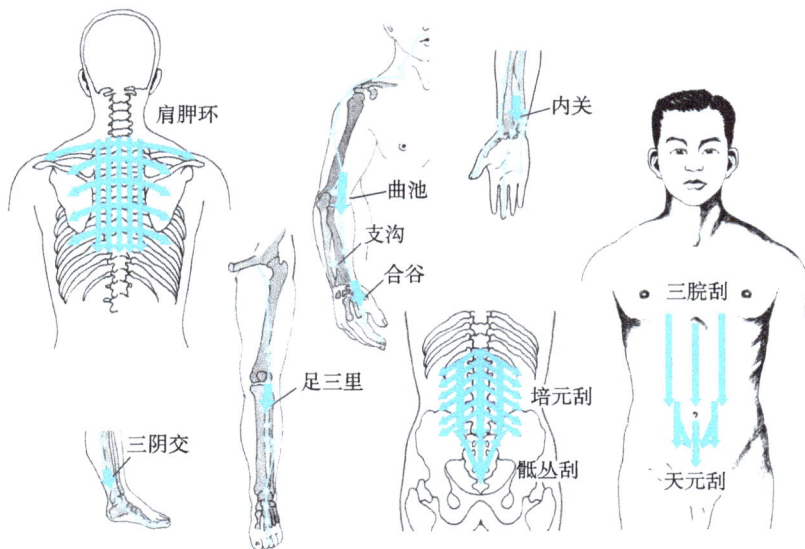

图 9-84 肠梗阻取穴

沟、内关、合谷、足三里、三阴交。

(2) 运板技巧　肩胛环第 1 带以补法运板刮拭,第 2、第 3 带先以平补平泻法运板刮之,视出痧多处(或脾俞、胃俞及大肠俞)辅以拔罐,亦可于上述部位以弹拨法运板刮拭。四肢部穴位要求刮拭面尽量拉长,于曲池、合谷穴处行按、揉运板法加强,足三里则以弹拨法运板刮拭。

(3) 按语

① 刮痧对早期肠梗阻疗效显著,对缓解呕吐、腹胀,止痛,促其排气有一定之效果。

② 首选肩胛环、骶丛刮、内关、合谷、足三里,待有排气、排便后以三脘刮、天元刮、曲池、三阴交巩固疗效。若症情严重,应请外科及时处理。

③ 支沟具有调理脏腑、行气止痛、清利三焦、通涤腑气之功。大肠俞属膀胱经,位于腰部,内应大肠,是大肠经气转输之处,可通肠调腑,是治疗大肠疾患之重要刮拭部位,肠梗阻乃传导功能失常所致,大肠俞得天枢、足三里相助,其通肠、调腑作用相得益彰。

3. 胆囊炎

胆囊炎有急、慢性之分。急性胆囊炎由胆囊管梗阻、细菌感染、胰液反流入胆囊而引起,临床表现为右上腹持续性疼痛及压痛,甚则绞痛,疼痛可牵涉至右肩胛下区,常有发热、呕吐,血常规检查见白细胞增多。慢性胆囊炎多发生于胆石症的基础上,且常是急性胆囊炎的后遗症。

(1) 取穴(图 9-85)　三脘刮、项三带、肩胛环、佗脊刮(第 7 胸椎至第 12 胸椎)、天枢、支沟、内关、委中三带、足三里、胆囊穴、阳陵泉、三阴交、太冲。

(2) 运板技巧　首刮膀胱经第 1 侧线之两侧背俞穴,一般以第 7 胸椎至第 12 胸椎(膈俞至胃俞一段)为主,可以泻法运板刮拭,并于胆俞、胃俞处辅以拔罐;次刮督脉循行段,以补法运板刮拭;三脘刮则以补法运板刮拭,不可用重手法刮拭。缓解期则可行按、揉运板法,以巩固疗效。

在背部找压痛点,以点为中心进行刮拭,辅以点、按、弹拨法交替使用,力求出痧,并于出痧多处辅以拔罐。项三带中肩井穴应重点刮拭,且辅以拔罐。

(3) 按语

① 胆囊炎、胆石症属中医学"胁痛""胆病"等范畴,多由肝郁气滞、胆汁壅阻、郁滞结聚而致。治拟舒筋通络,解痉止痛,消炎。

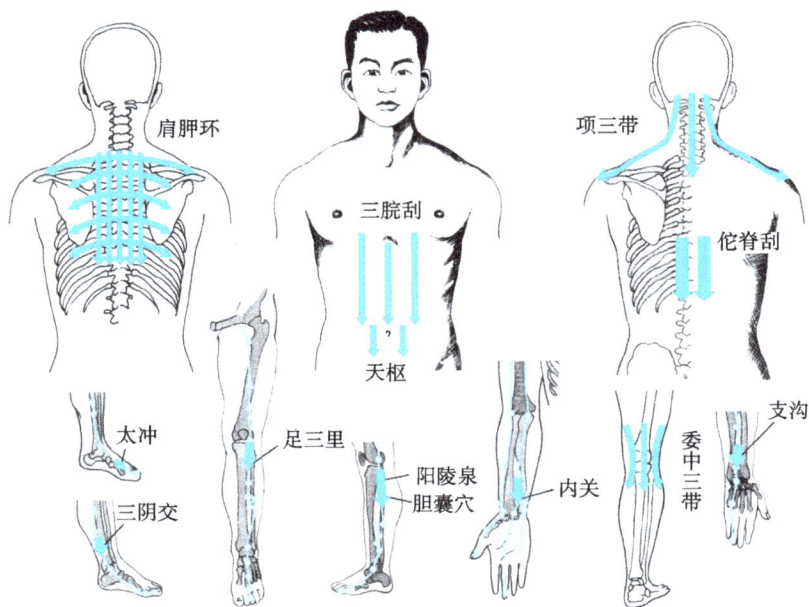

图 9-85　胆囊炎取穴

② 阳陵泉为胆经腧穴,乃本经脉气所入,为合穴。本穴有和解少阳、疏泄肝胆、清泻湿热、缓急止痛之功效。胁肋为肝胆之所居,为少阳厥阴经之分布区,得支沟穴之助,刮之可疏泄肝胆郁滞之经气,活络而治胁痛。胆囊穴为治胆病之经外奇穴。内关宽中,太冲疏泄肝气而解郁。上方刮之共奏疏肝理气、清肝胆之热而利湿邪之效。

4. 血栓闭塞性脉管炎

血栓闭塞性脉管炎是一种周围血管的慢性闭塞性炎症疾病,好发于四肢的中小动、静脉,尤以下肢为多见。多发生在冬季,男性青壮年较多发。临床表现为受累肢体发冷、麻痛,间歇性跛行,受累动脉搏动减弱或消失,严重者可发生肢端溃烂脱落。

(1) 取穴(图 9-86)　项三带、肩胛环、骶丛刮、委中三带、踝周刮、曲池、外关、中渚、合谷、大陵、血海、阳陵泉、三阴交、足三里、丰隆、太冲、太溪。分两组交替刮拭。

(2) 运板技巧　项三带、肩胛环均以佗脊段为刮拭部位;膀胱经在背部第

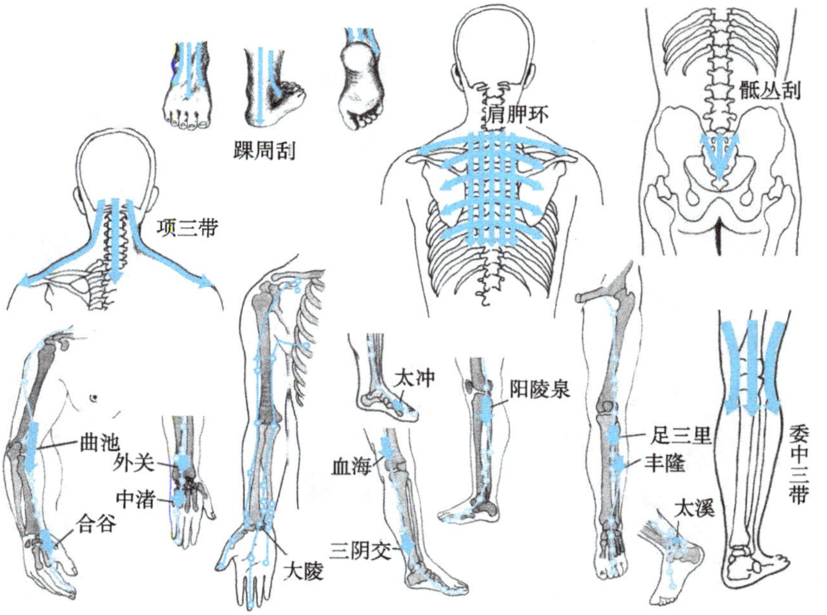

图 9-86　血栓闭塞性脉管炎取穴

1侧线处以平补平泻运板法刮拭,并于肺俞、膈俞、肝俞、脾俞等穴辅以拔罐。上肢重点在项三带、肘窝刮;下肢重点在骶丛刮(需出痧)及委中三带、踝周刮;四肢部一般采用倒刮,用轻手法刮之;足底部由足趾向足跟部刮拭。

（3）按语

① 该病属中医学"脱疽"范畴,好发于青壮年男性,且北方多于南方。病之初起,患肢缺血,皮肤苍白,感觉沉重、麻木、步履不便时可行倒刮,无需按穴位进行刮拭,由足趾沿足背、足心向小腿部以补法运板刮至膝部,可帮助消肿止痛。晚期已溃破者禁刮。

② 除刮痧外,若配合隔蒜灸,可提高疗效。方法:取独头紫皮大蒜切片置于患处,艾炷置蒜片之上,灸十余壮,隔天 1 次,10 次为 1 个疗程。

③ 症情较重必须请中西医正规治疗,非刮痧之所能。刮痧对改善全身不适、发热、食欲不振有辅助治疗作用,其效较佳。

5. 痔疮

痔疮是肛门、直肠下端静脉曲张而形成的一个或多个痔静脉团。多因久坐久立、饮食失调、长期泄泻或便秘、劳倦、胎产等致肛肠气血不调,络脉瘀滞,蕴生湿热而成。临床主要表现为排便时出血或疼痛、瘙痒。根据痔核所在位置的不同可分为内痔、外痔和混合痔。

(1) 取穴(图 9-87)　四神延、培元刮、骶丛刮、委中三带、大肠俞、二白、足三里、承山、三阴交。

(2) 运板技巧　骶丛刮,首先摸清骶骨情况,位于第 5 腰椎下的椎间隙。了解骶骨外缘轮廓,大致了解八髎穴部位,起板于长强穴(作按揉运板)斜向左右两侧刮之,约呈 45°角,运板压力逐渐加重,最好在骶孔中稍作停留行点、按、揉运板法,其效更佳;培元刮以肾俞、大肠俞为重刮,刮拭部位须出痧,并于其上辅以拔罐。委中三带以平补平泻法运板刮拭,承山穴可行点、按或按揉运板法刮之。

(3) 按语

① 痔疮男女均可发生,多见于成年人。刮痧对缓解疼痛、消炎、通便有效。

② 大肠俞为膀胱经腧穴,位于腰部,内应大肠,是大肠经气直接转输之处,为大肠之背俞穴,可通调脏腑,是治疗大肠疾患的重要刮拭部位。

③ 骶丛刮由长强、八髎穴组合而成。八髎穴属足太阳膀胱经,位于骶部,内应下焦,可通调盆腔气血,调理下焦气机,强腰补肾而固精。长强为督脉经要

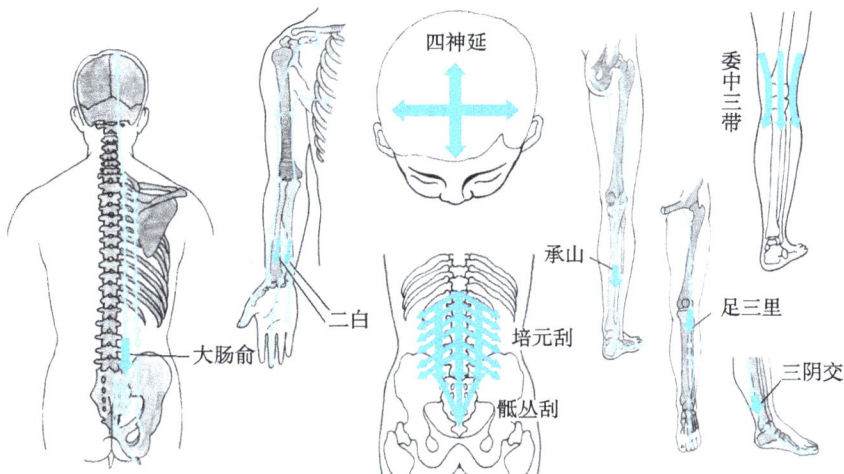

图 9-87　痔疮取穴

穴之一,位于尾骶部,邻近大肠肛门,刮之灸之可固脱止泻,消肿止痛,通便消痔,是治疗痔疮必刮之部位。

④ 承山属膀胱经,位于小腿部,本经另有一条经别,自下肢后侧上行入肛肠,刮之激发经气,通过经络的作用而治痔疾。

⑤ 历代医书多记载用灸法治疗,录之以供参考:灸长强治五痔便血,"五痔只好灸长强,肠风痔疾由为良"。

久痔灸承山,痔痛灸腰俞,确有消瘀化滞之功效。

其他穴位有陶道、肾俞下 1 寸处、内踝上 1 寸处均可灸之。

第十节 皮肤科疾病

1. 带状疱疹

带状疱疹系由水痘–带状疱疹病毒感染而引起的一种炎症性皮肤病。本病好发于春秋季节,以腰胁、胸部及头面部多见。一般为单侧性,发病前常有低热,纳呆,乏力,皮肤局部出现不规则红斑,继而出现绿豆至黄豆大小水疱,累如串珠,聚集一处或多处,有刺痛或灼热感。愈后一般不复发,但老年人局部可遗留长时间的神经痛,疼痛为患者最大痛苦。中医学称之为"缠腰火丹""蛇丹"等。

(1) 取穴(图 9-88) 项丛刮、项三带、佗脊刮、膻中刮、曲池、外关、合谷、血海、阳陵泉、足三里、三阴交、太冲、足窍阴。分两组交替刮拭。

(2) 运板技巧 首刮项三带,以平补平泻运板法刮至出现痧痕即止,于出痧明显处及肩井处辅以拔罐,再于疱疹对侧相应区域以泻法运板刮拭,须刮至出痧,并于出痧多处拔罐。重点刮拭疱疹上下佗脊段。

膻中刮以平补平泻运板法刮拭。

足三里、阳陵泉先以平补平泻运板法刮拭,刮拭面尽量拉长,结束后再行弹拨法刮拭。疱疹处禁刮。

(3) 按语

① 中医学认为带状疱疹系情志内伤,肝胆热盛,或脾湿内蕴,阻遏经络,气血运行不畅,气滞血瘀,不通则痛。

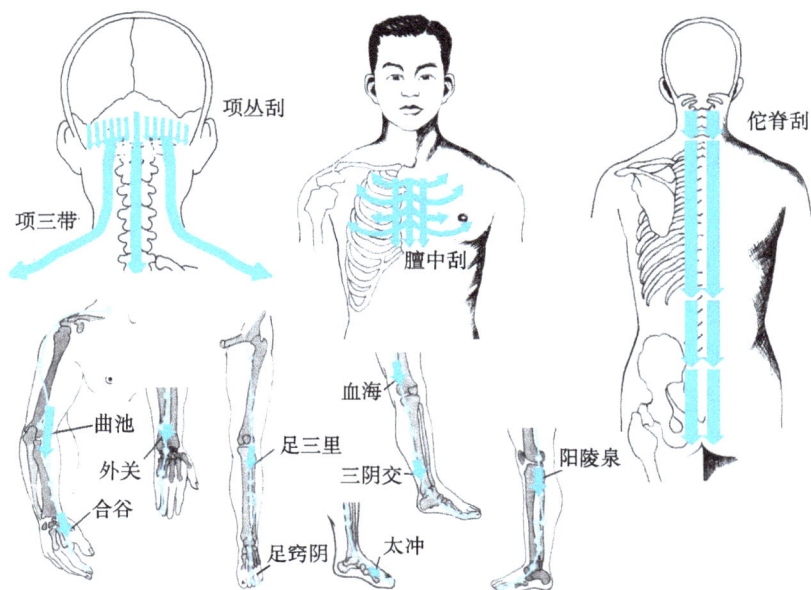

图 9-88　带状疱疹取穴

② 本病临床一般分三型。肝胆火旺型表现为皮疹鲜红,灼热刺痛,伴口苦,小便短赤,大便干结;脾胃湿热型表现为皮损淡红,起黄白水疱,伴食欲不振,腹胀,大便稀黏,苔黄腻,脉滑数;气滞血瘀型表现为皮疹消退后,局部仍然疼痛不止,舌质暗,有瘀点。

③ 临床上可随证加减。肝胆火旺型加肩胛下环,如正当皮疹处,则刮对侧,加泻太冲;脾胃湿热型加脾俞、胃俞、三脘刮、足三里、三阴交;气滞血瘀型加肩胛环、血海、阳陵泉、太冲。

④ 腰以上者以项三带为重点,腰以下者以骶丛刮为重点。

2. 荨麻疹

荨麻疹是由各种因素致使皮肤黏膜血管扩张、通透性增加而出现的一种局限性水肿反应。本病有急性与慢性两种。急性者多突然发病,先有瘙痒,随即出现风团,风团大小不等,圆形或不规则形,色淡红或苍白,边界清楚,绕以红晕。此起彼伏,消退后不留痕迹。若消化道受累,可有恶心呕吐,腹痛腹泻;若喉头及气管受累,有声哑、呼吸困难等。慢性者病程在 4~6 星期以上乃反复发作,症状较急性稍轻。中医学称本病为"瘾疹""𤺄""风疹"。

(1) 取穴(图 9-89)　项三带、肩胛环、膻中刮、骶丛刮、曲池、合谷、血海、足三里、太冲。

(2) 运板技巧　本病以项三带、肩胛环、膻中刮、骶丛刮为主要刮拭部位。项三带以风府、风池、大椎、风门、肩井等穴为主要刮拭部位。第 1 带宜以补法运板刮拭;第 2、第 3 带以平补平泻运板法刮拭,于风门、肩井处出痧为好,并辅以拔罐。肩胛环以泻法运板刮拭,于肺俞、膈俞、心俞、肝俞、脾俞分两组交替施刮,并辅以拔罐。膻中刮以平补平泻运板法刮拭,于膻中、中府辅以拔罐。血海则宜以补法运板刮拭。

(3) 按语

① 本病可因腠理不密,风热搏于肌肤,气虚血亏,卫气不固而作,治疗则以祛风为主,疏风止痒。

② 方中以肩胛环、膻中刮,辅以曲池、血海、足三里、太冲等经验穴,共奏祛风清热止痒之功。经临床观察,佗脊刮有很好的止痛效果。神阙系任脉要穴,有调节脏腑之效,以乌梅甘草散敷之,常获佳效。

③ 腰以上者,取项三带、肩胛环、膻中刮、三脘刮、肩髃、曲池;腰以下者,

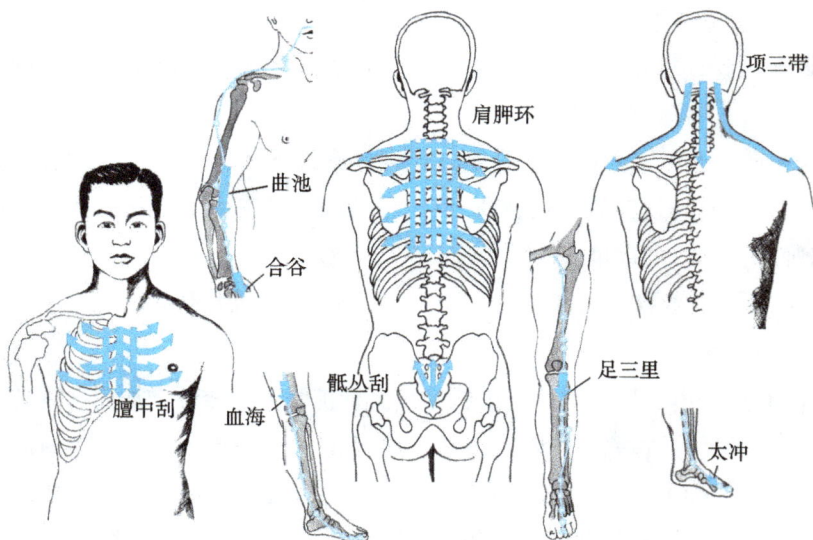

图 9-89　荨麻疹取穴

取骶丛刮、天元刮、风市、委中三带、太冲;偏于风热者,配大椎、肺俞、膈俞、肘窝刮;偏于湿热者,配脾俞、丰隆、阴陵泉;热重血燥者,配身柱、少冲(点按)、神门、行间(点揉)、内庭(按揉);体质素虚者,取膻中刮、天元刮、培元刮、足三里、三阴交。

④ 经常复发者应忌食生冷、辛辣及鱼腥等物。

3. 皮肤瘙痒症

皮肤瘙痒症是常见的皮肤病,主要表现为自觉发痒,抓搔后可致抓痕、血痂、丘疹而引起继发性损害。本病好发于老年人及成年人,多见于冬季,可分全身性和局部性两类。

(1) 取穴(图9-90) 项丛刮、项三带、肩胛环、膻中刮、骶丛刮、委中三带、曲池、外关、合谷、承山、血海、三阴交、太冲、太溪。

(2) 运板技巧 按常规操作(此略)。

(3) 按语

① 皮肤瘙痒症属中医学之"痒症""阴痒"范畴。多因湿热蕴于肌肤,或血

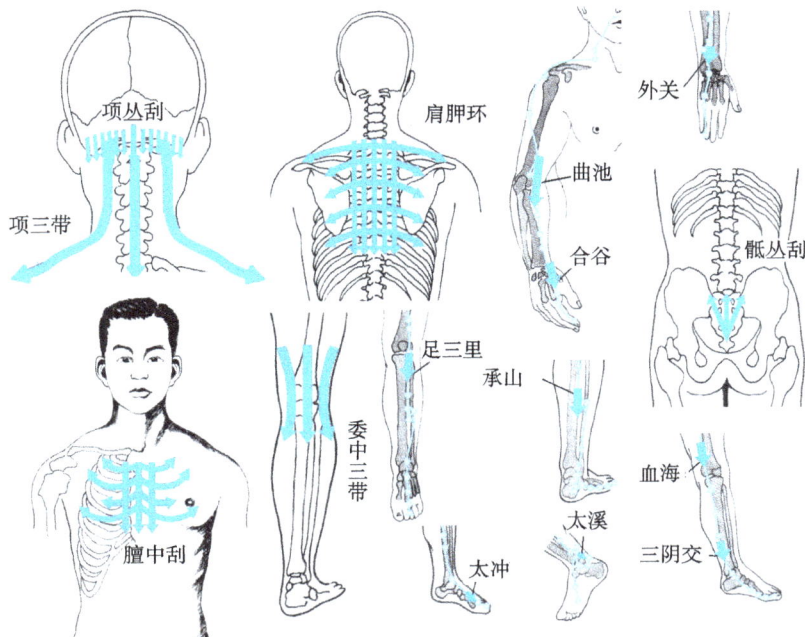

图9-90 皮肤瘙痒症取穴

虚、生风生燥、肝肾不足所致。治拟活血化瘀,润燥止痒。

② 方中以肩胛环、膻中刮、骶丛刮为主选部位,配以传统经验穴曲池、血海、委中三带、三阴交、太冲诸穴,共奏活血化瘀、止痒之功。

③ 血海属足太阴脾经穴,为血之大会,本穴具有清热凉血、活血祛瘀、健脾养血之功。可治疗血病诸证,如血热妄行、瘀血内阻、阴血不足、新血不生等。刮之可凉血解毒,养血润燥,利湿祛风以止痒。膈俞属膀胱经穴,位于背部,为胸腹之经气相交之处,为八会穴之血会,具理血活血祛风的功能,为治疗皮肤瘙痒之要穴。"治风先治血,血行风自灭",两者为治皮肤病之要穴,均有养血祛风之功效。

④ 项三带之风门一穴属膀胱经,位于背部,内应于肺,并与督脉相交会,本穴是风邪出入之门户。肺俞为膀胱经之要穴,内应于肺脏,为肺脏之经气在背部转输之处,"肺主皮毛",膀胱经"主一身之表"。两穴合用疏风解表,宣肺理气,为治疗风邪滞表的皮肤病瘙痒之要穴。

4. 痤疮

痤疮又称粉刺,多发于男女青春期,尤以颜面部为好发部位,亦可发于胸背上部及肩胛部,以粉刺、丘疹、脓疮等皮损为主要症状,病情缠绵,此起彼伏,一般到28~30岁后会自然消失。

(1) 取穴(图9-91)　项丛刮、项三带、肩胛环、膻中刮、三脘刮、骶丛刮、曲池、外关、合谷、血海、三阴交、足三里、丰隆、太冲。分两组交替刮拭。

(2) 运板技巧　首刮项三带,以风池、大椎、肩井、肩髃为重点,以平补平泻法运板刮之;风池以按揉法运板刮之,肩井用泻法运板刮之,令其出痧。肩髃一点四向挑,并于肩髃、肩井辅以拔罐。

肩胛环则需刮纵五带,重点在第2、第3带,第4、第5带,中间督脉带以轻手法运板刮拭,第2、第3带于第3、第7、第9、第11胸椎段行弹拨法运板刮拭,最好在刮拭前于第1胸椎至12胸椎两侧寻找阳性反应物,多为大头针帽大小之丘疹,一般呈灰白色、暗红色、淡红色,压之不退色者即是,在区域内先刮痧,后拔罐。该证必须刮骶丛刮,以调整内分泌功能。足三里、丰隆以弹拨法运板刮拭;太冲以点按法运板刮拭。

(3) 按语

① 痤疮病程经过较缓慢,一般需到青春期过后(30岁左右)可逐渐减轻,

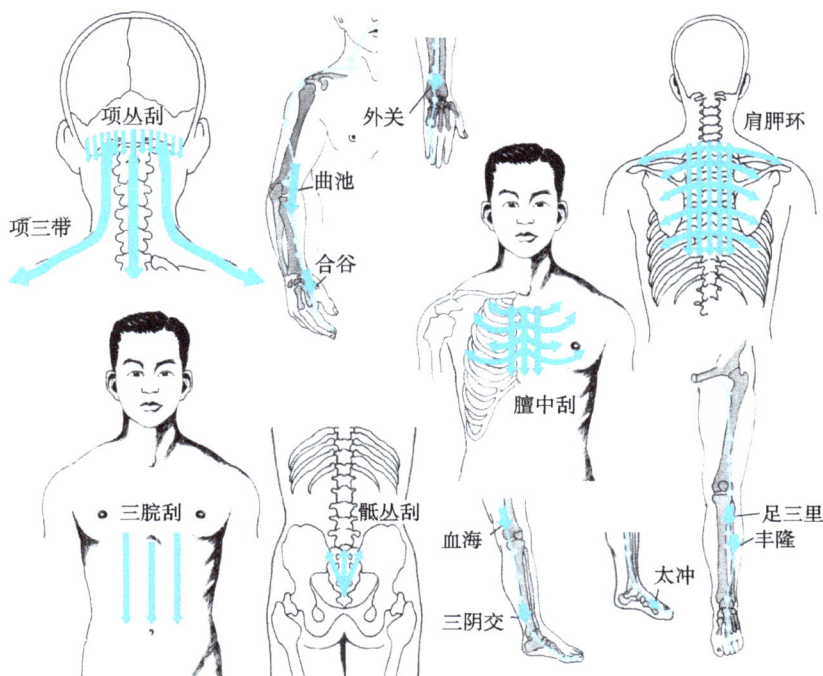

图 9-91 痤疮取穴

有自愈趋势。治拟调和脏腑，取肩胛环、三脘刮、曲池、合谷、足三里；清热泻火、活血祛瘀，取项丛刮、曲池、外关、血海、三阴交、太冲；利湿祛痤取项丛刮、骶丛刮、丰隆。

②项丛刮为防治痤疮的有效部位，当痤疮自愈后，嘱患者每星期行两次保健刮，坚持半年，必有良效。嘱患者必须保持面部清洁，尤以运动出汗后，更应注意保洁；饮食宜清淡，忌油腻、刺激性食物及海鲜，生活有规律，保持大便通畅。

5. 雀斑、黄褐斑

雀斑是一种以鼻、面部发生褐色斑点为特征的皮肤病，多有家族史，女性多于男性，斑点疏密不一，但不会融合，表面光滑，无鳞屑及渗出物，日晒后可变深，无痒痛感。黄褐斑是以面部发生黄褐色斑片为特征的皮肤病，好发于青壮年，女性多于男性。

（1）取穴（图9-92）　项丛刮、肩胛环、三脘刮、骶丛刮、面部美容刮、曲池、合谷、血海、足三里、丰隆、三阴交、太溪。

（2）运板技巧　本病以三脘刮、肩胛环、骶丛刮为重点刮拭部位,三脘刮以平补平泻法运板刮拭,于中脘处辅以拔罐;肩胛环则以泻法运板刮拭,视出痧多处或于肺俞、膈俞、脾俞处辅以拔罐。曲池或肘窝刮以平补平泻法运板,刮拭面尽量拉长。点、揉合谷,足三里、丰隆以弹拨运板法加强刮拭,三阴交、太溪以补法运板刮之。项丛刮、面部美容刮可教会患者,嘱其自行保健刮以善后。

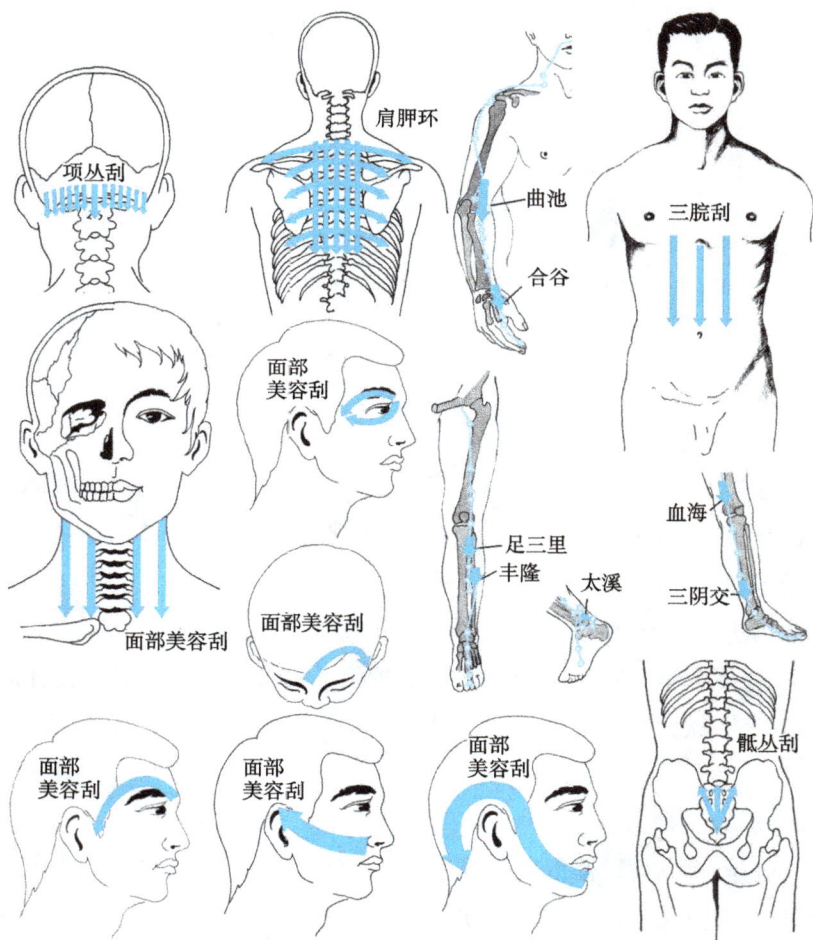

图9-92　雀斑、黄褐斑取穴

（3）按语　本病治拟健脾补肾，调和脏腑取肩胛环、三脘刮、骶丛刮、三阴交、太溪；滋阴养血，行气活血取肩胛环、曲池、血海、三阴交、太溪；疏肝解郁，滋润肌肤取肩胛环、三脘刮、三阴交加太冲；取面部美容刮以荣润肌肤。

嘱患者禁烟酒，调情志，生活必须有规律，外出防强烈日光照射，多食蔬菜、水果，保持大便通畅。

6. 脂溢性脱发

脂溢性脱发是一种以毛发稀疏脱落，常伴皮脂溢出为特征的皮肤病。表现为皮脂分泌过多，头皮、面部皮肤油腻发亮，头发逐渐变细软，容易折断和脱落，严重者可见皮疹并伴有眉毛脱落。本病多见于男性，进展缓慢。

（1）取穴（图 9-93）　四神延、颞三片、维风双带、项丛刮、肩胛环、三脘刮、骶丛刮、曲池、合谷、足三里、丰隆、三阴交、太溪。

（2）运板技巧　本病以四神延、项丛刮、项三带、肩胛环、骶丛刮、三脘刮

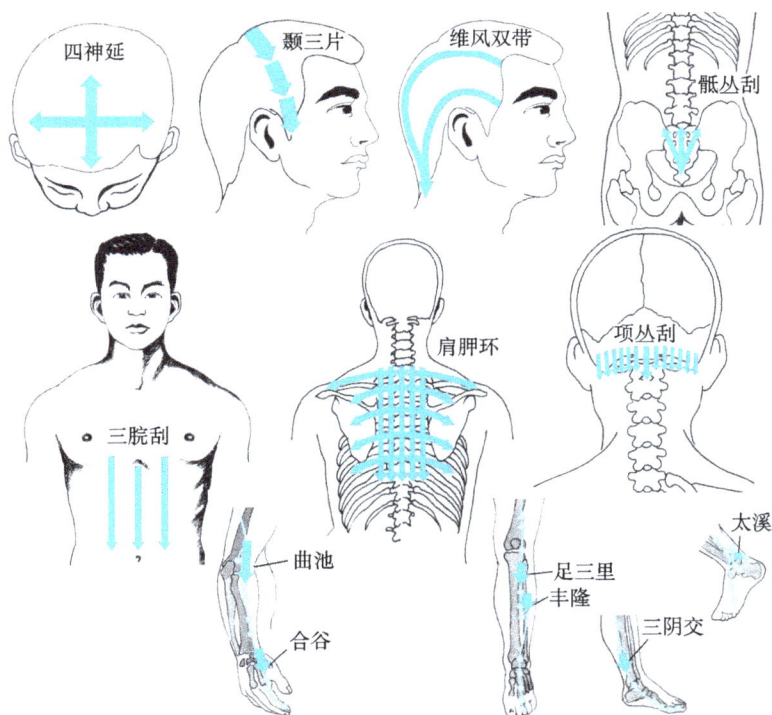

图 9-93　脂溢性脱发取穴

为重点,辅以四肢肘膝关节以下诸要穴刮治。四神延乃四神聪之延伸,一般以平补平泻法运板刮拭,宜以轻柔、快捷、流畅不呆板之运板手法为好。如遇头皮局部疼痛、酸胀、麻木感则需先以补法运板刮拭,继而逐渐增强板压,以患者能耐受为度。术者站于患者一侧,辅手作固定头部之用,术手运板朝一个方向轻柔、迅捷地运板刮之;项丛刮沿颅骨切迹由上而下于后项部集中刮 13 个刺激带,以刮板薄面之圆钝角着力于穴、区、带上,沉肩、垂肘、运腕,用指、肘关节作屈伸状摆动,板板着力于颅骨切迹部为运板秘诀。

(3) 按语

① 脂溢性脱发因皮脂溢出,特别是头部,致使头发稀疏,乃至毛发稀少纤细,局部脱光,常见部位为前额及前顶部。本病治疗重点刮拭部位为全头刮,其中以项丛刮为重中之重,配以肩胛环、三脘刮、丰隆、三阴交、太溪。

② 刮痧治疗脱发重点在四神延、项丛刮、项三带、肩胛环、骶丛刮。其义有二:一为整体疗法,二为局部刮拭全头刮。此方能很好地改善头部血液循环,促进毛发细胞生长,使头发再生。

③ 防老穴:百会后 1 寸;健脑穴:双侧风池下 0.5 寸;生发穴:风池与风府连线中点。刮拭以上穴位对治疗脱发有一定效果。

第十一节　运动系统疾病

1. 颈椎病

颈椎病又称颈椎综合征,是由于颈椎增生刺激或压迫颈神经根、颈部脊髓、椎动脉或交感神经而引起不同临床表现的一组症状,属中医学"骨痹"范畴。本病是中老年人常见病和多发病。早期出现颈部及肩背部疼痛,后期出现与受损的神经根、脊髓、椎动脉等相应的症状。神经根型颈椎病表现为一侧或两侧肩臂手指放射性疼痛,肢冷无力,伴手指麻木,颈后伸或弯曲时疼痛麻木加剧;脊髓型颈椎病可出现下肢沉重,步态不稳,尿频,排便无力,晚期可出现上肢瘫痪;椎动脉型颈椎病则常见眩晕耳鸣,改变体位或急骤转颈均可引起眩晕发作。

(1) 取穴(图 9-94)　项五带、肩胛环、肩前带、肩后带、肘窝刮、外关、养

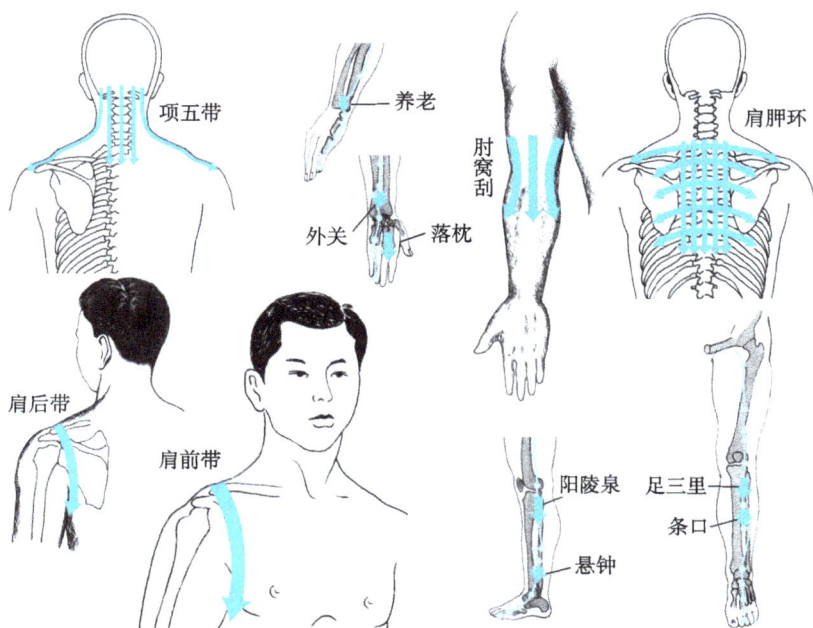

图 9-94　颈椎病取穴

老、落枕、阳陵泉、足三里、条口、悬钟。

（2）运板技巧　本病以项五带、肩胛环为重点刮拭部位,辅以肘、膝关节以下诸要穴为远端循经取穴。

① 项五带:辅手固定颈部一侧,以保证颈部安全,术手握板。第 1 带(督脉)特别是第 7 颈椎棘突处宜轻刮,以免伤及脊椎,特别是老人、过瘦之人更应十分注意;第 2、第 3 带必须加强肩井处刮拭,以出痧为度;第 4、第 5 带则需行点、按、揉或弹拨等复合性运板手法刮拭,必要时加拔罐(风门、肩井、肩髃)。

② 肩胛环:重点是佗脊两侧及足太阳膀胱经第 1 侧线两侧,于出痧多处及天宗穴处留罐 5~10 分钟, 亦可用手指先于肘窝处拍打或以平补平泻法运板刮拭,不可太重,出痧即止;次按揉阳池、大陵;再从手指向腕部倒刮。

（3）按语

① 随证加减:寒湿阻络证加项三带(颈夹脊)、昆仑;气滞血瘀证加肩胛环(膈俞)、膻中刮、血海、三阴交、阳陵泉;肝肾不足证加培元刮(肾俞)、天元刮、

太溪、太冲。

② 颈项部切不可硬扳、摇动,尤其是年老者;平素应注意纠正不良姿势和习惯,防止颈部疲劳。

2. 肩关节周围炎

肩关节周围炎系由于肩部关节囊和关节周围软组织的损伤、退变而引起的一种慢性无菌性炎症,属中医学"漏肩风""五十肩"范畴。本病多发于中老年,女性患者居多。临床主要表现为肩部疼痛且夜间加剧,疼痛可牵及颈部、肩胛部、上臂和前臂;提物无力,穿衣困难,关节活动受限,甚至局部肌肉萎缩等。

(1) 取穴(图 9-95) 项三带、肩前带、肩后带、肩髃、天宗、曲池、外关、中渚、合谷、阳陵泉、条口、悬钟。

(2) 运板技巧 本病可用泻法刮治,尤其在压痛明显处。对肩前带、肩后带、肩髃运板要求特殊。

肩前带由肩峰处起板,沿肩前向下刮至腋前纹头,沿途着力点在肩关节内缘,向肩外着力作点、按、弹拨法刮之。

肩后带起板于锁骨肩峰端(巨骨穴),直下刮至腋后纹头,板的着力面系于肩胛骨外侧面(运板方向是向脊椎方向着力)。

刮肩髃,应先摸清肩髃穴位置(凹陷处),用刮板厚角作一点四向挑,每个

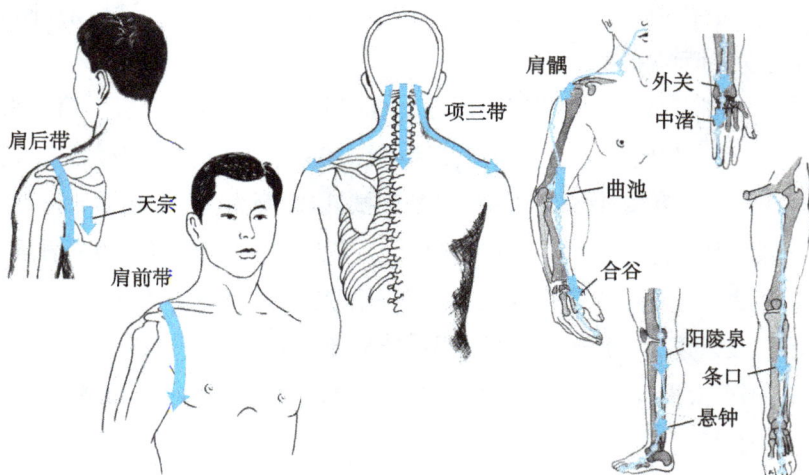

图 9-95 肩关节周围炎取穴

319

方向各挑 30 次,视出痧情况决定刮拭次数。

阳陵泉取对侧,摸准压痛点,用刮板厚角作点按、按揉或弹拨法运板,边施术边令患者活动患肢。

全部刮治完毕,令其活动患肢,上举、搭肩、后展,问患者有无最痛处,如有,此处必定未出痧,再以泻法运板刮拭,令其出痧,并辅以拔罐,10 分钟后起罐,症情可减。

(3) 按语 肩周炎属中医学"痹证"的范畴,"痹"者闭阻不通之意,凡各种原因引起的气血流通不畅,经络阻滞,关节活动不利,谓之痹证。临床可根据症状表现辨证论治。

① 行痹:表现为痛无定处,游走不定,关节屈伸不利。可取项三带、膈俞、血海、曲池、阳陵泉、悬钟。

② 着痹:表现为关节肿胀,痛有定处,活动不便,肿块麻木不仁。可取项三带、肩胛环、阴陵泉、足三里、风市、商丘。

③ 痛痹:表现为痛有定处,遇寒痛增,不可上举、后展、屈伸,痛处皮色不红,触之不热。可取项丛刮、培元刮(肾俞、命门)、天元刮(天枢、关元)、骶丛刮、阴陵泉、太冲、合谷。

④ 热痹:表现为热邪郁于关节,气血郁滞,局部灼热红肿,得冷则舒。可取项三带(大椎、肩井)、曲池、合谷、内庭。

3. 落枕

落枕多因睡眠时风寒袭于颈部,或因体位不适、筋脉不和而致。症见晨起觉颈部强直、酸痛,颈部活动受限,或兼见头痛等症状。

(1) 取穴(图 9-96) 项丛刮、项三带、天井、列缺、后溪、落枕、条口、悬钟。

(2) 运板技巧 落枕以项三带为必刮之部位,督脉一带以轻手法运板刮拭,皮肤潮红即可。于脊柱两侧(颈夹脊至胸夹脊)以平补平泻法刮至轻微出痧,于膀胱经第 1 侧线用泻法运板刮拭至出痧即止,不可长时间以重手法刮拭。

颈项局部刮拭后,在刮拭、点按四肢穴位的同时,嘱患者活动颈部。

(3) 按语 落枕治拟疏筋活血,温经通络。

方中以项三带为主刮部位,对缓解颈部肌肉痉挛,改善颈部活动度有立竿

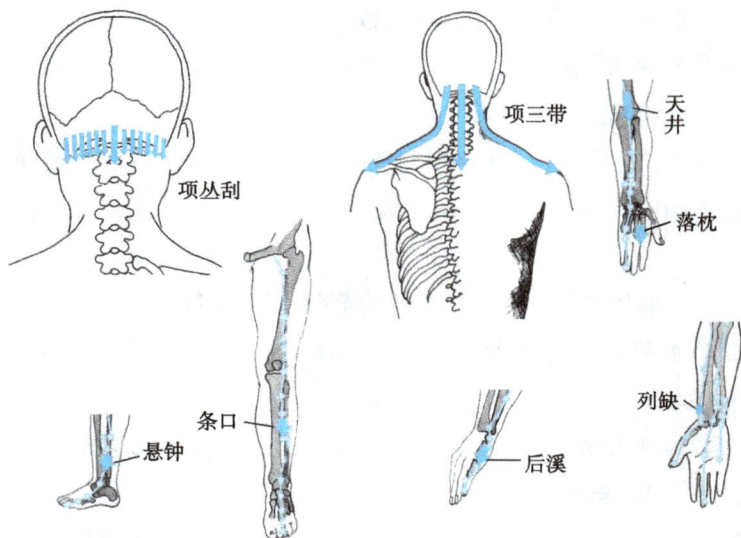

图 9-96 落枕取穴

见影之效,若能于肩井处配以拔罐则其效更明显。

辅以传统经验穴天井、列缺、后溪、条口、悬钟,任选一二作配穴;于落枕穴以刮板厚角作点、按、弹拨法刮之,亦可见效。

肌肉扭伤者,可加阿是穴以按揉法运板刮拭;后溪以按揉法运板刮拭;悬钟以弹拨法运板刮拭。感受风寒者,可加肩胛环、曲池、列缺、合谷、阿是穴。

4. 肱骨外上髁炎

肱骨外上髁炎,又称"网球肘",是常见的肘部慢性损伤,多见于青年,女性多于男性。本病起病缓慢,无明显扭伤史,表现为肘关节外侧疼痛,向前臂外侧放射,握拳和拧毛巾时疼痛加剧,提物无力。

(1) 取穴(图 9-97) 项三带、曲池、手三里、外关、中渚、合谷、阳陵泉。

(2) 运板技巧 本病以项三带、肘部刮拭为重点,辅以对应刮拭法为辅,项三带重点刮拭肩井穴,见痧即止,并辅以拔罐;肘部寻找压痛点,由轻渐重刮拭,当患者能忍受后适当作点按、按揉运板法刮拭。二诊时于此处作一点四向挑运板法刮拭,于曲泉穴附近寻找压痛点,施平补平泻运板法,见痧即止,于此处作按揉法加强,同时令患者活动患肢。

321

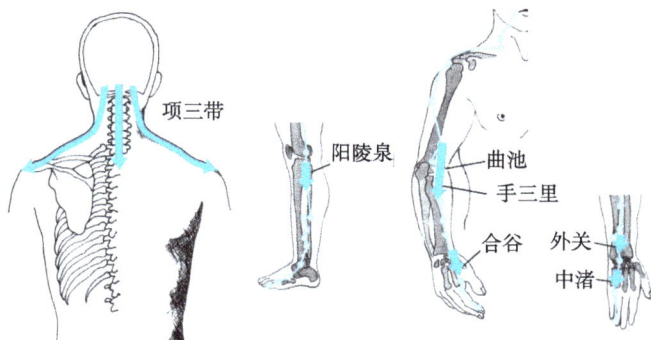

图 9-97 肱骨外上髁炎取穴

(3) 按语 本病治拟理筋通络、化瘀止痛。曲池、手三里、合谷为大肠经腧穴,"经脉所过,主治所及",其循经病证为肩、肘、腕部肿痛,上肢外侧前缘疼痛,以及上肢功能障碍,刮之可舒筋活络止痛。刮项三带温经散寒,改善上肢血液循环。

若于阿是穴刮后拔罐,或隔姜灸,其效更佳。治疗后应注意适当休息,特别注意肘部保暖,更应注意避免患侧上肢的过度用力。

5. 腕关节扭伤

腕关节扭伤多由直接或间接暴力所致,如不慎跌倒,手掌着地,或因举重物,暴力直接打击等因素而引起。急性损伤表现为腕部肿胀疼痛,功能活动障碍,活动时疼痛加剧,局部压痛明显;慢性劳损常见腕部疼痛无力,时轻时重,遇劳则其。

(1) 取穴(图 9-98) 项三带、尺泽、曲池、天井、列缺、外关、阳池、大陵、合谷、踝周刮。

(2) 运板技巧 在排除骨折情况下,行刮痧治疗对缓解疼痛、消肿、功能恢复有良效。项三带以大椎、肩井为重点部位刮拭,于出痧处辅以拔罐,肘关节附近穴位刮拭面尽量拉长,以平补平泻法运板刮拭,外关以按揉法运板刮之,板感以向腕部放射为好。

腕周穴如阳池、阳溪、大陵、腕骨诸穴由轻渐重用按揉法运板刮拭,不可施以蛮力。若患肢肿胀明显,则从五指指端部起板,刮 4 个面,向腕部延伸,以补法运板刮拭。如有骨折,石膏固定后,局部不刮,余同上述。有明显的缓解疼痛、

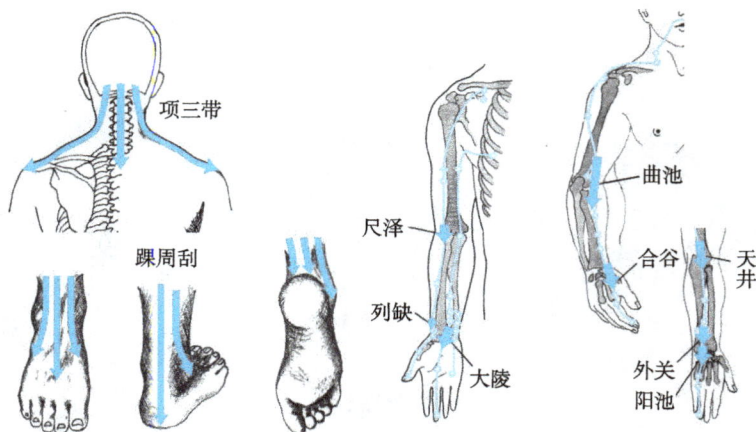

图 9-98 腕关节扭伤取穴

消肿,促进骨折愈合之功。

取踝周刮,寓上病下治、对应疗法之意。

(3) 按语 本病早期即感疼痛,伴不同程度的肿胀,皮下青紫,关节不能活动,动则痛甚,治宜活血化瘀、行气止痛;中期伤后 14 天,疼痛逐渐减轻,肿痛渐消,关节活动不利;后期肿胀,疼痛基本消退,唯关节不利。

本病治愈后应注意保护腕关节,不可过劳或拎重物,更应注意保暖。

6. 膝关节炎

膝关节炎是指各种原因引起的膝关节及其周围软组织炎性疾患。本节仅介绍骨性膝关节炎,又称肥大性膝关节炎或增生性膝关节炎,常发生在 45 岁以上或体重过重者。临床表现为膝关节周围疼痛酸胀,上下楼梯困难,严重者可见跛行、膝关节变形。本病属中医学"痹证""膝痛"范畴。

(1) 取穴(图 9-99) 髌丛刮、犊鼻一点四向挑、髌周刮、挑鹤顶、委中三带、阴陵泉、阳陵泉、悬钟。

(2) 运板技巧 膝关节炎较为复杂,在明确诊断后,可行刮痧治疗。刮拭过程中注意压痛点,应先轻后重进行刮拭,视出痧情况再加拔罐,效更佳。

上述穴、区、带均应贴骨刮(并注意痛点,亦可配以艾灸),刮拭面尽量拉长。配合提髌法可增效。挑刮、弹拨等手法宜轻柔,不强求出痧。

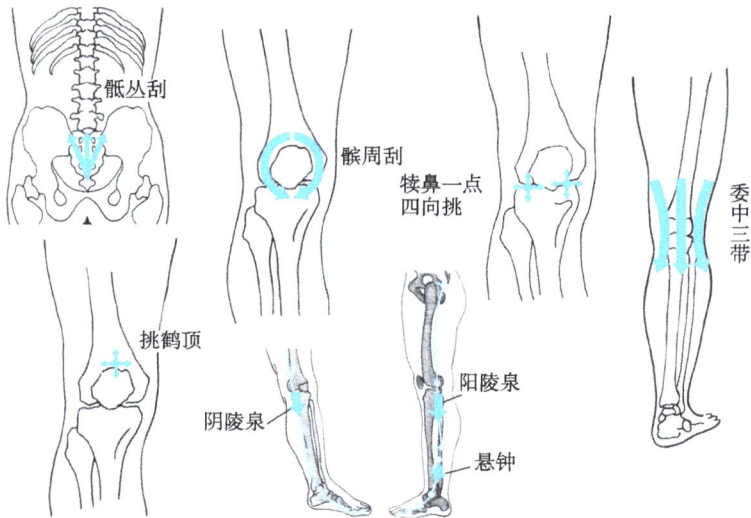

图9-99　膝关节炎取穴

重点以骶丛刮、委中三带局部压痛点之刮拭为主。骶丛刮位于骶部,内应盆腔,可强腰补肾,调理下焦气机,通行盆腔之气,活血化瘀,行气止痛,是治疗下肢病必刮之处。

治疗后症情缓解,嘱患者注意功能锻炼。

(3) 按语　在明确诊断后,治拟舒筋通络,祛风散寒,疏通经络气血之瘀阻;急性期采取综合治疗,稳定后辅以刮痧,可巩固疗效,促进早愈,慢性期教会患者保健刮。

临床随证加减,行痹加项三带、肩胛环、血海、悬钟;着痹加项三带、肩胛环、风市、阳陵泉、足三里;痛痹加项丛刮、培元刮、天元刮、骶丛刮、曲池、合谷、太冲。

嘱患者注意保暖,症情稳定后可逐渐进行功能锻炼,但切不可过量而致关节过于劳累。

7. 踝关节扭伤

踝关节是人体负重较大的关节,常因跳跃、跑步、楼梯踏空或着地不稳,使踝关节突然跖屈,过度内翻或外翻,造成踝关节周围软组织损伤,尤以外踝部韧带损伤为多见。症见踝关节肿胀疼痛,活动受限,步行困难,或局部瘀斑等。

(1) 取穴(图 9-100) 骶丛刮、踝周刮、阳陵泉、悬钟、三阴交、昆仑、太冲。

(2) 运板技巧 一般以平补平泻手法刮拭,刮至内、外踝处,以轻柔手法沿内、外踝体周围刮拭,尤以踝下部至足跟及压痛点为重点刮拭部位。刮至足背部应以轻手法刮拭,以免伤及皮肤及皮下血管。

踝部极易扭伤、挫伤,必须在明确无骨折情况下,方可行刮痧治疗。

如遇关节及扭伤部肿胀,当以冷敷后,视病情倒刮,即由下往上刮。

(3) 按语 治疗前应先排除骨折。踝周刮采取从足趾四周向上,沿足背、足心倒刮至悬钟、三阴交上端。

踝周刮以悬钟、昆仑、三阴交、解溪、跟腱部位为主要刮痧部位(详见踝周刮)。悬钟与昆仑伍用出自《玉龙歌》"踝跟骨痛灸昆仑,更有绝骨(悬钟)及丘墟",只要板到位,治踝部诸症均有良效。解溪为足阳明胃经腧穴,穴当踝关节处,具有疏经活络、消肿止痛、舒筋利骨、改善踝关节活动度之功效。

阳陵泉为足少阳胆经穴,位于小腿外侧,近膝关节处之腓骨小头前下方。本穴为膝部要穴,为八会穴之筋会,即筋气聚会之处,是治疗筋病之要穴,具有舒筋、壮筋作用,是治疗下肢痿痹、麻木、瘫痪、膝髌肿痛、踝部伤痛之必刮部位,一般以弹拨运板法刮拭。

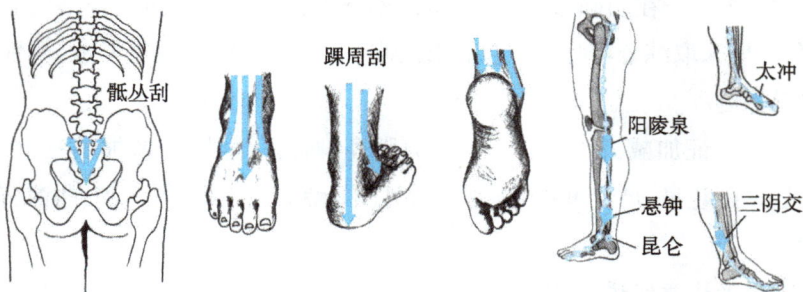

图 9-100 踝关节扭伤取穴

8. 石膏固定后下肢关节功能障碍

因骨折行石膏固定的患者,拆除石膏后往往遗留关节功能障碍。刮痧疗法有助其功能恢复,疗效显著。

(1) 取穴(图 9-101) 骶丛刮、膝病八步赶蟾刮、骶髂刮、踝周刮。

(2) 运板技巧 首刮骶丛刮、骶髂刮。

首先摸清骶骨位置,用刮板厚角端沿骶骨上缘之骨缝处向斜上方倒刮,至髂后上棘内边缘处沿髂棘至髂前上棘再向内下方至腹股沟耻骨联合处。初学者可分段进行刮拭,一般以轻手法运板,强直性脊柱炎患者可酌情以重手法运板刮之,但时间不可过长,需密切注意患者情况,尤其是体瘦者、肌肉不丰者要防止皮损。

(3) 按语 当石膏拆除后,抓紧刮痧治疗对关节功能恢复有良效。重点刮拭骶丛刮、髌周刮、膝内侧带、膝外侧带、委中三带。若见肿胀、活动受限,先从足趾沿足心、足背经踝周刮至膝上梁丘穴处,此时无需注意具体穴位,旨在消肿。五诊后,肿消大半,此时寻找压痛点,先轻后重以按揉运板法刮之,辅以拔罐。临床观察表明,凡治下肢部病证,必刮骶丛刮、委中三带、踝周刮,其中委中三带、踝周刮对局部病症效佳,而骶丛刮除对腰骶部病症有效外,对改善下

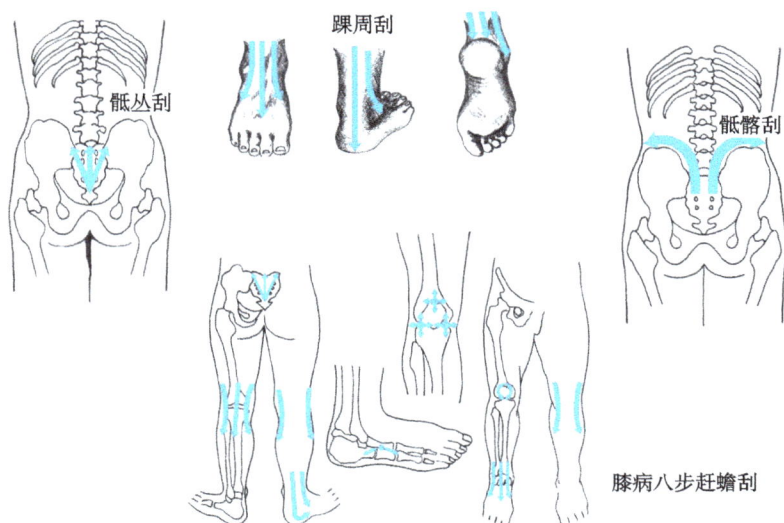

图 9-101 石膏固定后下肢关节功能障碍取穴

肢浮肿、关节功能障碍、下肢麻木、酸胀疼痛等也有显效。

9. 腰肌劳损

腰肌劳损多由负重、姿势不当、用力过猛等,使经筋受损、瘀血阻滞、气机不通而病。症见腰部疼痛,活动不便,甚至卧床不起,不能转侧,咳嗽、深呼吸时疼痛加剧。

(1) 取穴(图 9-102)　培元刮、骶髂刮、骶丛刮、委中三带、阳陵泉、悬钟、昆仑、太溪、足弓刮、手背腰痛点。

(2) 运板技巧　首刮培元刮,先刮督脉正中带,起板于脊中穴至腰阳关,以轻手法运板刮之,以皮肤潮红为度,不强求出痧,再于督脉旁开 1.5 寸处由上向下以平补平泻法运板刮至出现痧痕即止,视情况增刮膀胱经第 2 侧线,于出痧多处或双肾俞、双志室处辅以拔罐。培元刮要求贴骨刮(沿横突边缘),刮拭伦脊刮或膀胱经第 1 侧线循经部位;寻找压痛点,均以平补平泻运板法作点、按、揉、弹拨等手法刮之。委中三带用平补平泻法运板刮之,于出痧多处辅以留罐 5~7 分钟;足弓刮最好先找压痛点,以按揉法运板,施力不可过重。

(3) 按语　腰为肾之府,故腰痛与肾的关系最为密切,治疗以补肾为先,而后随之所见者以施治,标急治标,本急治本;初痛宜疏邪滞、理经络,久痛宜补真元、养血气。

方中培元刮、骶丛刮、委中三带、太溪标本兼治。培元刮可调精而益肾气;委中三带、昆仑可强健腰腿,疏通经络。历代医家公论委中为治腰痛之要穴,为

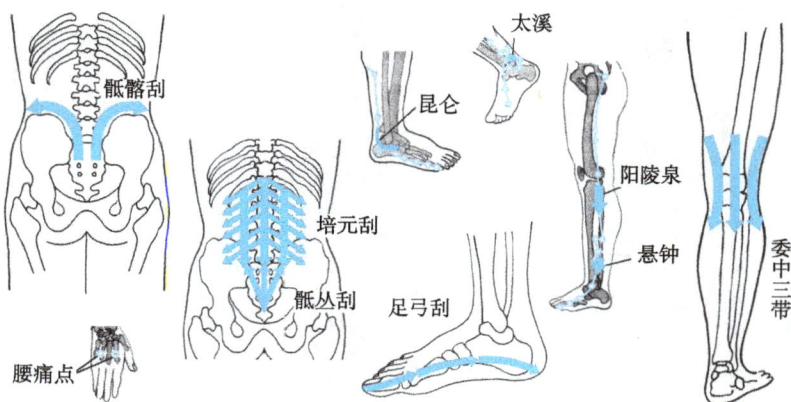

图 9-102　腰肌劳损取穴

• • • • • • • • • • • • • • • • • • •

远道取穴法之一。

据临床观察,委中穴虽为治疗腰背疾病之要穴,但单取委中一带,其效不显。刮痧术强调的是穴、区、带之效应。经中外弟子努力实践,以委中三带刮治效捷:委阳一穴为三焦经下合穴,主治腰脊强痛、腰膝酸软;阴谷穴乃肾经之合穴,肾主骨生髓,三带组合取其表里经配穴法之意,设委中三带之意显矣。唯运板手法要求严格,委中之处(中间带)宜轻柔手法刮之,视病情需要渐加板压。一旦出现紫黑痧疱即停止刮拭。两侧带宜用刮板厚角行点、按、揉复合手法,出痧不及中间带多。三带均需尽量拉直,若有弯曲易损伤局部皮肤乃至血管,可用辅手置于膝盖前轻托之。

10. 腰椎间盘突出症

腰椎间盘突出症是在椎间盘退行性变的基础上, 某种可诱发椎间隙压力突然升高的因素,如剧烈咳嗽、打喷嚏、屏气、腰部姿势不正、突然负重、腰部外伤等,破坏了椎节与椎管之间的平衡状态,使呈游离状态的髓核穿过已变性、薄化的纤维环突向后方、侧方或椎板内,致使相邻组织遭受刺激或压迫,而出现一系列症状、体征。本病多见于青壮年,临床表现为腰痛及下肢放射痛,咳嗽、打喷嚏、排便时疼痛加剧,腰部活动受限,步履艰难,可伴脊柱侧弯。本病属中医学"腰痛""痹证"范畴。

(1) 取穴(图9–103) 佗脊刮(第7胸椎至第5腰椎)、培元刮、骶丛刮、骶髂刮、委中三带、足三里、阳陵泉、悬钟、昆仑、解溪、太溪、足弓刮。

(2) 运板技巧

① 患者取俯卧位,术者立其侧,先以补法运板于培元刮,要求纵五带刮拭面尽量拉长,且于外侧带向脊柱方向依次运板刮拭至皮肤潮红即可。骶丛刮以平补平泻法运板刮拭。次以按揉运板法于膀胱经第1侧线由上而下刮拭。

② 于病变节段棘间旁(压痛点处)先以轻揉运板法揉30次,再将刮板竖置患侧脊柱旁,板距脊柱约0.8寸,术者掌心复于板上,与刮板呈"十"字形,掌跟发力,轻向健侧挤压15次。

③ 用刮板厚角端点按居髎、环跳30次,按揉承扶、阳陵泉、承山、昆仑20次。

④ 委中三带以平补平泻运板法刮之,并于出痧多处拔罐,留罐3～5分钟,点按足三里、解溪、昆仑30次。

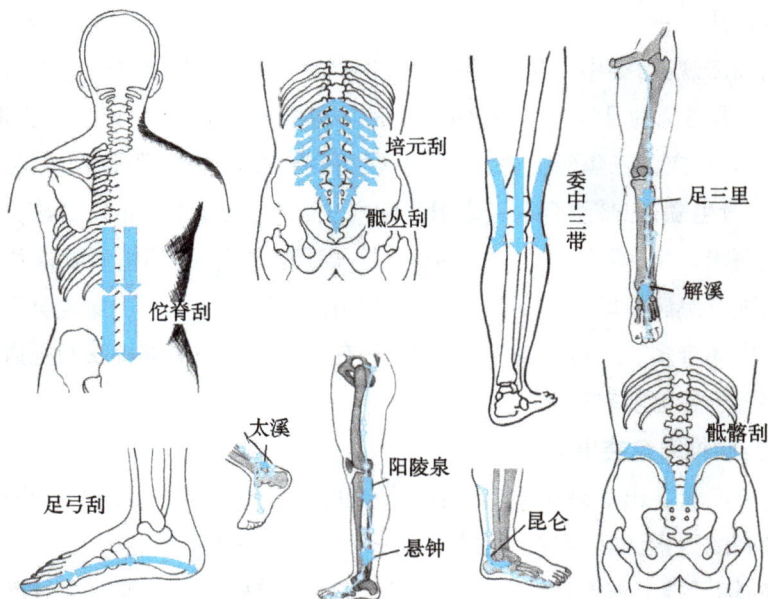

图 9-103　腰椎间盘突出症取穴

⑤ 在双下肢由股至膝以轻手法行推按法运板,前后左右刮之。

（3）**按语**　刮痧治疗腰椎间盘突出症,有较好的辅助作用,对缓解症状、减轻疼痛、增加胃纳、通便有非常好的帮助。

中医学认为本病因跌仆劳损而致气血凝滞,并与肝肾不足、经脉失养有关;风寒湿邪,痹阻经络为患,治则以疏经活血、益肝肾、健腰膝为主。

培元刮中肾俞为肾脏经气转输之处,"腰为肾之府",刮之能益肾健腰膝;骶丛刮疏导膀胱经气,祛风活血,辅以四肢肘膝关节以下诸穴,取意"四肢为经脉之根",以治疗经脉所过之处的疾患。

11. 强直性脊柱炎

强直性脊柱炎是一种原因不明的、侵犯脊柱及骶髂关节为主的慢性炎症性自身免疫病,多见于男性,起病慢,病程长,致残率高。临床表现为反复发作性腰痛、腰骶部不适感、间歇性或两侧交替出现的坐骨神经痛;病变累及胸椎、颈椎时,则出现项背强直不舒,活动不便,重则生活不能自理。

（1）取穴（图 9-104）　项丛刮、项五带、佗脊刮、肩胛环、骶丛刮、骶髂刮、

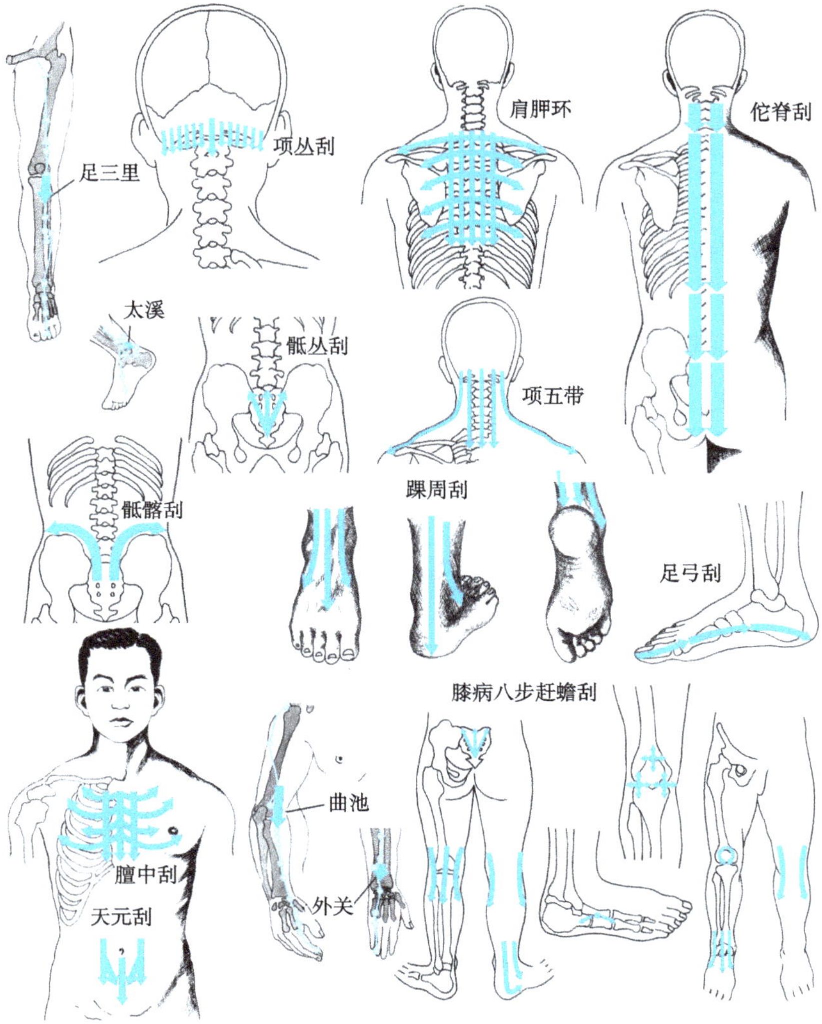

足三里
太溪
项丛刺
肩胛环
佗脊刮
骶丛刮
项五带
骶髂刮
踝周刮
足弓刮
膝病八步赶蟾刮
曲池
膻中刮
天元刮
外关

图 9-104　强直性脊柱炎取穴

膝病八步赶蟾刮、踝周刮、足弓刮、膻中刮、天元刮、曲池、外关、足三里、太溪。

（2）运板技巧　首刮佗脊刮，自第 1 胸椎棘突旁 0.5 寸处起板，以轻柔运板手法由上而下沿脊柱两侧刮至第 5 腰椎棘突下，要求贴骨刮（棘突、横突边缘）。若体瘦者则用刮板厚角侧端刮拭；二诊后改用沿脊柱两侧，以腕力从上向下一节一节地作螺旋式运板刮拭（作来回摆动状弹拨运板），此时患者有较强的酸胀、酸痛感,同时术者可听到"噗噗"声,且其手下有一根黏而韧之筋随板在跳动,亦可称之为"理筋法"。该刺激强度大,疗效佳,应视病情、患者体质、耐受程度而随时调整刺激量,同时应避免轻手法刮治。

(3) 按语

① 强直性脊柱炎为难治性疾病,上述穴位可分3组交替施刮。

② 贴骨刮、弹拨运板法是治疗该证的最佳运板法,对缓解疼痛、恢复关节功能、改善全身症状有良效。

12. 类风湿关节炎

类风湿关节炎是一种病因不明,以关节病变为主的自身免疫病,多见于青壮年女性,表现为以关节腔滑膜慢性炎症为特点的对称性、多发性、反复发作性关节炎。晚期多导致关节破坏、强直和畸形,有不同程度的功能障碍,严重者可致残。本病属中医学"痹证"范畴。

(1) 取穴(图9-105)　四神延、项丛刮、佗脊刮、项五带、肩胛环、培元刮、骶丛刮、膻中刮、天元刮、曲池、外关、阳池、血海、阳陵泉、足三里、膝病八步赶蟾刮、踝周刮。

(2) 运板技巧　本病是一种以关节受累为主的慢性全身性免疫病,故以整体治疗为本,改善四肢小关节肿胀、疼痛、晨僵、关节功能受限为辅。如指、腕关节晨僵,轻度畸形,采取从指、趾端四周用补法运板向腕、肘部刮拭,由轻渐重,继则点按或按揉合谷、阳池、大陵、阳溪、后溪、养老、四缝、昆仑、太溪、太冲、侠溪等,分组选取之。

(3) 按语　类风湿关节炎常见取穴法有三。

① 根据病因选穴,肾虚取培元刮,瘀血取项五带、肩胛环、血海。

② 根据病变部位循经取穴,如佗脊刮、骶丛刮、曲池、阳池、阳陵泉。

③ 病区局部取穴,如曲池、外关、阳池及膝病八步赶蟾刮、踝周刮。

刮痧对类风关尚停留在缓解症状阶段,对消肿、止痛、改善关节活动度其效颇佳。

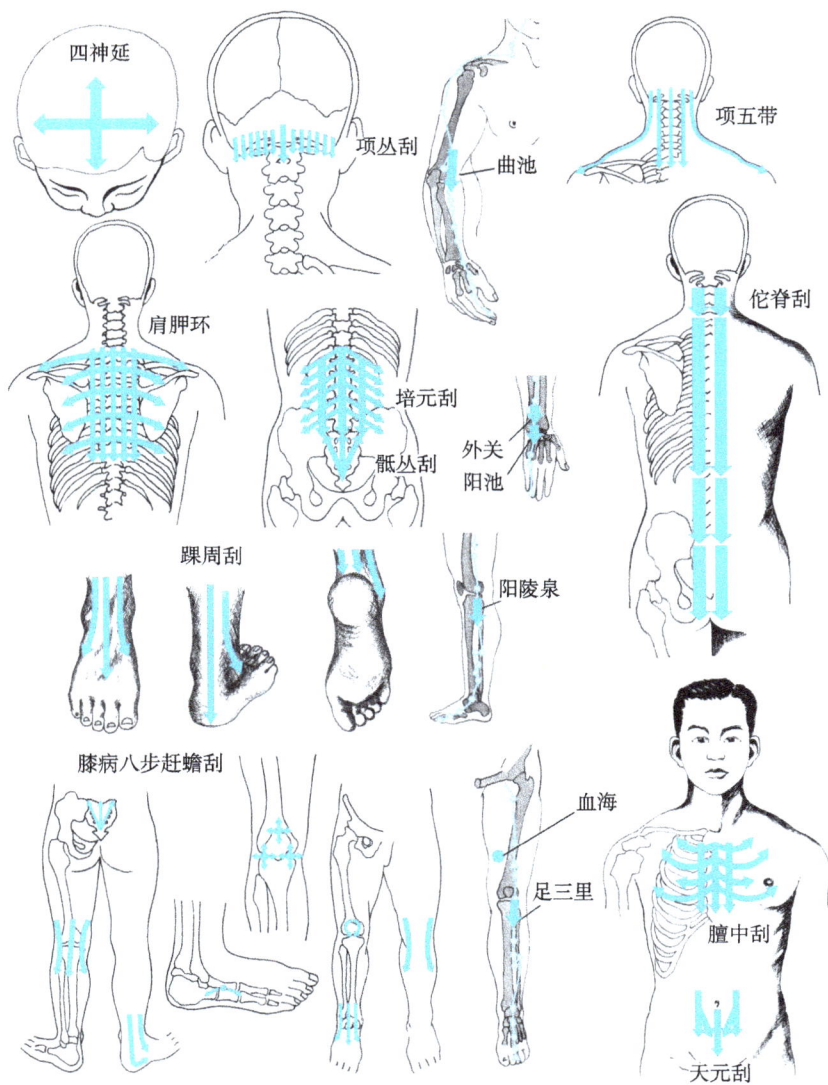

四神延

项丛刮

曲池

项五带

肩胛环

培元刮

骶丛刮

外关
阳池

佗脊刮

踝周刮

阳陵泉

膝病八步赶蟾刮

血海

足三里

膻中刮

天元刮

图 9-105 类风湿关节炎取穴

跋

光阴荏苒，50 年如白驹过隙。追忆余从医过程，历历在目。余师从颇多，其中于华师膝前 25 载，得其口传手授"特种针法"。在恩师的鼓励下，曾于其后项部行项丛刺，温通督阳，初试针感，受益匪浅。华师的道德文章令人瞻仰，尤以"医者父母心""患者是医生的老师""经络、神经体液调节观""华氏三绝(项丛刺、骶丛刺、温通督阳)"等，烙印在余之心灵深处。秉承先哲锐意进取之精神，追求弘扬刮痧古法之真髓，学近人之新作，师古而不泥古，余大胆缜密地创编《特种刮痧疗法》一书，今试编本书，出小作以启后贤，并设门诊带教中外学子。今日种种，皆赖师恩。

丢下针，拿起板，走上讲台 13 载，承师德，以身示教，也让学员在余身上找板感；不畏古稀，足迹遍及韩国、印尼，国内之港深、两广、云贵、江苏、山东及沪上市、郊各区县，弘扬刮痧术，为民尽义务。一心只为发扬刮痧术之优势——起沉疴，克顽疾，保健康。此间得贤内助王寿凤先生之鼎力支持，其毫无怨言，日夜为余抄写书稿，先前之《特种刮痧疗法》，连同本书，皆得其襄助。

二公皆已作古，今借此书出版发行之际，特作跋以谢。

李湘授
壬辰年于沪上寓所

333

www.ingramcontent.com/pod-product-compliance
Lightning Source LLC
Chambersburg PA
CBHW082134210326
41599CB00031B/5982

* 9 7 8 7 5 4 2 8 5 8 7 2 6 *